U0229407

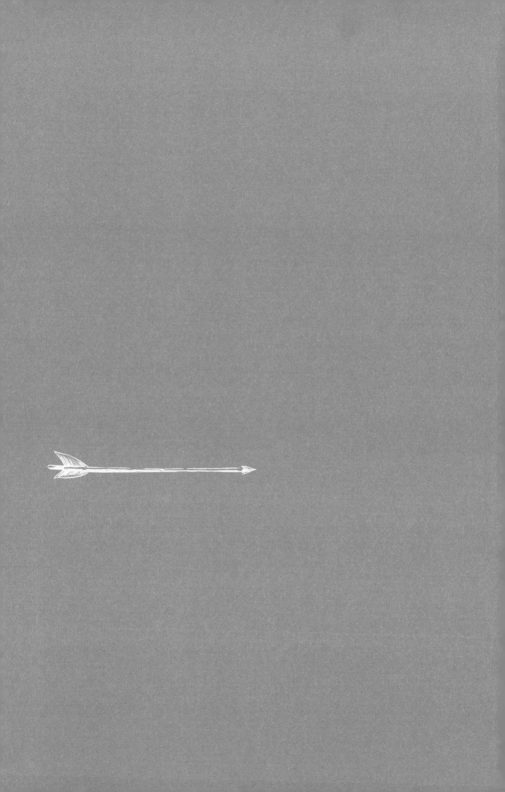

Core Clinical Competencies in
Counseling and Psychotherapy

Becoming a Highly Competent and Effective Therapist
2nd Edition

心理咨询与治疗
核心临床胜任力

著 〔美〕莱恩·斯佩里 (Len Sperry)

〔美〕乔恩·斯佩里 (Jon Sperry)

译 仇剑崟 蒋文晖

王佳妮 张博皓 朱智佩

上海科学技术出版社

图书在版编目（CIP）数据

心理咨询与治疗核心临床胜任力 / （美）莱恩·斯佩里（Len Sperry），（美）乔恩·斯佩里（Jon Sperry）著；仇剑崟等译. -- 上海：上海科学技术出版社，2025. 1. --（心理治疗核心胜任力丛书）. -- ISBN 978-7-5478-6822-5

Ⅰ. R395.6；R749.055

中国国家版本馆CIP数据核字第20241BD426号

Core Clinical Competencies in Counseling and Psychotherapy：Becoming a Highly Competent and Effective Therapist，2nd edition by Len Sperry and Jon Sperry，ISBN：978-1-03-216411-3

Copyright © 2023 Len Sperry and Jon Sperry

上海市版权局著作权合同登记号　图字：09-2023-1161号

心理咨询与治疗核心临床胜任力

著　［美］莱恩·斯佩里（Len Sperry）
　　　［美］乔恩·斯佩里（Jon Sperry）
译　仇剑崟　蒋文晖　王佳妮　张博皓　朱智佩

上海世纪出版（集团）有限公司
上海科学技术出版社 出版、发行
（上海市闵行区号景路 159 弄 A 座 9F-10F）
邮政编码 201101　　www. sstp. cn
上海盛通时代印刷有限公司印刷
开本 890×1240　1/32　印张 9.75
字数：256 千字
2025 年 1 月第 1 版　2025 年 1 月第 1 次印刷
ISBN 978-7-5478-6822-5/R·3102
定价：98.00 元

两位斯佩里博士都精通于为处在职业生涯各个阶段的当代心理治疗师，撰写实用、引人入胜、有循证基础的建议。这本新著的《心理咨询与治疗核心临床胜任力》也不例外，因为它是心理治疗专业学生和资深专业人员的必读书，专业人员及其来访者定会从这本重要的书中获益。

——Thomas G. Plante，博士
圣克拉拉大学教授，斯坦福大学医学院联席临床教授

本书充满了关于如何进行有效且称职的心理治疗的最前沿信息，对初学者和专业治疗师来说都是必读之作。《心理咨询与治疗核心临床胜任力》以经典斯佩里式的"如何"风格撰写，读起来令人愉悦。每一章都揭示了从心理治疗研究和专业治疗师临床实践中收集到的有价值的新信息。它提供了一个全面、整合、循证、有胜任力的治疗方法，可以为任何心理健康从业者所用。

——Brian A. Gerrard，博士
加利福尼亚州伯克利西方社会研究所首席学术官

心理咨询和心理治疗的过程不仅仅是积极倾听，还要有温暖和接纳，而这些品质可以在好朋友身上找到。成为一名高效的心理咨询师和治疗师，需要学习和掌握关键能力，如建立关系、个案概念化、个性化治疗干预，以及必要的伦理敏感性和文化敏感性，从而实现所需要的改变并

成功结束治疗。对于见习和实践课程，以及所有试图提升技能的从业者，本书都是理想之选。

——James Robert Bitter，教育学博士

东田纳西州立大学教授

这是一本适合放在每个心理治疗师办公室的书，两位斯佩里博士将多年的临床经验和教学成果汇集成一本面向心理咨询师和治疗师的现代循证指南。无论你是正在接受培训的初学者，还是经验丰富的心理治疗师，在阅读了这本宝贵的实践经验之书后，你都将学会以一种新的方式来看待你的来访者，而这将使我们每个人都成为更好的治疗师。

——Jon A. Lehrmann，医学博士

威斯康星医学院精神病学和行为医学系教授兼主任

《心理咨询与治疗核心临床胜任力》是为数不多的临床培训必读图书之一，它读起来不令人生畏，内容丰富，直接面向职业早期和经验丰富的心理健康专业人员。任何正在寻求具有临床价值的参考资料的人都会对本书满意，因为它具有指导性但不强加于人，顺畅整合了信息而不带来干扰，有助于实现深刻而持久的临床改变。

——Marina Bluvshtein，博士

芝加哥阿德勒大学阿德勒实践与学术中心教授兼主任

心理咨询与治疗的胜任力是整合专业知识、技能和态度进行临床实践的能力，它体现于临床实践的质量，可以通过专业标准进行评估，并通过专业培训和反思得到提高。

本书由莱恩·斯佩里和乔恩·斯佩里两位美国心理治疗培训领域的权威专家所著，系统介绍了心理咨询与治疗所需要的六种核心胜任力及其涵盖的细分临床胜任力。以高效治疗为中心，本书重点阐述了动力学治疗、认知行为治疗、系统性治疗三大主要治疗方法各自特有与共有的临床胜任力要求，并通过列举的案例，将理论与实践有机结合，帮助治疗师与来访者构建稳固的治疗联盟，实施全方位连贯的综合干预，从而成为一名称职且高效的心理治疗师。

本书理念先进，内容全面，贯穿心理治疗始终，实用性和可操作性强，为心理咨询与治疗从业人员和学生提供了一幅详细的"胜任力培养和提升地图"。

仇剑崟　医学博士，主任医师
　　　　国际精神分析协会（IPA）认证精神分析师
　　　　国家精神疾病医学中心（上海市精神卫生中心）心理治疗学院院长
　　　　上海市心理咨询与治疗中心主任
　　　　中国心理卫生协会精神分析专业委员会主任委员
　　　　中国女医师协会心身医学与临床心理专业委员会主任委员
　　　　上海市心理卫生学会理事长

蒋文晖　医学硕士，副主任医师
　　　　国际精神分析协会（IPA）认证精神分析师
　　　　上海市精神卫生中心心理咨询与治疗部副主任
　　　　中国心理卫生协会心理治疗与咨询专业委员会委员
　　　　上海市心理卫生学会理事

王佳妮　美国宾夕法尼亚大学心理咨询与精神卫生硕士
　　　　上海市精神卫生中心专职心理治疗师
　　　　中国心理学会注册心理师
　　　　担任中德班等多项培训项目翻译

张博皓　美国宾夕法尼亚大学心理咨询硕士

上海和睦家医院专职心理治疗师

美国宾夕法尼亚州持证心理咨询师

中国卫生系统心理治疗师

拥有 7 年余的跨文化临床实践经验

朱智佩　上海交通大学心理学博士研究生（在读）

国家卫生健康委员会中级心理治疗师

国家二级心理咨询师

中国心理学会注册心理师

莱恩·斯佩里
Len Sperry

医学博士，哲学博士，佛罗里达大西洋大学教授，威斯康星医学院临床教授。《高效心理治疗：影响心理咨询和治疗的深层变化》（*Highly Effective Therapy: Effecting Deep Change in Counseling and Psychotherapy*）是他1100多种出版物中的一部。

乔恩·斯佩里
Jon Sperry

哲学博士，林恩大学临床心理健康咨询系副教授，佛罗里达大西洋大学心理咨询与心理服务中心的员工治疗师。他出版了6本书，并发表了20多篇文章和相关图书章节。

　　中国的心理卫生事业正处于快速发展时期。目前，有太多的人想学好心理咨询与心理治疗，并希望成为称职的心理咨询师或心理治疗师。但面对多达 600 余种甚至上千种的心理治疗，该如何学习心理咨询和心理治疗，应当优先掌握哪些技能，以及如何尽快成为称职的心理咨询师或心理治疗师等问题，是摆在我们面前的难题，而《心理咨询与治疗核心临床胜任力》这本书就是解决这一难题的及时雨和指南针。

　　该书最值得我们重视的，就是强调了所有心理治疗方法的有效实践所需的六种核心胜任力：概念基础、关系建立和维护、干预规划、干预实施、干预评估和结束治疗、文化和伦理敏感性实践。这六种胜任力是高度相关的，合格的治疗实践需要同时具备这六种核心胜任力中的每一种。而要成为一名非常称职且有效的治疗师，就必须优先学习、具备和不断提高这六种胜任力。反言之，任何流派的心理咨询师和治疗师如果能具备并恰当地运用这些胜任力，就能在很大程度上取得疗效，并在某种程度上说，就能成为初步称职的心理咨询师或治疗师。

　　该书对每一种胜任力都做了深入浅出的系统阐述，并借助最新的神经科学研究相关的循证医学研究结果，说明了为什么这些胜任力如此重要、为什么它们会在实践中发挥效力。该书还提供了相应的案例，并分别以目前三种主流的心理治疗方法——认知行为治疗（包括正念认知治疗、辩证行为治疗、接纳与承诺治疗等）、动力学治疗和系统性治疗为例，阐述了如何运用这些能力来解决心理治疗实践过程中遇到的具体问题，既有很强的原则性，又有很好的可操作性。其中，文化和伦理敏感性实践这一核心胜任力更是从业者亟需补课的内容。

有意思的是，在介绍"建立和维护关系"的章节中，作者提到这一核心胜任力包括五项基本的临床胜任力。其中，两项临床胜任力涉及关系的建立，包括建立积极的关系或治疗联盟、评估准备情况并培养促进治疗的行为；而另外三项临床胜任力涉及关系维护，包括识别并解决阻抗和矛盾性、识别联盟破裂和紧张并进行修复、识别并解决移情和反移情。这里提到的治疗关系中的移情、反移情及对阻抗的处理等，都是精神分析的核心理论和技术，而作者将其列为所有的心理咨询师和治疗师都应掌握的内容，无疑对推动精神分析的发展起到了潜移默化的作用。

该书还有很多可圈可点之处，在此不能一一列举。该书的翻译也非常专业、精准和流畅，使得该书更加便于理解。

总之，无论何种理论流派的心理咨询师或治疗师，无论接受过何种级别的培训、拥有多少临床经验，只要您还想提升自己的心理咨询和心理治疗胜任力，并想了解与心理治疗相关的最新神经科学研究结果，这本书都是您的不二选择。

感谢作者为我们提供了这本好书！感谢译者为我们翻译了这本好书！

李晓驷

安徽医科大学附属心理医院学术顾问、主任医师、教授

德中心理治疗研究院中方教员

2024 年 11 月

　　心理咨询与心理治疗作为"大健康"工作的重要组成部分，其改善国民心理健康，减轻疾病负担，促进家庭和谐，构建良好社会氛围的作用已得到广泛认可。我国的心理咨询与治疗服务始于 20 世纪 80 年代，主要在医疗系统、教育系统、社会机构这三种场所中发展。近年来，随着社会转型、生活节奏加快、竞争压力剧增，国民对心理健康服务的需求大幅增长，心理咨询与治疗服务已成为社会心理健康服务体系建设的重要组成部分。与此同时，随着神经科学、人工智能新技术的发展，心理咨询与治疗领域中多学科融合正在发生，甚至治疗的实施方式也正在经历变化。

　　心理咨询与治疗是一项复杂且专业度极高的职业。对照发达国家，我国在心理咨询与治疗的专业化培训体系建设、临床技术标准和执业能力的评估方面仍存在明显差距。更为简单和直接的问题是，在心理咨询与治疗师的受训和职业成长中，成为优秀从业者的核心能力是什么？对于其他专业，回答这一问题也许并不困难，但在心理咨询与治疗领域却有着独特的复杂性。自弗洛伊德 1895 年创立第一个心理治疗的理论和方法体系——精神分析以来，如今公认或者自命名的心理咨询与治疗方法已达数百种，令从业者，尤其是初学者眼花缭乱。在我国，绝大部分心理咨询和治疗师所接受的培训是基于特定流派的标准课程，且师徒式带教风格浓厚。虽然心理咨询与治疗的流派林立可以被认为源自人类心灵的复杂性，但每种流派也必然有着其自身的优势和局限性。如何突破受训的片面性、穿越流派的局限，获得职业能力发展的全景图呢？《心理咨询与治疗核心临床胜任力》一书给出了明智的答案。

所谓胜任力，作者对此的定义是："整合知识、技能和态度的能力，体现在临床实践的质量上，使他人受益，这种能力可以通过专业标准进行评估，并通过专业培训和反思得到发展和提高。"二十多年前，美国在心理咨询与治疗领域兴起"胜任力运动"，它带来了培训和实践模式的转变，即培训从基于核心课程的标准要求转变为核心胜任力的培养，实践能力也转向基于胜任力的认证标准，最终目的是培养称职和有效的治疗师。

本书原著第1版诞生于2010年，曾得到业界的热烈反响。十余年过去了，"胜任力运动"获得了越来越多的共识。在此期间，无论是心理咨询与治疗的临床技术，还是疗效和治疗过程的研究，亦在同步发展。此次，我们翻译的是本书原著的第2版，书中呈现的内容更为成熟和完整，触及临床工作中的诸多细节，阅读中仿佛在与作者对话，切磋经验，寻找未来的方向。

本书作者首先总结出心理治疗有效实践中相互关联的六种核心胜任力，它们是概念基础、治疗关系、干预规划、干预实施、干预评估和结束治疗、文化和伦理敏感性。然后，作者以这六种核心胜任力为纲，具体解析目前临床实践中最为常用的心理干预方法，即动力学治疗、认知行为治疗（包括第三浪潮）、系统性治疗，指出各种治疗方法的理论和技术培训该如何围绕核心临床胜任力展开。同时，结合最新的神经科学研究，令人信服地展现出心理治疗的科学与艺术性。

作者致力于打造一本深入浅出、易于理解、可读性强的图书，旨在整合和提高所有心理健康从业者的知识、态度和技能。希望无论是正在受训的新手咨询师，还是已经处于成熟期的临床工作者，都将不虚阅读此书，并找到你职业胜任力成长的全景图。

仇剑崟

2024 年 11 月于上海

作为一名秉承整合主义观点的心理治疗师、临床干预研究者、当前及未来几代心理治疗师的培训师和督导师，我怀着极大的兴趣阅读了两位斯佩里博士的《心理咨询与治疗核心临床胜任力》一书。我发现这是一本对读者友好、思考缜密、内容精巧的图书，它提供了关于称职且有效心理治疗实践所必需的核心临床胜任力的重要见解。

我相信，我之所以被邀请撰写这篇序言，是因为我在过去 20 年里一直投身于胜任力运动（Kaslow & Ponce，2022）。我主持了具有里程碑意义的 2002 年胜任力大会——"教育和资格认证的未来方向"，这场大会带来了对健康服务心理学的基础胜任力和专业职能胜任力的划分（Kaslow，2004；Kaslow et al.，2004）。我和同事们从发展的角度进一步阐释了这些胜任力，深入探索了特定的胜任力（如专业精神、督导），将核心胜任力的基本成分应用于不同的专业（如伴侣和家庭心理学/心理治疗）和实践环境（如学术健康中心）中，并将胜任力框架纳入了资格认证的过程中（Celano，Smith，& Kaslow，2010；Falender et al.，2004；Farber & Kaslow，2010；Fouad et al.，2009；Grus et al.，2018；Kaslow，Celano，& Stanton，2005；Kaslow，Dunn，& Smith，2008；Kaslow，Falender，& Grus，2012；Kaslow & Ingram，2009）。另外，我们还提供了最佳胜任力评估指南和胜任力评估工具包（Kaslow et al.，2009；Kaslow et al.，2007a）。

此外，鉴于并非所有学习者都能达到各自发展阶段所要求的胜任力标准这一实际情况，我们不仅明确了一系列最佳实践方法（如开展关键对话、制订补救计划等），用于识别、评估、干预普遍存在的专业胜任力问题和特定胜任力领域（如专业精神）内的问题（Jacobs et al.，2011；Kaslow et al.，2018b；Kaslow et al.，2007b；Vacha-Hasse et al.，2019），还研究了存在专业胜任力问题的受训者对同行的影响，并就如何应对相关的伦理挑战（如保密性）提供了指导（Forrest et al.，2021；Shen-Miller et al.，2011）。此外，我们中的一些人还建议转向一种能力的社群主义方法，即我们作为一个社群来支持所有行为健康专业人员的专业能力，确保最佳专业功能的运作，并保护行为健康专业人员和公众免受意外的和未意识到的专业能力问题的影响（Johnson et al.，2012）。这种基于情境的社群主义框架的核心是能力群落（即与积极投入提升我们职业幸福感和能力的同事之间的关系群落）（Johnson et al.，2013）。理想情况下，这些是在培训期间形成并在我们的专业生命周期中不断发展的（Johnson et al.，2014）。

虽然这种集体地承担彼此个人能力发展的责任是必要的，但我们必须先致力于有意识地发展和磨炼自己在每个胜任力领域的能力。毫无疑问，致力于提升自己心理咨询和治疗胜任力的治疗师，无论是何种理论流派的，无论接受过何种级别的培训和拥有多少经验，都应该阅读《心理咨询与治疗核心临床胜任力》。本书原著第2版保留了第1版（撰写于10多年前）的长处，并进行了重大更新。首先，除了关注历史悠久的心理治疗模型外，本书还纳入了较新的认知行为干预第三次浪潮的内容。其次，它整合了最先进的神经科学研究结果，为各种心理治疗方法提供了相关的基础架构。再次，它关注"治疗师效应"或与高效治疗师相关的临床工作者专业知识这一重要话题。

在本书的开头，两位斯佩里博士为读者搭建了基础框架。他们以清晰且全面的方式回顾了胜任力运动的总体情况，以及心理治疗胜任力所根植的五大行为健康专业的情况，并重点关注了相关的心理治疗研究、监管和培训。随后，通过阐述对心理咨询与治疗至关重要的六种核心临床胜任力——概念基础、关系建立和维护、干预规划、干预实施、干预评估和结束治疗、文化和伦理敏感性实践，将前述回顾的心理治疗领域发展联系了起来。相信读者会喜欢他们提供的隐喻和可视化表述，从而构建出这六种核心胜任力之间的相互关系图。

本书的其余部分深度聚焦于上述每一种胜任力。在每一章中，作者都很好地将理论与具体指导相结合，并使用案例来阐明要点。通过教育、培训项目和专业发展继续教育活动，他们为优先发展和改善这些核心临床胜任力提供了令人信服的理由。

鉴于对正常人格发展、精神病理学和利用治疗过程改善适应不良的功能方式的理论理解是有效心理咨询与治疗的基础，所以将概念基础作为第一种核心临床胜任力是非常合适的。我之所以喜欢这一章，是因为作者没有拘泥于一种理论取向，而是探讨了概念化与每一种主流心理治疗方法（动力学治疗、认知行为治疗、系统性治疗）的相关性。本章简明扼要地概述了每种理论方法的基本原则和相关实践，并详细介绍了每种概念框架是如何指导心理治疗过程和实践的。一项令人印象深刻的工作是，作者清晰阐述了这三种治疗方法的一个共同基础架构。在此架构中，心理治疗的重点是学习更具适应性的反应模式，处理和减少适应不良的模式，并在有成效且支持性的治疗关系中改变行为和互动模式。将这一共同的基础架构与神经科学中新出现的研究结果联系起来，进一步拓宽了其概念框架。

接下来的两章设计精妙，聚焦于第二种核心临床胜任力，也就是治疗关系。这两章为建立和维护治疗联盟提供了指导。关于建立关系的章节强调了建立治疗联盟的重要性，因为治疗联盟反映了治疗师对来访者的需求、期望和世界观的同调（attunement），激发了来访者对治疗过程与治疗师的希望和信任，并促进来访者有意义地参与治疗工作。它还强调了如何根据对来访者在改变过程中所处阶段的评估来培养促进治疗的因素，因为这对发展稳固的治疗关系至关重要。

通过本书，读者将理解如何根据三种主要治疗方法（动力学治疗、认知行为治疗、系统性治疗）和一个整合的理论视角来建立联盟。读者会收获许多关于如何与具有挑战性的来访者建立联盟的必要信息，而这通常是一个复杂的过程。书中深入描述了评估来访者对改变的准备程度、能促进改变和（或）为改变做好准备的干预措施，这些都会使所有的心理治疗师获益。第 4 章提供了从主要理论模型中提取的策略指导，以及用于识别、关注、解决治疗关系中可能存在的各种干扰因素（如阻抗和矛盾性、联盟破裂、移情和反移情活现）的整合视角。它清楚地表明，将这些技术结合起来是维持一个稳固治疗关系的基础。

本书有两个章节介绍第三种核心临床胜任力——干预规划，其关注的是在评估过程和治疗规划中的个案概念化。作者阐明了形成高效个案概念化的过程，这个过程基于对广泛的情境性信息的评估，可以聚焦于症状、理论或模式。作者以通俗易懂的方式，详细描述了一些策略，这些策略用于收集关于诊断构想、临床构想、文化构想和治疗构想等方面所需的信息。他们还探索了在临床实践中观察到的常见模式（回避型、边缘型、依赖型、表演型、自恋型、强迫型、偏执型及被动攻击型），因为有效的治疗规划取决于理解这些模式及其在整个治疗过程中呈现挑战的方式。

当然，第四种核心临床胜任力（即干预实施）是被最深入关注的。有令人信服的证据表明，如果以一种有效的方式实施干预，那么治疗过程和结果都会得到优化。本书的第 7 章介绍了基于良好治疗计划的干预实施的一般策略，随后的 3 章分别从动力学治疗、认知行为治疗和系统性治疗的框架来分别阐述干预实施。书中强调的一般实施策略的胜任力包括建立治疗焦点、维持治疗焦点、识别和处理四种类型的治疗干扰因素（来访者、治疗师、来访者-治疗师、治疗）。针对每种具体的理论模型，作者列举了非常具体和明确的实施策略。动力学治疗一章强调促进内省和关系取向的策略和干预；认知行为治疗一章描述了常见的认知、行为、超简治疗的策略和干预；系统性治疗一章则列举了改变适应不良关系模式的系统性影响策略。

干预评估与结束治疗是第五种核心临床胜任力，本书以单独的章节论述了不同的主题。作者用一个有说服力的案例来阐述治疗的监测，这可以给治疗师和来访者提供宝贵的信息，去指引随后的治疗规划并进行必要的修正。他们强调了结果评估的价值，这与消费者、投资者和监管者的期望是一致的，即心理咨询师和治疗师需要展示其干预措施的有效性及还需要继续改进的领域。书中描述了广受推崇的心理治疗过程和结果测量方法，这将为所有想要把一种或多种此类测量方法纳入自己实践的读者提供有用的信息。我非常赞同的是，作者强调了督导在有效实施治疗监测和结果评估实践中的关键作用。在与这项临床胜任力相关的第12章中，两位作者恰当地表达了结束治疗（也就是心理治疗的最后阶段）既是一个事件，也是一段过程。遗憾的是，治疗师往往对如何处理结束治疗准备不足。为了帮助心理咨询师和治疗师有效地处理"结束治疗"，本书强调了与此相关的两项关键临床胜任力：第一项胜任力是帮助来访者维持他们在治疗过程中的收获，这通常涉及制订和实施预防复发计划；第二项胜任力是让来访者为正式心理治疗过程中计划好的结束治疗做准备，并且准备工作应贯穿整个治疗过程。本书详细地介绍了与动力学治疗、认知行为治疗和系统性治疗相关的结束治疗注意事项。

心理咨询与治疗的第六种（也是最后一种）核心临床胜任力是文化和伦理敏感性。文化敏感性胜任力的两个核心成分是发展有效的文化构想和规划对文化敏感的干预措施。换句话说，两位作者强调要以一种考虑文化因素的方式来理解来访者的困难，并设计和纳入具有文化响应性的干预。为了阐述如何培养与心理咨询和治疗胜任力相关的伦理敏感性，作者强调必须做出符合伦理的决定，并以对伦理敏感的方式进行实践。他们提醒读者，这种努力的重点是提供安全、有效和适当的干预，以促进来访者的福祉，而不是对其造成伤害。要做到这一点，就要求治疗师在提供治疗中遇到伦理困境时，做出符合伦理的决定。

本书最后一章是"成为一名非常称职且有效的治疗师"，所关注的内容包括工作定位、专业发展阶段、实践模式、与非常称职的治疗实践相关的反思及反思性实践。为了使我们作为治疗师不断成长和发展，我们必须不断地参与学习过程，向来访者、同事、督导师、咨询师、业内的有识之士学习。两位斯佩里博士就是这样睿智而经验丰富的心理治疗师，他们的书无疑将有助于所有阅读本书的人得到专业提高和发展。

最后，正如两位斯佩里博士指出的那样，非常有效的治疗师，即那些能够利用所有核心临床胜任力去为每位来访者（患者）量身定制治疗的人，是既称职又有能力的。多年来，我逐渐意识到，称职是必要的，但还不够。因此，我相信，我们必须将提供心理咨询与治疗的方式从"基于胜任力的方式"（competency-based approach）转变为"根据能力的胜任力模式"（capability-informed competency model）（Kaslow et al.，2022；Kaslow et al.，2018a；Kaslow，Shires，& Graves，2022）。心理咨询师和治疗师想要对社会问题产生影响，不仅要发展核心胜任力，还需要在动态条件和不同背景下应用这些胜任力。"根据能力的胜任力"观点鼓励心理咨询师和治疗师做出合理且有反思性的选择，利用自身优势和可用资源，在个人、社区和社会层面追求基于价值观和社会正义的行动，以改善生活、造福社会。由此可见，这本构思清晰的书聚焦于如何成为有效的心理治疗师，引导我们转向了一种根据能力的胜任力模式。

Nadine J. Kaslow

博士，美国专业心理学会

参考文献

［1］Celano, M.P., Smith, C.O., & Kaslow, N.J. (2010). A competency-based approach to couple and family therapy supervision. *Psychotherapy: Theory, Research, Practice, Training*, *47*(1),35 - 44. https://doi.org/10.1037/a0018845.

[2] Falender, C. A. , Cornish, J. A. E. , Goodyear, R. , Hatcher, R. , Kaslow, N. J. , Leventhal, G. , Shafranske, E. , Sigmon, S. T. , Stoltenberg, C. , & Grus, C. (2004). Defining competencies in psychology supervision: A consensus statement. *Journal of Clinical Psychology*, *60*(7),771 - 786. https://doi.org/10.1002/jclp.20013.

[3] Farber, E. W. , & Kaslow, N. J. (2010). Introduction to the special section: The role of supervision in ensuring the development of psychotherapy competencies across diverse theoretical perspectives. *Psychotherapy: Theory, Research, Practice, Training*, *47*(1),1 - 2. https://doi.org/10.1037/a0018850.

[4] Forrest, L. , Elman, N. S. , Bodner, K. E. , & Kaslow, N. J. (2021). Trainee confidentiality: Confusion, complexities, consequences, and possibilities. *Training and Education in Professional Psychology*. https://doi.org/10.1037/tep0000364.

[5] Fouad, N. A. , Grus, C. L. , Hatcher, R. L. , Kaslow, N. J. , Hutchings, P. S. , Madson, M. , Collins, F. L. , Jr. , & Crossman, R. (2009). Competency benchmarks: A model for the understanding and measuring of competence in professional psychology across training levels. *Training and Education in Professional Psychology*, *3*(4, Supplemental), S5 - S26. https://doi.org/10.1037/a0015832.

[6] Grus, C. L. , Shen-Miller, D. S. , Lease, S. H. , Jacobs, S. C. , Bodner, K. E. , Van Sickle, K. S. , Veilleux, J. C. , & Kaslow, N. J. (2018). Professionalism: A competency cluster whose time has come. *Ethics & Behavior*, *28*(6),450 - 464. https://doi.org/10.1080/10508422.2017.1419133.

[7] Jacobs, S. C. , Huprich, S. K. , Grus, C. L. , Cage, E. A. , Elman, N. S. , Forrest, L. , Schwartz-Mette, R. , Shen-Miller, D. S. , Van Sickle, K. S. , & Kaslow, N. J. (2011). Trainees with professional competency problems: Preparing trainers for difficult but necessary conversations. *Training and Education in Professional Psychology*, *5*(3), 175 - 184. https://doi.org/10.1037/a0024656.

[8] Johnson, W. B. , Barnett, J. E. , Elman, N. S. , Forrest, L. , & Kaslow, N. J. (2012). The competent community: Toward a vital reformulation of professional ethics. *American Psychologist*, *67*(7),557 - 569. https://doi.org/10.1037/a0027206.

[9] Johnson, W. B. , Barnett, J. E. , Elman, N. S. , Forrest, L. , & Kaslow, N. J. (2013). The competence constellation model: A communitarian approach to support professional competence. *Professional Psychology: Research and Practice*, *44*,343 - 354. https://doi.org/10.1037/a0033131.

[10] Johnson, W. B. , Barnett, J. E. , Elman, N. S. , Forrest, L. , Schwartz-Mette, R. , & Kaslow, N. J. (2014). Preparing trainees for lifelong competence: Creating a communitarian training culture. *Training and Education in Professional Psychology*, *8*(4), 211 - 220. https://doi.org/10.1037/tep0000048.

[11] Kaslow, N. J. (2004). Competencies in professional psychology. *American Psychologist*, *59*(8),774 - 781. https://doi.org/10.1037/0003-066X.59.8.774.

[12] Kaslow, N. J. , Borden, K. A. , Collins, F. L. , Forrest, L. , Illfelder-Kaye, J. , Nelson, P. D. , Rallo, J. S. , Vasquez, M. J. T. , & Willmuth, M. E. (2004). Competencies

conference: Future directions in education and credentialing in professional psychology. *Journal of Clinical Psychology*, *80*(7), 699 – 712. https://doi.org/10.1002/jclp.20016.

[13] Kaslow, N. J., Celano, M. P., & Stanton, M. (2005). Training in family psychology: A competencies-based approach. *Family Process*, *44*(3), 337 – 353. https://doi.org/10.1111/j.1545-5300.2005.00063.x.

[14] Kaslow, N. J., Dunn, S. E., & Smith, C. O. (2008). Competencies for psychologists in academic health centers (AHCs). *Journal of Clinical Psychology in Medical Settings*, *15*, 18 – 27. https://doi.org/10.1007/s10880-008-9094-y.

[15] Kaslow, N. J., Falender, C. A., & Grus, C. L. (2012). Valuing and practicing competency-based supervision: A transformational leadership perspective. *Training and Education in Professional Psychology*, *6*(1), 47 – 54. https://doi.org/10.1037/a0026704.

[16] Kaslow, N. J., Farber, E. W., Ammons, C. J., Graves, C. C., Hampton-Anderson, J. N., Lewis, D. E., Lim, N., McKenna, B. G., Penna, S., & Cattie, J. E. (2022). Capability-informed competency approach to lifelong professional development. *Training and Education in Professional Psychology*, *16*(2), 182 – 189. https://doi.org/10.1037/tep0000392.

[17] Kaslow, N. J., Finklea, J. T., & Chan, G. (2018a). Personality assessment: A competency-capability perspective. *Journal of Personality Assessment*, *100*(2), 176 – 185. https://doi.org/10.1080/00223891.2017.1381970.

[18] Kaslow, N. J., Grus, C. L., Allbaugh, L. J., Shen-Miller, D. S., Bodner, K. E., Veilleux, J. C., & Van Sickle, K. (2018b). Trainees with competence problems in the professionalism domain. *Ethics & Behavior*, *28*(6), 429 – 449. https://doi.org/10.1080/10508422.2018.1438897.

[19] Kaslow, N. J., & Ingram, M. V. (2009). Board certification: A competency-based perspective. In C. M. Nezu, A. J. Finch, & N. P. Simon (Eds.), *Becoming board certified by the American Board of Professional Psychology* (pp. 37 – 46). Oxford University Press.

[20] Kaslow, N. J., & Ponce, A. N. (Eds.). (2022). *Professional issues* (Vol. 2). Elsevier.

[21] Kaslow, N. J., Rubin, N. J., Bebeau, M., Leigh, I. W., Lichtenberg, J., Nelson, P. D., Portnoy, S., & Smith, I. L. (2007a). Guiding principles and recommendations for the assessment of competence. *Professional Psychology: Research and Practice*, *38*(5), 441 – 451. https://doi.org/10.1037/0735-7028.38.5.441.

[22] Kaslow, N. J., Rubin, N. J., Forrest, L., Elman, N. S., Van Horne, B. A., Jacobs, S. C., Huprich, S. K., Benton, S. A., Pantesco, V. F., Dollinger, S. J., Grus, C. L., Behnke, S. H., Miller, D. S. S., Shealy, C. N., Mintz, L. B., Schwartz-Mette, R., Van Sickle, K., & Thorn, B. E. (2007b). Recognizing, assessing, and intervening with problems of professional competence. *Professional Psychology: Research and Practice*, *38* (5), 479 – 492. https://doi.org/10.1037/0735-7028.38.5.479.

[23] Kaslow, N. J., Shires, A., & Graves, C. G. (2022). Competencies movement and beyond. In N. J. Kaslow & A. N. Ponce (Eds.), *Professional issues* (Vol. 2, pp. 1 – 10). Elsevier. https://doi.org/10.1016/B978-0-12-818697-8.00139-4.

[24] Shen-Miller, D. S., Grus, C. L., Van Sickle, K. S., Schwartz-Mette, R., Cage, E. A., Elman, N. S., Jacobs, S. C., & Kaslow, N. J. (2011). Trainees' experiences with peers

having competence problems: A national survey. *Training and Education in Professional Psychology*, *5*(2),112 - 121. https://doi.org/10.1037/a0023824.

[25] Vacha-Hasse, T., Elman, N. S., Forrest, L., Kallaugher, J., Lease, S. H., Veilleux, J. C., & Kaslow, N. J. (2019). Remediation plans for trainees with problems of professional competence. *Training and Education in Professional Psychology*, *13*(4),239 - 246. https://doi.org/10.1037/tep0000221.

目录

第一篇

概述

《心理咨询与治疗核心胜任力》（Core Competencies in Counseling and Psychotherapy）2010 年第 1 版出版时，正值"胜任力运动"风起云涌之际。该书和"胜任力运动"都代表了心理治疗培训和实践的范式转变：从要求标准转变为胜任力标准，从核心课程转变为核心胜任力，以及开始实施基于胜任力的认证标准。一系列图书、图书章节、文章及研讨会都预示着这些变化。

那么，胜任力运动的现状如何呢？有些人可能会说，基于过去几年数量有限的出版物和研讨会，它已经停滞不前了。另一些人则坚持认为，胜任力运动已经并将继续取得成功，同时列举了越来越多的基于胜任力的培训项目和认证标准（Forrest et al.，2021）。他们还指出了胜任力在新领域的发展，以及胜任力相关研究的演变和扩展。那么，胜任力发展和扩展研究的新领域有哪些呢？

早期胜任力运动的首要任务是发展与个体来访者进行工作的临床胜任力。《心理咨询与治疗核心胜任力》是最早关注个体心理治疗胜任力的图书之一。此后，又有多本书涉及进行家庭治疗和团体治疗的胜任力。除临床胜任力外，心理咨询师和治疗师还必须具备重要的非临床胜任力，从而有效地、合乎伦理地行使职责。

咨询心理学培训项目委员会（Council of Counseling Psychology Training Programs）和咨询心理学会（Society of Counseling Psychology）发布了《专业咨询及相关人力服务的胜任力》（Competencies in Professional Counseling and Related Human Services）一文。它列出了有效临床实践所需的五大类胜任力。值得注意的是，其中四大类是非临床胜任力：专业精神、关系胜任力、科学性和系统性。第五大类胜任力是应用能力，包括《心理咨询与治疗核心胜任力》中描述的许多核心临床胜任力。

胜任力发展的几个新领域中包括了专业化胜任力。

美国心理咨询协会（American Counseling Association）一直以来都在持续发展和公布此类胜任力。其网站上列出了几个这样的专业化胜任力，并列出了发布时间。其中包括：对 LGBTQIA+（译者注：LGBTQIA+ 是指性少数群体）个体的咨询胜任力（2012 年）、有关多元文化与社会公正的咨询胜任力（2015 年）、对多种族人群的咨询胜任力（2015 年）、动物辅助治疗的胜任力（2016 年）、残疾人相关的咨询胜任力（2019 年）、对军人群体的示范实践胜任力（2020 年），以及宣传方面的胜任力（2020 年）。

早期胜任力运动的研究重点是基于胜任力的培训所产生的价值和结果。随着心理治疗师的胜任力和效率水平的差异越来越明显，研究的重点已转向探讨为什么有些治疗师比其他治疗师更有效，而这又被称为"治疗师效应"或临床专长。虽然心理治疗研究人员之前对此问题的关注有限，但由于新研究设计和方法的出现，对此问题的研究成为可能，治疗师效应的内容最近也得到了扩展。值得注意的研究结果表明，治疗师效应所包含的内容远不止获得一种或多种临床胜任力。相反，高效的治疗师能够整合所有必要的临床胜任力和非临床胜任力，为来访者提供量身定制的治疗。

将书名从"核心胜任力"改为"临床胜任力"反映了自 10 多年前本书第 1 版出版以来所发生的实质性变化。这些变化反映了胜任力运动不断发展的本质，也表明了出版本书新版本的合理性。

第 2 版的《心理咨询与治疗核心临床胜任力》（Core Clinical Competencies in Counseling and Psychotherapy）强调了所有心理治疗有效实践中常见的六种核心胜任力。它涵盖了对最常用的和新干预方法的胜任力，其中干预方法包括认知行为治疗，如正念认知治疗（mindfulness-based cognitive therapy）、辩证行为治疗（dialectical behavioral therapy）、模式聚焦治疗（pattern-focused therapy）和接纳与承诺治疗（acceptance and commitment therapy），以及动力学治疗和系统性治疗。本书还介绍了最新的神经科学研究，这些研究为各种治疗方法之间的共用基本结构奠定了基础。

《心理咨询与治疗核心临床胜任力》不是一本心理治疗理论与研究的

百科全书，也不是一本心理治疗方法与技术的"烹饪书"，而是一本可读性强、易于理解的书，旨在提高所有心理健康专业的新手和经验丰富的临床从业者的知识、态度和技能。

参考文献

Forrest, L., Elman, N. S., Bodner, K. E., & Kaslow, N. J. (2021). Trainee confidentiality: Confusion, complexities, consequences, and possibilities. *Training and Education in Professional Psychology*. https://doi.org/10.1037/tep0000364.

第 1 章

当今的核心临床胜任力

在过去的几十年里，问责制、规章制度和培训对心理治疗的日常实践产生了越来越大的影响。所有这三方面带来的影响都预示着，心理治疗的实践将更加完全地以胜任力和结果为导向。本章提供了一个背景来让我们了解这种对胜任力和结果的关注是如何演变的，同时也会概述后续章节的内容。因此，本章将首先简要分析这三大外部因素在过去 70 年间是如何对心理治疗实践产生重大影响的，接着对关键术语进行定义，之后将介绍心理健康学科内的胜任力运动及其为改变培训和实践模式所做的努力，最后会简要介绍本书重点关注的六种核心临床胜任力，并会强调这六种核心胜任力的相互关联性。

影响心理治疗实践的四个时代

本节概述了影响心理治疗实践的四个时代。它提供了一个叙事，让我们了解心理治疗是如何随着研究、医保报销、监管方面的变化及临床培训工作的发展而演变的。研究、监管和培训，这三个因素极大地影响了心理治疗在过去和现在的实践。在第 1 版《心理咨询与治疗核心胜任力》中，"问责制"这一术语被用来描述心理治疗实践中广泛的外部影响。在过去的十年中，更精准、更具体地说，这种影响来源于研究、监管和培训，这一点在本部分中是很明显的。

- **研究**　是指以科学方法和经验数据为基础，对具有特定时代特征的各种心理治疗因素（包括过程和结果）进行的系统探究。着重强调的是该时代的主导研究问题和相关研究方法。

- **监管**　是指管理和规范心理治疗实践的法律、道德和财务方面的系统。其中包括诸如保险公司和 HMO（译者注：HMO 即健康维护组织，Health Maintenance Organization）等第三方支付机构、认证和执照委员会、具有伦理规范和认证标准的专业组织，以及立法和法院裁决。着重强调的是责任要求和第三方的医保报销。

- **培训**　是指个人获得心理治疗知识和技能的指导、实践和督导。培训通常在专业研究生课程和继续教育课程中进行。反映心理治疗研究进展和同时代法规变化的培训往往出现在最前沿的培训项目中。与此相反的是，其他培训项目则被视为常规的或传统的培训项目，因为它们反映的是上一个时代的情况。

本部分选择性地回顾了过去的 70 年，并将其分为四个不同的时代或时间段。来自心理治疗研究、监管和培训的影响在每个时代都具有独特的特征。

第一个时代

治疗师与来访者坐在一起开始治疗。治疗师除了接受一些共情反应方面的培训外，其他基本上都是凭感觉行事。那么结果如何呢？

第一个时代大致跨越的时间段是 1950—1974 年。第一个时代的特点是研究缺乏，监管和问责制也非常很少，心理治疗方面的专业培训则更为有限。

- **研究**　尽管在这一时期发表的研究相对较少，但 Hans Eysenck

（1952）发表的一项研究却引起了相当大的争议。它提出并回答了一个问题："心理治疗有效吗？"基本上，Eysenck 声称，相较于等待名单上的人（即没有接受治疗的人），接受心理治疗的人的状况并没有更好。这一结果对心理治疗这一新兴职业的可行性和从业者的职业生涯提出了质疑。心理治疗还需要进行大量的结果研究来提供令人信服的证据，从而确认心理治疗的有效性（Wampold & Imel，2015）。很明显的是，Eysenck 的研究方法不仅存在问题，还具有局限性，就像这个时代其他一些已发表的研究一样。虽然 Eysenck 忠于行为治疗优于精神分析治疗的观点，但实际上他并没有在这项研究或其他研究中对比这两种治疗方法，而在这个时代和下一个时代的许多其他研究者对比了这两种治疗方法。尽管如此，心理治疗的实践在第一个时代得到了极大的扩展并蓬勃发展起来。截至1990 年，出现了 400 多种新的心理治疗方法，而这并非巧合（Garfield & Bergin，1994）。

• **监管**   20 世纪 50 年代，心理治疗最初是由精神科医生、心理学家和社会工作者在医院和独立执业中提供给大多数富裕的来访者（Schofield，1964）。20 世纪 60 年代，保险开始覆盖心理治疗，为更多人提供了更多接受治疗的机会。值得注意的是，在这一时代，对第三方医保报销的要求很少。

但是，1963 年美国联邦政府资助的《社区心理健康法案》（Community Mental Health Act）使社区中之前没有机会接受治疗的人获得门诊心理健康服务成为可能。该法案还促进了美国州立精神病院患者的去机构化，他们现在可以在社区接受门诊治疗。不足为奇的是，在认证与执照的标准和规定都很有限的情况下，对心理健康专业人员的需求却呈指数级的增长。一种新的职业，即心理健康咨询（当时称为社区咨询）应运而生，以满足日益增长的对治疗师的需求。然而，颁发这一新职业的执照是直到下一个时代初期才开始。

• **培训**   在这个时代，正规的心理治疗培训还处于起步阶段。虽然精神病学、临床心理学和社会工作等专业已经建立起来了，但在这一时代的大部分时间里，正规的课程、教学和督导都是滞后的。William Schofield 在 1964 年出版的《心理治疗：友谊的购买》（Psychotherapy: The Purchase of Friendship）一书中提到，这三种职业的从业者试图以相当基本的和原始的方式来满足越来越多患者和来访者的治疗需求。Schofield 认为，当时的大多数治疗本质上都是"情感支持性的替代友谊"（Schofield, 1964, p. 164），治疗师持续扮演着"最好的朋友"的角色，因为 20 世纪 50 年代的治疗师并没有接受过专门的培训来参与治疗性对话。然而，1963 年《社区心理健康法案》的颁布触发了对更多训练有素的心理健康专业人员的需求，作为对此的回应，新的治疗干预措施开始出现。其中包括帮助技能和微技能的培训（Egan, 1990），许多咨询项目和一些社会工作项目都采用了这种培训。

总体而言，所提供的大部分治疗的目标都涉及情感支持（零级变化）与症状减轻和恢复到基线功能水平（一级变化）（Fraser & Solovey, 2007）。虽然正规精神分析中关于诠释（interpretation）的培训可能需要数年时间，但大多数其他取向的治疗师都学习了其他方法，如微技能、解释或行为干预。

简言之，第一个时代的特点是研究有限且略显原始，问责制和医保报销要求也极少。在此期间，出现了大约 400 种治疗方法，其中一个迫在眉睫的研究问题是："心理治疗有效吗？"随着该时代的结束，这个问题在很大程度上得到了解答，但并不是得到了完全的解答。尽管在该时代的后期，人们对心理健康服务提供者的需求不断增加，但与今天的培训相比，正规的心理治疗培训仍然相当有限且原始。

第二个时代

治疗师会尝试整合不同的方法或干预措施，但并不完全确定哪一种最适合特定的来访者。治疗师从一种干预模式切换到另一种干预模式，同时努力满足医保报销的要求。

第二个时代跨越 1975—1999 年，其特点是更多的监管和培训要求。研究范围扩大，采用更复杂的方法，培训则更加标准化。

• **研究**　如果对心理治疗的疗效仍存在质疑的话，那么在第二个时代有关疗效的问题已经得到了很好的解决。例如，研究人员证实，心理治疗与包括药物治疗在内的大多数医疗方法一样有效（Wampold & Imel，2015）。由于上一个时代新疗法的蓬勃发展，现在很多研究都集中在"哪种方法更好"这个问题上也就不足为奇。通常情况下，这涉及将一种认知行为方法或干预与另一种治疗方法进行对比，这被称为"赛马"研究。随着随机对照试验、准实验设计和定性设计越来越普遍，研究变得越来越复杂。效应值和元分析的引入进一步扩展了研究方法。

• **监管**　在这一时期，第三方支付机构对医保报销的要求显著增加，起初是期望有更多问责制，到后来变为要求有更多问责制。保险公司现在要求提供《精神障碍诊断与统计手册》（*Diagnostic and Statistical Manual*，*DSM*）诊断和治疗计划，具体说明治疗行为的目标和方法。20 世纪 80 年代中后期，随着医疗服务提供者努力加入管理式医疗服务"小组"，管理式医疗保健行为的引入进一步加强了这种问责制趋势。20 世纪 90 年代末，美国心理学会第 12 分会（Division 12 of the American Psychological Association）开始评估并列出"经验支持的治疗方法"，即符合严格研究标准的特定疾病治疗方法（Barlow，Levitt，& Bufka，1999），从而帮助开创了"循证"运动。专业咨询师的认证标准由美国心理咨询及相关教育项目认证委员会（Council for Accreditation of Counseling and Related Educational Programs，CACREP）制定，该委员会成立于 1981 年。这在一定程度上影响了美国各州对专业咨询师和心理健康咨询师的认证。

• **培训**　这一时期的电影和电视剧向公众介绍了心理治疗师的角色和状况。与此同时，对持证治疗师的需求在增加，心理治疗研究生课程的数量也在增加。在这一时期，培训变得越来越标准化，部分原因是心理治疗研究的进步，但更主要的原因是执照、认证和医保报销方面的要求。考虑到这些要求，Arthur Jongsma 博士于 1995 年出版了《成人心理治疗方案》（The Complete Adult Psychotherapy Treatment Planner）一书，现在已经是第 5 版了（Jongsma, Peterson, & Bruce, 2021）。对于要做到符合医保报销要求的"具体说明治疗行为目标和干预措施的治疗计划"，这本书直到现在仍然是治疗师的宝贵资源。这本书目前的版本与 DSM‐5 相适应，并被设计成为一个用于治疗计划和文档编制的软件工具。

在这一时期，培训项目主要以标准为基础，并适应于执照的要求。因此，其重点在于具体的课程要求、受督实践的时数和笔试。通常情况下，该时期的治疗重点是减轻症状（一级变化）和一定程度的人格或模式改变（二级变化）（Fraser & Solovey, 2007）。治疗疗程往往较短，通常为 12～20 个治疗小节，并涉及各种治疗方法中的常规（第二次浪潮）干预措施。有时，临床结果的测量可用于评估治疗方案。

简言之，随着保险和管理性医疗报销范围的扩大，这个时代的特点是问责制和医保报销要求也随之提高。在从业人员尝试各种新治疗方法的同时，研究人员也在处理"哪种方法更好"这一问题。主要由于认证标准的出台，培训变得更加标准化，循证实践在这一时期接近尾声时开始受到重视。

第三个时代

两位治疗师对同一位来访者进行治疗，一位侧重于具体的治疗过程，另一位侧重于共同因素。两人都试图根据循证研究应用自己的模式，并着眼于满足医保报销的要求。

第三个时代跨越 2000—2012 年，其特点是对问责制的期望和要求不断增加。一些研究人员和治疗师关注特定因素和循证实践，另一些则关注共同因素和经验支持的关系。

- **研究** 在这个时代，研究工作继续发展。上一个时代的"赛马"

研究问题被以下问题所取代："哪种治疗方法适用于哪种特定病症？"当然，这也是美国心理学会第 12 分会重点关注的经验支持治疗（empirically supported treatment，EST）背后的研究问题。在这一时期结束时，已列出近 80 种符合其标准的 EST。Gordon L. Paul 提出了这一问题的延伸："在什么样的情况下，由谁采取怎样的治疗方法对个体的具体问题最有效？"（Paul，1967，p. 114）。这一延伸问题已成为"量身定制治疗"的基础（Norcross & Wampold，2011），并且此倡议一直延续到第四个时代。

在这个时代，关于共同因素和特定因素的争论仍在继续。随机对照研究的报告越来越多，EST 的数量也越来越多。循证实践（evidence-based practice，EBP）继续扩大，同时出现了一个相关现象，即强调量身定制治疗基于实践的证据（practice-based evidence，PBE），其灵感部分来自 Gordon L. Paul 的延伸问题。

● **监管**　在第三个时代，包括治疗的预先授权在内的更多医保报销要求值得注意。一些第三方支付机构希望 EST 或其他循证干预措施能被记录在案，并且（或）要求提供治疗效果的证据。由此，人们在这一时期对临床结果测量的兴趣增加也就不足为奇了。不仅如此，美国心理学会（American Psychological Association，APA）和 CACREP 的认证标准变得更加具体，一些州的执照要求也是如此。

● **培训**　尽管许多研究生培训项目仍然是以标准为基础的，但也有一些项目是以胜任力为基础的，这意味着受训者被期望以特定的经验支持治疗来展示自己的临床胜任力，并通过相关内容的书面测试。例如，APA 批准的一些临床心理学课程要求毕业生至少掌握一种经验支持的治疗方法。据我所知，佛罗里达大西洋大学（Florida Atlantic University）的临床心理健康咨询项目是迄今为止唯一一个要求毕业生掌握一种经验支持治疗的项目。

在以胜任力为基础的项目中，治疗的时间往往较短，一般为 8～12 个治疗小节，并侧重于一级和二级变化。临床结果测量可能会被使用，即使并不是在每节治疗中都使用。不幸的是，大多数其他项目都不可能有这样的期望，这很可能是因为他们在不知不觉中认同了"一致性假设"，即受训者和来访者在本质上是相同的，都会对一般的干预措施（如反思感受、坚定自信、目标设定或正念）做出反应。

有两本书捕捉到了这个时代的精神，它们是《心理治疗中的二级变化》（Second Order Change in Psychotherapy）和第 1 版的《心理治疗大辩论》（The Great Psychotherapy Debate）。当"特定因素"的拥护者与"共同因素"的拥护者争论不休时，Fraser 和 Solovey（2007）确定了一个支撑这两种立场的框架。他们证明了二级变化在所有有效的治疗中都有所体现。一级变化的努力可以创造稳定性，即解决症状或关系冲突和恢复基础功能，但并未探寻潜藏在问题之下的根本原因。相比之下，二级变化通过充分改变人格和模式来转化一级的问题解决方法，从而解决当前问题的根源。在《心理治疗大辩论》一书中，Wampold（2001）也谈到了"特定因素"与"共同因素"的争论。他仔细回顾了数十年的心理治疗研究，帮助读者理解辩论双方的观点及其结果。由于这场争论在这一时期对心理治疗实践的许多层面都产生了重大影响，所以这两本书都提供了解决问题的可能性。

简言之，这个时代的特点是医保报销需求、循证治疗和临床结果测量的增加。"哪种治疗方法最适合特定的诊断"是主要的研究问题，并且一直是美国心理学会第 12 分会所列出的经验支持治疗清单的基础。作为对强调"特定因素"的纠正，另一批研究人员、导师和治疗师关注"共同因素"与经验支持关系。

第四个时代

处于职业生涯中期的治疗师已经在与来访者的工作中发展出了高水平的胜任力。如果对他们进行观察，会怎样呢？他们是如何让自己准备好去参与并影响来访者的变化的？在专业、监管和伦理要求相互冲突的情况下，他们是如何忠实于来访者和自己的？他们又是如何监测结果并利用来访者的反馈来指导治疗过程的？

第四个时代从 2013 年开始至今，其特点是问责制和医保报销要求的不断提高。除了特定因素与共同因素的争论之外，另一个被重拾的焦点是对治疗师专业知识的关注。"心理治疗是如何起作用的"是这一时期的研究问题，更多的研究重点放在治疗性改变的机制上，而培训工作则需要大力地改革。

● **研究** 临床督导师们认识到，有些治疗师的治疗比其他治疗师的更有效，但直到最近，其原因仍不清楚。在研究文献中，这种现象被称为"治疗师效应"，它在治疗结果中的作用已成为当下心理治疗相关研究的一个重要焦点。在《一些治疗师如何及为何优于其他治疗师？》（How and Why Are Some Therapists Better Than Others?）中，Castonguay 和 Hill（2017）及其同事综合了现有的关于治疗师效应的文献。另一本很好地反映了当今时代的图书是第 2 版的《心理治疗大辩论》（Wampold & Imel，2015）。自第 1 版出版以来的重大研究进展促使了对 Wampold 最初的心理治疗情境模型的重大修订。现在，该模型将治疗师效应与特定因素和共同因素结合起来了。

第四个时代的一个决定性研究问题是："心理治疗是如何起作用的？"虽然已有一些研究试图找出有效的治疗成分，但"这些研究大多只提供了与心理治疗结果相关的变量（如治疗联盟）的提示，并没有明确的证据表明哪些变量是足以带来改变的必要和充分条件"（Tompkins & Swift，2019，p. 38）。

因此，关注改变的机制不仅对理解治疗过程至关重要，而且对优化治疗干预手段和治疗结果也必不可少。我们需要进行更有针对性的研究，其中很可能涉及确定改变过程的神经生物学相关因素。拆解研究被用于确定改变的机制。这些研究对特定治疗方法的组成部分进行调查，以确定哪些组成部分是积极的改变机制，或者这些组成部分在多大程度上影响了归因于其他组成部分的改变。

除了拆解研究之外，这个时代在方法论方面还有其他值得注意的进步。一些早期的建模方法，如结构方程建模（structural equation modeling, SEM），在上一个时代已经出现，但现在随着嵌套设计和分层线性建模（hierarchical linear modeling, HLM）的发展，可以更严谨地研究治疗师效应。有了这些新的设计和分析方法，研究人员还可以关注中介变量、调节变量及其对自变量和因变量的影响。

另一个令人鼓舞的趋势是国家和地区基于实践的网络（practice-based networks, PBN）发展。在过去的几个时代，一个人要么是研究人员，要么是实践者。现在，一个人可以同时扮演这两个角色。PBN 很容易让从业人员参与他们自己临床设置中的研究过程。尽管循证实践（EBP）和基于实践的证据（PBE）在很大程度上脱离了日常临床实践，但参与 PBN 已成为现实。事实上，PBN 的激增既能推动心理治疗研究，又能提高该领域的临床价值（Tompkins & Swift，2019）。

• **监管**　在所有四个时代中，最显著的法规变化之一发生在 2013 年 1 月 1 日。新的 CPT 代码（用于报告所提供的医疗和心理治疗服务的国家编码系统）于当日生效，并从根本上取消了历史悠久的"50 分钟为一个小时数"的惯例（Miller，2012）。在这个时代的早期，其他监管行动也对心理治疗实践产生了影响，其中之一就是治疗的小节数和疗程都在减少。鉴于问责制和医保报销要求的不断提高，这也就不足为奇了。在一些地区，治疗师必须通过常规结果监测（routine outcome monitoring, ROM）来记录和报告临床结果的变化。一些支付方希望来访者的健康问题会被纳入治疗中（Prochaska，Norcross，& Saul，2020）。事实上，综合行为保健机构（integrated behavioral care setting）的治疗师工资比传统心理健康机构的治疗师工资高出 1 万美元或更多，这很可能会影响治疗师选择在哪里执业。值得注意的是，美国心理学会正在倡导基于胜任力的评估，以补充基于标准的执业资格评估。Wit 对联合行为健康公司（United

Behavioral Health, UBH) 的诉讼案结果可能会对医保报销产生重大影响。法院在 2019 年和 2020 年做出的裁决认为，UBH 必须根据来访者的最佳利益而不是公司的利润率来做出医保报销决定。因此，UBH 被要求使用由非营利性心理健康和物质组织（mental health and substance organization）制订的医疗必要标准和评估工具，而不是使用他们自己的标准。如果上诉不被推翻，法院的这一裁决将有助于防止出现基于 UBH 和其他第三方支付机构的有偏向性的标准而产生的拒绝理赔问题。根据法律规定，美国加利福尼亚州现在要求所有保险公司使用非营利性的标准来评估理赔（Moran, 2020）。

- **培训**　Delphi 研究（Norcross, Pfund, & Prochaska, 2013）预测了到 2022 年的心理治疗实践趋势。大约 10 年前，这个由 70 位专家组成的小组预测认知行为治疗将会增加，而动力学治疗和人本主义治疗将会减少。他们还预期互联网项目、电话治疗、循证实践和硕士层次的专业人员从业将蓬勃发展。截至 2021 年我们撰写本书的这个部分时，这些预测已基本实现。值得注意的是，美国心理学会正计划对硕士学位培训进行执照认证。此外，预计培训和执照认证将越来越以胜任力为基础。

在这一时期，治疗将侧重于一级、二级和三级的变化；比如，来访者成为自己的治疗师（Fraser & Solovey, 2007）。疗程会更短，可能只有 1~12 个治疗小节，涉及的干预措施通常来自各种治疗方法，利用基于结果的测量手段，常规结果监测，以及使用反馈来指导治疗过程（Sperry & Sperry, 2022）。反映 Delphi 预测并以胜任力和结果为基础的培训项目可能会蓬勃发展，而其他项目则不会。

当今时代的特点是问责制和医保报销要求的不断提高，包括预期使用常规结果测量来报告治疗的进展，以及更加注重临床治疗师的专业知识。这种关注在一定程度上平衡了以往对共同因素和特定因素的过度强调。现在广受关注的研究问题是"心理治疗是如何起作用的"，这反映了更好地理解治疗性变化机制的必要性。Wit 对 UBH 诉讼案的最终裁决可能会为治疗授权和医保报销带来所需的公平性。

表1.1总结了这四个时代，确定了这四个不同的时代及其研究问题和有效答案，还有塑造它们的可用研究方法。

评论

在反思多年来影响心理治疗实践的主要因素时，我（Len Sperry）认识到自己亲身经历了这四个时代。很明显，我作为治疗师、导师、督导师及心理治疗研究者，经历了所有四个时代的进步。我还认识到，我的治疗实践也在不断演化。我在研究生毕业后做心理治疗的方式与现在做治疗的方式几乎没有相似之处。通过这次反思，我更加懂得了这一美好的助人职业的传承。

在与我这一代同事的交流中，有些人经历了同样的影响，发现治疗工作的方式也同样发生了演变。但是，有些人经历了相同的心理治疗实践的影响，而他们的实践模式却没有太大的演化和变化。这是为什么呢？这是一个非常重要的问题。在你阅读本书的过程中，答案很可能会浮现出来。

当我的博士生接触到这一全景视角时，他们通常会有以下反应。首先，他们对监管机构对其专业的影响感到震惊。第二，他们更好地理解了意识形态上的分裂（如共同因素和特定因素）是如何正面和负面地影响着他们的临床实践、他们对于本专业的观点和态度。第三，虽然只有一部分人对心理治疗研究感兴趣，但更多的人开始意识到，研究不仅验证了治疗有效性，而且增强了他们对自己职业的自豪感。有些人提到，他们有兴趣更多地了解以实践为基础的网络。第四，那些来自强调微技能的硕士项目的学生觉得他们的学习少了一些东西，因为他们没有接触到许多基于证据的干预措施、基于实践的证据，以及基于常规结果监测和反馈信息的策略。

表 1.1 影响心理治疗实践的四个时代

时代	研究	监管	培训
I (1950—1974 年)	问题:心理治疗有效吗?方法:如 Eysenck 在 1952 年的研究中呈现的早期研究设计、方法和结果;新疗法的爆发(200 多个;1995 年达到 400 多个)	无医保报销要求 执照办法和认证的标准有限 1963 年《社区心理健康法案》的影响	目标:情感支持和(或)情绪调节(零级至一级变化) 治疗:微技能;解释或行为干预 图书:《心理治疗:友谊的购买》
II (1975—1999 年)	问题:哪种方法更好?参考:400 多种新疗法 回答:是的,心理治疗是有效的 方法:随机对照试验、准实验和定性研究 方法:效应值和元分析	一些保险开始实行:保险和管理式医疗保健开始实行;提供 DSM 诊断及治疗计划和特定干预措施(行为目标) 资质认证和执照颁发:APA 和 CACREP	目标:减少症状(一级变化) 治疗:微技能,如认知行为治疗中的参和技能;认知分析治疗;精神分析性治疗 图书:《成人心理治疗方案》
III (2000—2012 年)	问题 1:特定情况下使用哪种治疗方法?APA:EST 列表和循证干预 问题 2:共同因素 vs.特定因素和临床结果?方法:更多的随机对照试验和经验支持治疗;治疗师间效应建模及嵌套设计的开始 循证实践	医保报销要求和预先授权的增加;期望应有个案概念化,使用循证治疗和结果测评 Wit 对 UBH 的诉讼判决要求在评估治疗和报销报酬时,采用无偏向性的评判标准	目标:减轻症状,产生一些变化(一级和二级变化) 治疗:使用第二次浪潮和某些第三次浪潮的干预措施;(可能)使用结果测量 图书:《心理治疗中的二级变化》《心理治疗大辩论》(2001)
IV (2013 年至今)	问题:心理治疗是如何起效的?即改变的机制;治疗师效应 vs.共同因素和特定因素 方法:拆解研究;分层线性建模;中介调节变量 基于实践的证据和基于实践的网络	CPT 编码:50 分钟为 1 个小时数的时代结束 越来越多的问责制和保报销要求:通过 ROM 来记录和报告临床结果的变化,并纳入健康综合初级医疗保健 合乎伦理的治疗标准=安全+有效+适当	目标:减轻症状,产生更多变化(量身定制)及自我疗愈(一、二、三级变化) 治疗:来访者中心治疗,量身定制的治疗;ROM,利用反馈指导的治疗 图书:《一些治疗师如何及为何优于其他治疗师?》《心理治疗大辩论》(2015)

注:DSM,精神障碍诊断与统计手册;APA,美国心理学会;CACREP,美国心理咨询及相关教育项目认证委员会;EST,经验支持治疗;UBH,联合行为健康;ROM,常规结果监测。

术语定义

能力与胜任力

能力（competence）和胜任力（competency）是密切相关的术语。有些人将这两个词作为同义词使用，有些人则将它们区分开来，其中能力是指完成某件事情所具备的潜力或素质，胜任力是指能力的实际表现或证明。在本书中，这两个词将作为同义词使用。

以下是描述和定义这些术语的常见方式。能力涉及与既定外部标准或要求相关的广泛的个人能力和专业能力。其中包括批判性思维、分析能力和专业判断能力，以评估情况并根据评估做出临床决策。此外，能力还包括通过反思性实践适当评估和修改自己决定的能力（Kaslow，2004）。能力的另一个方面是，它是"在既定环境中，发挥与特定表现或培训要求相关的能力的充足状态"（Falender & Shafranske，2004，p. 5）。充足是指个体表现"相对于外部标准的充分性和质量，并假定能力总是可以提高的"（Falender & Shafranske，2004，p. 22）。

能力还被描述为"在日常实践中，习惯性、明智地使用交流、知识、技术技能、临床推理、情感、价值观和反思，以造福个人和所服务的社区。"（Epstein & Hundert，2002，p. 26）。

胜任力是指知识、技能和态度，以及它们之间的整合。胜任力是概念和程序、技能和能力、行为和策略、态度、信念、价值观、性情和个人特征、自我认知及动机等综合知识的互动性丛集，使一个人能够充分执行一项任务，并取得广泛的结果（Kaslow，2009，p. 2）。

此外，胜任力还体现在临床业绩的质量上，可以根据专业标准进行评估，并通过专业培训和个人成长来得到发展或提高（Kaslow，2004）。理想情况下，培训应提供一种综合的学习体验，在这种体验中，知识、技能和态度相互作用，从而形成临床胜任力。

从对胜任力的各种定义和描述中，似乎可以总结出五个主题或维度：

①才能；②知识、技能和态度的整合；③造福他人；④根据专业标准进行评估；⑤通过培训和反思得到提高。因此，本书使用的胜任力定义包括这些方面：胜任力是将体现在临床实践质量中的知识、技能和态度整合起来的能力，并在临床实践中使他人获益；这种胜任力可以通过专业标准进行评估，并通过专业培训和反思得到提高和发展。

胜任力与技能

胜任力和技能（skill）常常被当作同义词使用。虽然两者有一些相似之处，但也有明显的不同。如前所述，临床胜任力由知识、技能和态度组成，是专业实践所必需的。而技能只是一种能力，可以通过培训获得，但不包含知识或态度成分，也没有外部标准来评估其是否充分。简言之，胜任力除了比技能包含的更多之外，还指按照最低标准完成某项任务所需的技能、知识和态度的集合。只注重技能和技能培训的培训项目与督导是有问题的。毕竟，如果治疗师缺乏利用这些技能为来访者谋福利的态度或决心，那么再高超的技能也是无用的。

共情（empathy）这一概念的结构可用于说明胜任力不仅仅是一项技能或一组技能。除治疗师以外，其他人也可以展现出共情，比如销售人员或者精神疾病患者。作为一种胜任力，共情由三个部分组成：共情性知识（知识）、共情性沟通技能（技能）和共情性立场（态度）。这三个组成部分的存在与所谓的"治疗性共情"有关。那么什么是共情性立场呢？这部分指的是一种善意的态度和促进来访者福祉的愿望。因此，要使共情成为治疗性共情，治疗师必须以善意、关注和尊重来访者的立场来作出回应和行动（Thwaites & Bennett-Levy, 2007）。有效和成功的治疗师会表现出治疗性共情，并被认为具有共情能力。

共情被定义为一种技能，涉及共情性沟通技能。发展了共情性沟通技能的销售人员，因为新获得了有效"解读"和回应顾客的能力，他们可以取得相当大的成功。但具有争议的是，如果销售人员也持有共情性立场，那么他们就不太可能成功。原因在于，事实上关心顾客福祉的销售人员不太可能利用共情性影响去向顾客推销不必要或有害的商品。简言之，成功的销售人员不可能处于共情性的能力状态。同样，如果治疗师与来访者发生不当的性行为，他们有害、非善意的行为也不能表明他们有着共情性立场。虽然这样的治疗师可能已经掌握了共情技能，但其行为会使他们被定性为共情无能的人（Sperry，2010）。

才能

才能（capability）是"有能力的个人调整其技能、产生新知识并不断改善其表现的程度；能力与终身学习的结合就是才能"（Kaslow，2009，p. 4）。在本书中，才能是一种激励个人去做事并达到最好的信念；也是一种超越最低的或所要求的胜任力水平的努力。它也是一种适应新的或不断变化的环境的能力，同时不断扩展知识和提高绩效。就心理治疗而言，才能涉及努力成为心理专家或治疗大师（Skovholt & Jennings，2004）。第 15 章将进一步扩展这一讨论。表 1.2 总结了这些不同的定义。

表 1.2　定义

胜任力	整合知识、技能和态度的能力，体现在临床实践的质量上，使他人获益，这种能力可以通过专业标准进行评估，并通过专业培训和反思得到提高和发展
技能	通过培训获得的能力，没有知识和态度要素
才能	努力达到超越最低的或所要求的胜任力水平的态度，以及根据新的或不断变化的情况调整胜任力的能力，同时不断扩展知识和提高绩效

心理健康学科中的胜任力运动

胜任力作为一种理念和理想至少可以追溯到中世纪行会时期，当时学徒在师傅的指导下工作，以便在特定的工艺或行业中获得胜任力。然而，直到 20 世纪 60 年代，目前对胜任力的强调才演变成所谓的"胜任力运动"。1973 年，David McClelland 发表的一篇题为《测试能力而非智力》(*Testing for Competence Rather than Intelligence*) 的开创性文章，使他被誉为"胜任力运动之父"(Miller, Todahl, & Platt, 2010)。

从那时起，健康保健（包括心理健康保健）开始转向以胜任力为基础的培训和实践模式。医学是第一个要求以胜任力为基础进行培训的健康保健学科。同时，精神病学、临床心理学、成瘾咨询、精神科护理、精神科康复等心理健康学科及社会工作（在较小程度上）也开始努力纳入以胜任力为基础的培训。医学研究所 (The Institute of Medicine, 2003) 敦促健康和心理健康学科在学科内部和学科之间制订一组明确定义的有关临床实践的核心胜任力。由于心理健康保健在很大程度上是一项团队工作，涉及来自不同学科的个体，医学研究所认为，至关重要的是，各健康保健学科必须对有效、高效和负责任的保健所必需的共同胜任力达成一定的共识。目前，各心理健康学科的努力在很大程度上是独立的，导致了所谓的"举措的拼布被子"(patchwork quilt of initiatives) (Hoge et al., 2005, p. 594)。然而，这些心理健康学科的举措被称为"胜任力运动"(Gehart, 2010, p. 4)。

五个心理健康学科

本节简要介绍这一"运动"为建立心理治疗培训和实践的胜任力所做的努力，特别是在五个心理健康学科之间所做的努力。这些学科及其主要专业组织包括精神病学、心理学、婚姻与家庭治疗、心理咨询及社会工作。下面将按照实施基于胜任力培训的进展顺序逐一介绍。虽然乍一看，这些组织看似"拼拼凑凑"的努力好像没有什么相同点，但实际上却有相当多的共同之处。

- **精神病学** 在心理健康学科中，精神病学似乎是最早开始发展和实施心理治疗胜任力的学科，尤其是要求受训者展示出特定的胜任力。美国的精神病学培训由研究生医学教育认证委员会（Accreditation Council for Graduate Medical Education，ACGME，2007）下属的精神病学住院医师评审委员会（Psychiatry Residency Review Committee，RRC）负责管理，而美国精神病学协会（American Psychiatric Association）则是其主要的会员和倡导组织（Mellman & Beresin，2003）。自 2001 年 1 月起，RRC 开始要求所有精神病学的受训者展示出在五种特定心理治疗方法和相关能力方面的胜任力（Mellman & Beresin，2003）。由于种种原因，这一要求在 2007 年 7 月被缩减为三种方法：认知行为治疗（cognitive behavioral therapy，CBT）、动力学治疗和支持性治疗（Plakun，Sudak，& Goldberg，2009）。美国精神科医师协会心理治疗委员会（Commission on Psychotherapy by Psychiatrists，COPP）将这三种治疗方法及其胜任力重新概念化，形成了一种被称为"Y 模型"的综合方法。之所以称为"Y 模型"，是因为它的结构与字母 Y 非常相似（Plakun et al.，2009）。Y 的主干代表了所有治疗方法共有的核心胜任力，而 Y 的分支或分叉则代表了 CBT 和动力学治疗的专业胜任力。支持性治疗主要侧重于缓解症状或"支持"来访者与症状共存，而不是改变人格结构。因为支持性治疗被概念为主要由所有治疗共有的技能和胜任力组成，它代表了 Y 模型中的主干。由 COPP 确定并由 Plakun 等人（2009）界定的所有心理治疗共有的核心因素和胜任力包括以下内容。

1. **关系**：建立并维持治疗联盟。
2. **干预规划**：识别功能失调的模式并制订临床构想（formulation）。
3. **干预实施**：利用具体的 CBT 和动力学治疗的干预措施。
4. **文化和伦理敏感性**：注意界线、保密性和其他伦理方面的考虑。

- **心理学**　美国心理学会的一个持续倡议是将心理学专业培训从核心课程模式转变为核心胜任力学习模式。更具体地说，这种转变是转向衡量受训者的学习成果。这些成果已被阐明为核心胜任力，成为教育和培训过程的主要重点（Nelson，2007）。最近，美国心理学会的胜任力基准评估工作组（Assessment of Competency Benchmarks Work Group，ACBWG）确定了有关心理学的 15 项核心基础胜任力和专业职能胜任力（Fouad et al.，2009）。另一个团体，即美国国家专业心理学学派与课程委员会（National Council of Schools and Programs of Professional Psychology，NCSPP），也发展了心理学专业实践的一组胜任力，含有 7 种胜任力：关系、评估、干预、研究与评价、咨询与教育、管理与督导，以及多样性（Kenkel & Peterson，2009）。ACBWG 和 NCSPP 都认为，胜任力包括知识、技能和态度成分，即所谓的 KSA（knowledge，skill，attitudinal components）。这两个团体确定的与心理治疗特别相关的胜任力包括以下内容。

1. **关系**：发展有效的关系。
2. **干预规划**：评估；形成个案概念化和设计干预措施。
3. **干预实施**：实施循证的干预措施。
4. **干预评估**：评估治疗进展并根据提示修改计划。
5. **文化和伦理敏感性**：文化多样性；伦理和法律标准或政策。

每一个核心胜任力都是根据其基本组成成分来定义的，并具有针对特定培训级别的描述。美国心理学会规定了三个培训级别，即为实习课（practicum）做好准备、为实习（internship）做好准备、为进入独立实践做好准备（完成 NCSPP 博士学位），且每个级别随着门槛的升高而逐渐变得复杂。此外，还为每个培训级别提供了行为锚点，这些锚点展示了胜任该培训级别所预期达到的知识、技能组合和态度门槛。这些锚点具体说明了在连续发展水平上不断提高的独立程度。

下面以"干预规划"的核心胜任力为例，说明这三个发展水平及其胜任力门槛。对评估与干预之间关系的基本理解，可以证明学生已做好进入第一次实习课体验的准备。相比之下，准备好进入正式实习体验则表现为至少有能力持续利用一种理论取向对临床案例进行构想和概念化，并制订干预计划。最后，能进入独立实践阶段的表现是独立制订干预计划，包括针对特定案例及其背景进行概念化和制订干预计划（Fouad et al.，2009）。态度门槛包括开始实习课时的"对临床问题复杂性和模糊性的理解"、开始实习时的"对来访者生活经历的加深理解"，以及完成博士学位时的"对治疗中可能发生的事情和自己带来改变的能力或局限性的现实意识"（Binder & Wechsler，2009，p. 109）。

美国心理学会为心理治疗核心胜任力的发展做出了很大贡献，它明确了术语的定义，区分了三个培训级别的胜任力。ACBWG 和 NCSPP 对每种核心胜任力的基本要素明确描述了行为锚点，从而可以对受训人员或提供者的能力进行评估。最后，两者都提到了评估治疗进展和根据指示改进治疗方面的胜任力，即干预评估的核心胜任力。

● **婚姻与家庭治疗** 美国婚姻与家庭治疗协会（American Association of Marriage and Family Therapy，AAMFT）创建了一个核心胜任力临床评估和诊断工作组（Core Competency Task Force，CCTF）以评估个人和家庭功能，其目的是定义知识领域和必要技能，以及那些使治疗师在这些领域取得成功的特质（AAMFT，2002）。两年后，AAMFT 发布了一份包含 128 种胜任力的清单，这些胜任力被划分为六种核心胜任力领域（AAMFT，2004；Nelson et al.，2007）。此后，Gehart（2010）对其中一些胜任力进行了详尽阐述，具体如下。

1. **关系**：接受来访者开始治疗；与来访者建立并保持适当且富有成效的治疗联盟。

2. **干预规划**：临床评估和诊断；制订照护计划中的治疗规划和个案管理。

3. **干预实施**：治疗性的干预措施影响在治疗过程中的改变。

4. **文化和伦理敏感性**：法律问题、伦理和标准，了解法律和伦理方面的实践。

CCTF 对心理治疗胜任力的贡献是巨大的，尤其是在涉及伴侣和家庭治疗的方面。有趣的是，需要注意"关系"和"治疗联盟"似乎是从属于"接受来访者开始治疗"的一种胜任力，而"关系"被认为是其他心理健康学科的核心胜任力。此外，AAMFT还于2005年成立了一个由8所大学组成的β-测试小组，通过开发各种评估工具和方法，对采用核心胜任力和评估受训者胜任力的策略进行试验，以此展现了其对基于胜任力培训的投入。

- **心理咨询** 美国心理咨询协会（American Counseling Association）的认证机构——美国心理咨询及相关教育项目认证委员会（CACREP），也制订了一份以胜任力为基础的标准清单，从知识、技能和实践等方面进行了详细说明（CACREP，2009）。以CACREP标准为起点，Engels及其同事已经明确了一份综合列表，并描述了专业咨询的多个领域要求的胜任力和学习者的成果，这些领域涉及临床心理健康咨询、成瘾咨询、儿童咨询，以及婚姻、伴侣、家庭和关系咨询（Engels et al.，2010）。这为每个专业实践领域都阐明了胜任力和具体的绩效准则（performance guidelines）。这些绩效准则被框定为展示特定胜任力的标志。

根据Engels及其同事（2010）的理念，在临床心理健康咨询领域内与心理治疗相关的胜任力包括以下内容。

1. **关系**：与来访者建立并促进具有建设性、安全且符合伦理规范的关系。

2. **干预规划**：实施综合的生物-心理-社会评估和评价策略；发展并实施适当的个案概念化和基于诊断的治疗方案。

3. **文化和伦理敏感性**：保持适当的伦理、法律和专业行为。

这种以胜任力为重点的CACREP标准是专业心理咨询学科的一项了不起的成就。有关干预实施和干预评估的胜任力想必也将陆续推出。

- **社会工作** 美国社会工作者协会（National Association of Social Workers）是社会工作实践的会员组织，而社会工作教育委员会（Council on Social Work Education，CSWE）则是其认证机构。由于社会工作并不只关注心理健康，所以CSWE并未规定任何专门的教授心理治疗或心理咨询的课程（CSWE，2004），也尚未开发出具体的心理治疗胜任力。不过，个别社会工作研究生项目，尤其是强调心理治疗的项目，很可能会发展或调整为此类核心胜任力。

采用基于胜任力培训的进展情况

关于心理健康学科在其教育计划中多大程度地引入了以胜任力为基础的培训，目前几乎没有任何公开发表的研究。不过，至少有一项全国性研究间接涉及了这一问题。我们对美国所有经认证的精神病学、心理学和社会工作培训项目进行了概率抽样横断面调查，以确定心理治疗培训的性质以及培训在多大程度上涉及循证治疗（evidence-based therapy，EBT）。调查结果显示，精神病学项目提供了最多的必修课程和临床督导，而 CBT 是三种治疗中最常提供 EBT 的方法（Weissman et al.，2006）。

核心胜任力的共性

仔细研究一下心理健康学科的独立工作就会发现，这些学科所支持的核心胜任力在最基本或核心胜任力方面有相当多的重叠之处。这些核心胜任力是：关系、干预规划、干预实施、干预评估、文化和伦理敏感性。除此以外，我们还将增加第六种胜任力，即隐含于所有学科中的"概念基础"（conceptual foundations）。概念基础指的是指导治疗师对来访者进行临床工作的基本理论取向。

心理咨询与治疗的核心胜任力

这个部分会简要概述六种核心胜任力及其支撑的基本临床胜任力。第 2～14 章将详细介绍核心胜任力，并将描述相关的基本临床胜任力。《高效心理治疗：发展心理咨询与治疗的基本临床胜任力》（*Highly*

Effective Therapy: Developing the Essential Clinical Competencies in Counseling and Psychotherapy)（Sperry，2010）一书对这些临床胜任力进行了更详细的描述，并用临床案例材料和治疗会谈转录文本来进行说明。

概念基础

治疗师通常利用系统的概念框架来理解和指导治疗过程。这个框架通常是一种基本的理论取向或治疗方法。尽管治疗师可能认为自己是"折衷"的，但研究表明，他们依赖于自己偏爱的理论取向来帮助自己进行临床思考和决策（Binder，2004）。这种核心胜任力包括一项基本的临床胜任力，即应用概念地图来理解和指导治疗过程。这一概念框架被用作为一个"地图"来理解正常成长和发展的一般过程、偏离正常过程（精神病理学），以及补救和改变过程（心理治疗）。更具体地说，这一概念地图有助于治疗师提高其他核心胜任力：建立和维护治疗关系，以及用对文化和伦理敏感的方式规划、实施和评估治疗性干预。

建立和维护关系

合格的治疗要求建立并维持有效的治疗关系，也被称为治疗联盟。有效的治疗关系之所以重要，是因为它在来访者与治疗师之间建立了信任联结，并就治疗过程的目标、角色和方法达成共识。同样重要的是，有效的治疗联盟与积极的治疗结果相关（Orlinsky，Ronnestad，& Willutzi，2004）。这一核心胜任力包括五项基本胜任力。其中两项临床胜任力涉及关系的建立：建立积极的关系或治疗联盟；评估准备情况并培养促进治疗的行为。而另外三项临床胜任力则涉及关系的维护：识别并解决阻抗和矛盾性；识别联盟破裂和紧张并进行修复；识别并解决移情和反移情。因此，虽然让来访者参与治疗过程（建立关系）是一个挑战，但让来访者保持参与并避免过早终止治疗（维护关系）可能更具挑战性。

干预规划

合格的治疗还需要干预规划方面的能力。干预规划是一项广泛的核心胜任力，通常涉及评估、诊断、个案概念化和制订治疗计划（Spruill et al.，2004）。必要时，总结这些信息的书面报告，如临床案例报告或初步评估报告，是干预规划的另一个组成部分。该核心胜任力包括五项基本临床胜任力：进行综合诊断评估；形成准确的 DSM-5-TR 诊断；完成有效的临床案例解析；制订有效的治疗计划；起草一份整合的临床案例报告。

干预实施

此外，合格的治疗还要求治疗师在实施治疗计划时，能够熟练地根据来访者的需求、期望和情况，量身定制干预措施。它还要求治疗师在处理治疗的干扰因素时确立并保持治疗焦点（Sperry，2010）。利用不同治疗方法中的干预模式、策略、战术及方法来实现特定的治疗目标，也要求治疗师在实施干预中具备最基本水平的能力。因此，这一核心胜任力包括三项基本临床胜任力：建立治疗焦点；保持治疗焦点；识别并解决干扰治疗的因素。这些都是一般胜任力，而具体的干预措施可以因认知行为、动力学和系统性的干预方法而不同。

干预评估和结束治疗

此外，合格的治疗需要有能力对治疗进行评估，并为来访者结束治疗做好准备。对治疗进展的持续评估或监测是必要的，这样不仅可以评估治疗效果，还可以修改和调整治疗焦点。研究表明，对治疗过程的持续监测能显著提高临床疗效，尤其是在正式征求来访者反馈意见的情况下（Anker，Duncan，& Sparks，2009）。为有计划的结束治疗做好准备包括制订防止复发或退步的计划。遗憾的是，这一核心胜任力在太多培训项目的课程中都未得到足够的重视。该核心胜任力包括两项基本临床胜任力：监控进展并相应地调整治疗；评估进展并为来访者结束治疗做好准备。

文化和伦理敏感性实践

最后，合格的治疗要求治疗师有能力以对文化和伦理敏感的方式进行实践。直到最近，治疗师一直被告诫要具有文化敏感性和文化胜任力，但在如何以这种方式进行实践方面却没有太多指导。这种实践要求有能力形成与文化相关的构想，然后计划并实施与该构想一致的干预措施（Sperry，2010）。同样，具有伦理敏感性的实践要求有能力识别伦理问题和困境，并有能力促进保密性和知情同意，避免利益冲突。这一核心胜任力包括三项基本临床胜任力：形成一个有效的与文化相关的构想；计划并实施量身定制的、具有文化敏感性的干预措施；做出在伦理上具有敏感性的决定。

六种核心胜任力的相互关系

合格的治疗实践需要具备这六种核心胜任力中的每一种。它们不是随机的胜任力组合。相反，它们是高度相关的。本节通过一个比喻和可视化的描述来说明这种相互关系。

旅程隐喻

为了说明它们之间的相互关系，可以把心理治疗过程想象成至少有两个人参与的旅程。旅行是一种有意识的努力，目的是实现某种有意义的个人改变或结果。因此，它不同于出差或度假等其他旅行活动，后者并不打算实现有意义的个人改变。以下是旅程的各个方面（核心胜任力）与相应的有意识行为之间的关联。

1. **概念基础**：将旅程视为实现个人改变的工具。

2. **关系**：找一个合适的旅伴，其经验丰富并能充当向导（治疗师）。

3. **干预规划**：考虑目的地、时间框架和个人资源；然后绘制旅行地图，并标出可能遇到的障碍和机会。

4. **干预实施**：装备好行装，踏上旅途。

5. **评估和结束**：跟踪进展并到达目的地。

6. **文化和伦理敏感性**：以尊重和正直的态度行事，促进福祉。

可视化的呈现

图 1.1 直观地描述了六种核心胜任力的相互关系。请注意，"关系建立与维护"处于中心位置，这意味着它既影响其他核心胜任力，也受其他核心胜任力的影响。中间的圆圈代表心理治疗的基本干预过程，即计划、实施干预，以及干预评估和结束治疗。外圈包括概念基础、具有文化和伦理敏感性的实践，它们影响着各种治疗过程和胜任力。

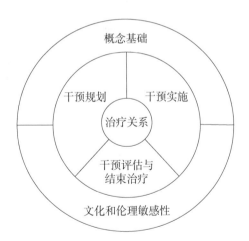

图 1.1　核心胜任力之间的关系

　　本章介绍了胜任力和基于胜任力的实践与培训。首先介绍了能力、胜任力、技能、才能等关键概念的定义。与技能和技能培训不同，胜任力和胜任力培训包括知识、技能和态度成分，而技能培训没有态度成分，且通常也只有有限的或甚至没有知识这一成分。才能中也有态度的成分，还有人指出，它能激励治疗师做到最好。第 15 章将进一步讨论胜任力与才能中的态度成分。心理健康学科中的"胜任力运动"日益壮大，各个学科在心理治疗的核心胜任力方面存在着相当大的共性。已有六种胜任力被确认为核心胜任力，本书将重点介绍它们。

参考文献

[1] Accreditation of Counseling and Related Educational Programs. (2009). *CACREP accreditation manual* (3rd ed.). Author.

[2] American Association of Marriage and Family Therapy. (2002). *Competencies task force: Scope and charge*. Author.

[3] American Association of Marriage and Family Therapy. (2004). *Marriage and family therapy core competencies*. Author.

[4] Anker, M., Duncan, B., & Sparks, J. (2009). Using client feedback to improve couple therapy outcomes: A randomized clinical trial in a naturalistic setting. *Journal of Consulting and Clinical Psychology*, 77, 693 - 704.

[5] Barlow, D. H., Levitt, J. T., & Bufka, L. F. (1999). The dissemination of empirically supported treatments: A view to the future. *Behaviour Research and Therapy*, 37 (Suppl 1), S147 - S162. https://doi.org/10.1016/S0005-7967(99)00054-6.

[6] Binder, J. (2004). *Key competencies in brief dynamic psychotherapy: Clinical practice beyond the manual*. Guilford Press.

[7] Binder, J., & Wechsler, F. (2009). The intervention competency. In M. Kenkel & R. Peterson (Eds.), *Competency-based educational for professional psychology* (pp. 105 - 124). American Psychological Association.

[8] Castonguay, L. G., & Hill, C. E. (Eds.). (2017). *How and why are some therapists better than others?: Understanding therapist effects*. American Psychological Association.

[9] Council for Accreditation of Counseling and Related Educational Programs. (2009). *CACREP accreditation procedures manual and application*. Author.

[10] Council on Social Work Education. (2004). *Educational policy and accreditation standards* (Vol. 15, pp. 5 - 11). Author.

[11] Egan, G. (1990). *The skilled helper: A systematic approach to effective helping*. Thomson Brooks/Cole Publishing Co.

[12] Engels, D., Minton, C., Ray, D., & Associates. (2010). *The professional counselor: Portfolio, competencies, performance guidelines, and assessment* (4th ed.). American Counseling Association.

[13] Epstein, R., & Hundert, E. (2002). Defining and assessing professional competence. *Journal of the American Medical Association*, *287*, 226 – 235.

[14] Eysenck, H. J. (1952). The effects of psychotherapy: An evaluation. *Journal of Consulting Psychology*, *16*(5), 319 – 324. https://doi.org/10.1037/h0063633.

[15] Falender, C., & Shafranske, E. (2004). *Clinical supervision: A competency-based approach*. American Psychological Association.

[16] Fouad, N. A., Grus, C. L., Hatcher, R. L., Kaslow, N. J., Hutchings, P. S., Madson, M. B., Collins, F. L., Jr., & Crossman, R. E. (2009). Competency benchmarks: A model for understanding and measuring competence in professional psychology across training levels. *Training and Education in Professional Psychology*, *3*, S5 – S26.

[17] Fraser, J. S., & Solovey, A. D. (2007). *Second-order change in psychotherapy: The golden thread that unifies effective treatments*. American Psychological Association.

[18] Garfield, S. L., & Bergin, A. E. (Eds.). (1994). *Handbook of psychotherapy and behavior change* (4th ed.). John Wiley & Sons.

[19] Gehart, D. (2010). *Mastering competencies in family therapy: A practical approach to theories and clinical case documentation*. Brooks/Cole.

[20] Hoge, M., Paris, M., Adger, H., Collins, F., Finn, C., Fricks, L., Gill, K., Haber, J., Hansen, M., Kaplan, L., Northey, W., O'Connell, M., Rosen, A., Taintor, Z., Tondora, J., & Young, A. (2005). Workforce competencies in behavioral health: An overview. *Administration and Policy in Mental Health and Mental Health Services Research*, *32*(5 - 6), 593 – 631.

[21] Institute of Medicine. (2003). *Health professions education: A bridge to quality*. The National Academies Press.

[22] Jongsma, A. E., Jr., Peterson, L. M., & Bruce, T. J. (2021). *The complete adult psychotherapy treatment planner*. John Wiley & Sons.

[23] Kaslow, N. (2004). Competencies in professional psychology. *American Psychologist*, *59*, 774 – 781.

[24] Kaslow, N. (2009). President's column. *Psychotherapy Bulletin*, *44*(3), 2 – 5.

[25] Kenkel, M., & Peterson, R. (Eds.). (2009). *Competency-based educational for professional psychology*. American Psychological Association.

[26] McClelland, D. (1973). Testing for competence rather than intelligence. *American Psychologist*, *28*, 1 – 14.

[27] Mellman, L., & Beresin, E. (2003). Psychotherapy competencies: Development and implementation. *Academic Psychiatry*, *27*, 149 – 153.

[28] Miller, J., Todahl, J., & Platt, J. (2010). The competency movement in marriage and family therapy: Key considerations from other disciplines. *Journal of Marital and Family therapy*, *36*, 59 – 70.

[29] Nelson, P. (2007). Striving for competence in the assessment of competence: Psychology's professional education and credentialing journey of public accountability. *Training and Education in Professional Psychology*, *1*,3B12.

[30] Nelson, T., Chenail, R., Alexander, J., Crane, D., Johnson, D., & Schwallie, L. (2007). The development of core competencies for the practice of marriage and family therapy. *Journal of Marital and Family Therapy*, *33*,417–438.

[31] Norcross, J. C., Pfund, R. A., & Prochaska, J. O. (2013). Psychotherapy in 2022: A Delphi poll on its future. *Professional Psychology: Research and Practice*, *44*(5),363–370.

[32] Norcross, J. C., & Wampold, B. E. (2011). What works for whom: Tailoring psychotherapy to the person. *Journal of Clinical Psychology*, *67*(2),127–132.

[33] Orlinsky, D., Ronnestad, M., & Willutzi, U. (2004). Fifty years of psychotherapy process-outcome research: Continuity and change. In M. Lambert (Ed.), *Bergin and Garfield's handbook of psychotherapy and behavior change* (5th ed., pp.307–389). Wiley.

[34] Paul, G. L. (1967). Strategy of outcome research in psychotherapy. *Journal of Consulting Psychology*, *31*(2),109–118. https://doi.org/10.1037/h0024436.

[35] Plakun, E., Sudak, D., & Goldberg, D. (2009). The Y model: An integrated, evidence-based approach to teaching psychotherapy competencies. *Journal of Psychiatric Practice*, *15*(1),5–11. DOI:10.1097/01.pra.0000344914.54082.eb. PMID: 19182560.

[36] Prochaska, J.O., Norcross, J.C., & Saul, S.F. (2020). Generating psychotherapy breakthroughs: Transtheoretical strategies from population health psychology. *American Psychologist*, *75*(7),996–1010. https://doi.org/10.1037/amp0000568.

[37] Schofield, W. (1964/2019). *Psychotherapy: The purchase of friendship*. Routledge.

[38] Skovholt, T., & Jennings, L. (2004). *Master therapists: Exploring expertise in therapy and counseling*. Allyn & Bacon.

[39] Sperry, L. (2010). *Highly effective therapy: Developing essential clinical competencies in counseling and psychotherapy*. Routledge.

[40] Sperry, L. & Sperry, J. (2022). *Highly effective therapy: Effecting deep change in counseling and psychotherapy* (2nd ed.). Routledge.

[41] Spruill, J., Rozensky, R., Stigall, T., Vasquez, M., Bingham, R., & Olvey, B. (2004). Becoming a competent clinician: Basic competencies in intervention. *Journal of Clinical Psychology*, *60*,741–754.

[42] Thwaites, R., & Bennett-Levy, J. (2007). Conceptualizing empathy in cognitive behavior therapy: Making the implicit explicit. *Behavioral and Cognitive Psychotherapy*, *35*,591–612.

[43] Tompkins, K., & Swift, J.K. (2019). An MTurk primer for psychotherapy researchers. *Psychotherapy Bulletin*, *54*(2),22–29.

[44] Wampold, B.E. (2001). *The great psychotherapy debate. Models, methods and findings*. Earlbaum.

[45] Wampold, B.E., & Imel, Z.E. (2015). *The great psychotherapy debate: The evidence for what makes psychotherapy work*. Routledge.

[46] Weissman, M., Verdeli, H., Gameroff, M., Bledsoe, S., Betts, K., Mufson, L., Fitterling, H., & Wickramaratne, P. (2006). National survey of psychotherapy training in psychiatry, psychology, and social work. *Archives of General Psychiatry*, *63*,925–934.

第二篇

核心临床胜任力Ⅰ：
概念基础

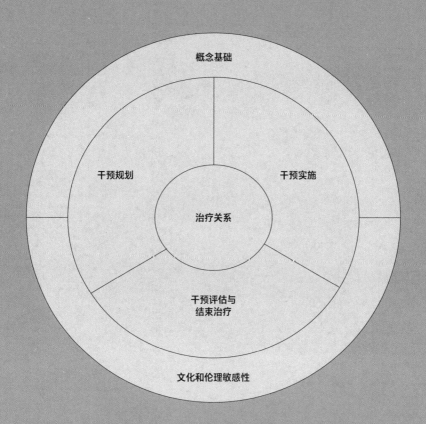

第2章

概念地图与治疗过程

有人说，有一种必要的临床胜任力是所有其他临床胜任力的基础。这种必要的胜任力就是"人格、精神病理学和心理治疗过程"的理论框架或地图（Binder，2004，p. 26）。首先，治疗师需要从理论上理解正常的发展和运作过程，即人格理论。其次，治疗师需要一种关于功能是如何出错并变得适应不良的理论，即精神病理学理论。再次，治疗师需要一种关于如何改变适应不良过程的理论，即治疗过程理论。

有了这样一个理论框架，可以指导治疗师观察和收集来访者的哪些信息、如何进行观察和收集、如何将这些信息概念化，以及如何计划、实施和评估基于该概念化的干预措施。

> 治疗师必须对即时的治疗情形具备一种有意识的认知地图或工作模型，其中包括足够的理论来理解问题情境和设计干预策略，但又不能过多，以免影响对患者的同调（attunement）和对不断变化的情境的自发反应。
>
> （Binder，2004，p. 27）

虽然治疗师可能会认为自己是"折衷主义"取向的，但研究表明，所有治疗师都至少信奉一种基本理论取向，该理论取向指导着他们理解人格、精神病理学和心理治疗过程。这种认知地图还能指导他们以一致、自信和有效的方式进行治疗工作（Binder，2004；Binder & Betan，2013）。本章将简要概述美国最常用的三种理论取向：动力学治疗、认知行为治疗和系统性治疗。对每种理论取向的假设或前提、基本理论和方法都会进行阐述，也会说明与每种方法的"概念地图"相关的人格、精神病理学和心理治疗过程。然后，介绍最近开发的共同基础架构模型。最后，将介绍一个正在进行的案例，以此来说明在后续章节中描述的各种临床胜任力。

应用概念地图的胜任力

以下基本临床胜任力与"概念基础"的核心胜任力相关。

> **运用概念地图来理解和指导治疗过程**
> 该胜任力涉及利用对人格、精神病理学、治疗过程的理论理解和概念地图的能力，以一致且有效的方式，评估、概念化、计划和实施一个治疗过程。

"3－Y模型"

第1章简要介绍了一个新颖的整合性框架，即"Y模型"，它可视化地表示了精神病学的要求，即受训者在三种心理治疗方法中需要表现出的胜任力（Plakun et al.，2009）。该模型以字母"Y"命名，其中"主干"代表所有治疗方法（包括支持性治疗）共有的核心胜任力，一个"分支"代表认知行为治疗的专业胜任力，另一个"分支"代表动力学治疗的专业胜任力。

由于精神科医生通常对严重和慢性精神障碍患者采用药物和支持性治疗，所以要求精神科医生能够胜任支持性治疗是非常合理的。但是，对非医学专业的治疗师来说，这一要求就不那么合理了，因为他们不太可能对这类患者群体进行工作，而且他们的工作即使只是咨询，也更有可能与伴侣和家庭接触。因此，系统性方法的培训更有意义。如今，认知行为治疗、动力学治疗和系统性治疗（尤其是焦点解决治疗）在美国和许多西方国家得到了普遍应用。因此，本书将呈现这三种方法。本章侧重介绍每种方法的基本要素，第8～10章主要介绍认知行为治疗、动力学治疗和系统性治疗的胜任力。这三种方法可以被可视化地表示为"3-Y模型"，其中心理治疗的核心胜任力为主干，而认知行为治疗、动力学治疗和系统性治疗则为三个分支（图2.1）。

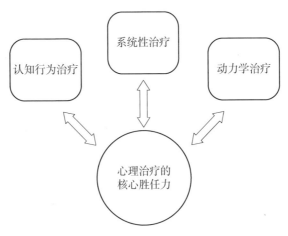

图2.1　"3-Y模型"：三种治疗方法与核心胜任力的关系

动力学治疗

　　心理动力学是一种心理学理论，它将思想、感受和行为视为内在的或潜意识的（unconscious）驱力和过程及其相互作用的表现。动力学治疗在本书中被用来代表广义的分类方法，包括精神分析和其他精神分析性的治疗及心理动力学治疗。一般来说，动力学治疗致力于将潜意识内容和过程充分意识化，这样个体能更好地控制自己的生活。这些治疗起源于精神分析，来自 Sigmund Freud 和其他对 Freud 最初的理论做出重大贡献和重新阐述的人的工作。这些重新阐述的理论包括自我心理学、客体关系理论、自体心理学和人际取向的动力学治疗，也包括时限性动力学心理治疗。虽然这些不同的方法在理论和实践上都有重要的差异，但它们都有一些共同的原则（Blagys & Hilsenroth, 2000; Gabbard, 2004），具体如下。

1. **潜意识**：精神生活的大部分都涉及潜意识过程，并受其影响。

2. **阻抗**：探索阻抗（包括对改变的矛盾情绪）和防御，是治疗的焦点之一。

3. **移情**：对移情的探索，包括在回应治疗师的过程中过去的再次活现（reenactment）。

4. **症状和行为**：症状和行为具有多种功能，这些功能由复杂的且通常是潜意识的力量决定。

5. **探索**：治疗强调对自我和世界的基本假设和（或）适应不良的关系模式进行探索，而不是仅仅关注症状的缓解。

动力学治疗的演变

自 Sigmund Freud 提出动力学治疗以来，它已经有了相当大的演变。这个演变可以被划分为五个不同的阶段。这五个阶段也可称为五种心理学（Pine, 2003），我们用以下关键术语来概括：驱力、自我、客体、自体和关系。本节将简要介绍每个阶段。

● **驱力：经典精神分析**　第一种以驱力为基础的动力学治疗被称为经典精神分析，由 Freud 发展而来。在经典精神分析中，受分析者（来访者）用言语表达想法、自由联想、幻想和梦，分析师（治疗师）从中识别出导致来访者症状和性格问题的潜意识冲突，其中包括治疗联盟的潜意识方面。分析师的干预包括面质、澄清、诠释和修通的工作，通过该过程，一个新的意识被推广到来访者生活的其他方面。

- **驱力：精神分析性心理治疗** 另一种基于驱力的动力学治疗是精神分析性心理治疗。它是经典精神分析的一种改良形式，如今比经典精神分析更得到广泛的应用。它的强度较低，也较少关注来访者人格结构的重大改变，而是侧重于来访者当前的忧虑及这些忧虑与早期冲突的关系。

- **自我：自我心理学** 自我心理学是从 Freud 的后期思想中发展而来，在 20 世纪 70 年代之前一直是精神分析的主要形式。Freud 的女儿 Anna Freud 在其发展过程中发挥了重要作用（Freud，1936）。它侧重于自我的正常发展和病理性发展及其对现实的适应。与经典精神分析对力比多的（libidinal）冲动和攻击性冲动的关注不同，自我心理学直接关注自我及其防御。通过澄清、面质和诠释来访者常用的防御机制，达到帮助来访者获得对这些机制的控制的目标。

- **客体：客体关系** 自 20 世纪 70 年代以来，出现了对精神分析的重大重新阐述。其中，客体关系理论强调人际关系，尤其是母子关系。Melanie Klein 是这一理论的主要缔造者（Klein，1975）。客体是指一个重要的他人，是另一个人的感受或意图的对象。关系是指影响一个人现在的人际关系以及过去关系的残余物。客体关系理论关注的是自体（self）和他人的内在形象或表征，以及它们在人际关系中的表现。这种治疗关注的是来访者如何将以前的客体关系投射到与治疗师的关系中。治疗的目标是通过矫正性情感体验（corrective emotional experience），帮助来访者解决过去关系中的病理性特质。虽然可能会涉及一些诠释和面质，但主要的干预策略是去修通患者情感世界和客体中的原始病理成分。

- **自体：自体心理学** 自体心理学是由 Heinz Kohut 发起的另一种对动力学治疗的重新阐述，它强调通过与重要他人——自体客体（self objects）的共情性接触来发展稳定、内聚或整合的自体意识（sense of self）（Kohut，1977）。自体客体能满足发展中的自体对镜映、理想化和孪生关系的需求，并起到加强发展中的自体的作用。治疗是通过蜕变性内化（transmuting internalization）进行的，在这一过程中，来访者会逐渐内化治疗师提供的自体客体功能。

- **关系：以关系为取向的动力学治疗** 还有一些基于关系主题的重新阐述。人际精神分析强调人际互动的细微差别，特别是个体通过与他人建立共谋性的互动来保护自己免受焦虑的方式。关系精神分析结合了人际精神分析、客体关系理论和主体间性理论。关系精神分析强调个体的人格是如何被与他人真实和想象的关系所塑形的，以及这些关系模式是如何在治疗师和来访者的互动中被再次活现的。

时限性动力学心理治疗（time-limited dynamic psychotherapy，TLDP）是一种短程的关系取向的动力学治疗，最初是为那些与他人关系长期多方面功能失调的来访者开发的（Strupp & Binder，1984）。TLDP 受到依恋理论、客体关系理论、人际理论、经验理论、认知行为理论和系统性方法的影响（Levenson，1995，2017）。它主要侧重于改变环性适应不良的关系模式，而不是减轻症状本身。治疗师会识别来访者的环性适应不良模式，这种模式包括僵化的、自我挫败的预期和行为，以及导致适应不良互动的负性自我评价（Binder，2004）。TLDP 有两个治疗目标：新的体验和新的理解。在治疗过程中，治疗师会为来访者提供机会去证明其人际图式是不成立的，从而促进一种矫正性的情感-人际体验。

治疗的焦点源于来访者的环性适应不良模式，它成了治疗的规划图谱，因为它提供了问题描述和目标、干预指南，以及预测移情再次活现和理解反移情反应的手段（Binder，2004）。治疗以治疗策略为基础，利用各种理论取向的干预来促进治疗目标的实现。

从根本上说，这种方法的假设是来访者在生活中无意地形成了不断加剧的、适应不良的与他人的关系模式，而这些模式正是他们当前问题的基础。治疗师的作用是利用治疗联盟来促进来访者获得新的关系体验，这使他们能打破自己适应不良的模式，进而解决他们的问题（Levenson，1995，2017）。

从动力学视角看人格、精神病理学和心理治疗过程

• **人格**　从客体关系的角度来看，人格是一种互动结构，即自体客体表征，是由对特定人际体验的内化所产生的。早期的因素（如气质）会影响互动风格，正如后来的内化会改变这些内在结构一样。虽然这些内化与人际关系压力最小时的实际情况相近，但当压力很大时，即受到创伤时，感知和认知功能就会受损，人际关系发生的扭曲就会被内化，从而显著影响人格的发展。经典精神分析认为，人格在俄狄浦斯期（Oedipal phase）发展阶段结束时就已经成形，而 TLDP 则不同，它认为人格在与他人互动的过程中是动态变化的（Levenson，1995；Strupp & Binder，1984）。

• **精神病理学**　成人人际关系的障碍通常源于与早期照料者的错误关系模式。这些早期经历导致了功能失调的心理表征，也被称为心理模式或图式，并一直维持到现在（Binder，2004）。这些心理模式产生了适应不良的人际互动模式或关系风格，反映在症状以及职业与人际关系的困扰和不如意上。

• **心理治疗过程**　来访者适应不良的人际关系模式会在治疗中被再次活现，治疗师会受到来访者活现的影响，并做出相应的反应。因此，治疗的焦点是对心理模式和适应不良的人际交往模式进行修正。这种对互动的核心关注将其与其他精神分析性方法区分开来，它强调人格的重建（Levenson，1995）。

认 知 行 为 治 疗

认知行为治疗（CBT）是一类强调认知在情感和行为中作用的心理治疗方法。认知行为治疗有多种方法，包括接纳与承诺治疗（acceptance and commitment therapy，ACT)、行为治疗（behavioral therapy，BT)、认知治疗（cognitive therapy，CT)、心理治疗的认知行为分析系统（cognitive-behavior analysis system of psychotherapy，CBASP)、辩证行为治疗（dialectic behavioral therapy，DBT)、图式治疗（schema therapy)、正念认知治疗（mindfulness-based cognitive therapy，MBCT) 及模式聚焦治疗（pattern-focused therapy)。

共同特点

虽然这些方法之间存在差异，但它们都有一些共同的特点。根据对文献的实证回顾，我们发现以下因素是所有 CBT 方法的共同特征（Blagys & Hilsenroth，2002)。

- **关注认知和行为因素**　CBT 的一个基本前提是，来访者的情绪和行为受其信念或思想的影响。由于大多数情绪和行为反应都是后天习得的，所以治疗的目标是帮助来访者解除不想要的反应，并学习新的反应方式。通过评估、挑战和修正适应不良的信念和行为，来访者能够获得对以前认为无法克服的问题的控制。

- **引导治疗活动**　CBT 是一种指导性的方法，在治疗中，治疗师通常会通过设定议程来引导治疗活动，会在当次治疗小节开始前计划和决定要讨论的内容，并积极引导讨论特定的主题和任务。认知行为治疗师也会努力激发来访者，并使他们参与到治疗过程和这些决定中来。

- **传授技能**　因为 CBT 也是一种心理教育方法，所以认知行为治疗师会教授来访者一些技能，以帮助他们更有效地应对问题情境。直接处理技能不足和技能过度使用，是来访者取得并保持治疗成果的关键。

- **提供信息**　认知行为治疗师也会讨论治疗的明确原理和使用的具体技术。他们可能会向来访者提供详细的信息，如图书或讲义，以引导来访者了解治疗过程，增强他们对治疗的信心，并提高他们应对问题情境的能力。

- **利用家庭作业和治疗小节间的活动**　家庭作业和治疗小节间的活动是CBT的核心特征。这些活动为来访者提供了练习在治疗中学到的技能的机会，并将治疗中的收获转移到日常生活中。这些活动还可以促进和维持症状的减轻。

- **强调现在和未来的体验**　CBT关注的是来访者当前适应不良的想法对其当前和未来功能的影响。此外，在治疗中学到的技能旨在促进未来更有效的功能运作。

认知行为治疗的演变

"认知行为治疗"这一术语大约是在 30 年前开始使用的。它是从心理治疗中的认知和行为两大传统理论演变而来的。理解这种演变的一个有用的方法是从被称为 CBT "三次浪潮"的角度来看（Hayes，Follette，& Linehan，2004）。

- **第一次浪潮**　第一次浪潮强调传统的行为治疗，其重点是通过经典条件反射和强化技术，将问题行为替换为建设性行为。Joseph Wolpe 开创了经典条件反射治疗，尤其是系统脱敏治疗（Wolpe，1990）。传统行为治疗是一种技术性、聚焦于问题、以当下为中心的方法，它明显不同于精神分析、来访者中心治疗，以及那个时代强调治疗关系、来访者感受和内心世界的类似方法。

- **第二次浪潮**　第二次浪潮包含了认知治疗，其重点是修正有问题的情绪和行为，是通过改变导致和延续有问题的情绪和行为的想法来达到修正的（Beck，Rush，& Emery，1979；Ellis，1962；Meichenbaum，1977）。在 20 世纪 70 年代，认知治疗和行为治疗的结合最初并不是融洽或无冲突的，但如今，大多数认知治疗师都结合了关键的行为干预，而大多数行为治疗师也认识到来访者有关其行为后果的信念所起的作用（Gilbert & Leahy，2007）。事实上，两种治疗都是以问题为中心、以科学为基础的治疗，这有助于促进两者的结合，从而使 CBT 成为美国自 20 世纪 80 年代末以来最常用的治疗方法。

- **第三次浪潮**　第三次浪潮涉及在现代主义范式或视角的基础上对传统 CBT 方法的重新阐述。相比之下，第三次浪潮更趋于受到后现代视角的影响。因此，治疗倾向于更具体验性且是间接的，并利用诸如正念、辩证法、接纳、价值观及灵性等技术（Hayes et al.，2004）。更具体地说，第三次浪潮中治疗方法的特点是"放弃解决问题的尝试，代之以退后一步，看看通过非反应性的视角看待问题的感觉如何，并对困难进行善意的认识"（Segal et al.，2004，p. 55）。与第一次和第二次浪潮不同的是，第三次的方法强调二级变化，即结构和（或）功能的基本改变，并且是以情境假设为基础的，包括治疗关系的首要地位。

接纳与承诺治疗

接纳与承诺治疗（ACT）被归类为"第三次浪潮"的行为治疗；ACT 以"全面保持距离"为开端（Hayes & Strosahl，2005），暗指在个人和其不舒服、不想要的私人体验之间创建"距离"的过程。ACT 明显根植于传统的行为分析（Hayes，Strohsahl，& Wilson，2012）。与第三次浪潮中的其他治疗相比，许多人认为 ACT 更倾向于行为方面的改变。ACT 是一种整合的治疗方法；它将接纳和关注当下（即正念）的过程编织在一起，强调治疗关系，并包含了改变的动机（Hayes et al.，2011）。

它将人类的痛苦概念化为一种需要接受和体验的挑战，而不是一种需要避免的负担。ACT 源自关系框架理论，这是一种后斯金纳学派的语言和认知方法（Hayes，Barnes-Holmes，& Roche，2001），它处理的是个体与其想法纠缠的风险（即融合），以及避免体验困难的本能（即回避）。它将"正常"这一概念视为本质上是破坏性的，由于个体对痛苦的解释（即"有痛苦是'坏'的"），导致其感到痛苦并感知到自己的缺陷。第二次浪潮中的行为治疗摆脱了医学模式，与之更加一致的是，症状减少（一级目标）并不是作为首要解决的问题。相反，ACT 鼓励个体做出与有价值的生活方向一致的决定，即追求活力和自由（Hayes et al.，2012；Wilson & DuFrene，2009）。然而，鉴于个体更喜欢感受好的情绪，而不是痛苦的情绪，这并不是一件容易的事情。因此，ACT 通常从沉浸于"创造性的无望"（creative hopelessness）开始，通过这种方式，来访者被引导去放弃情绪控制或体验控制这个议题（Luoma，Hayes，& Walser，2017）。

行为治疗

行为治疗（BT）是一种基于以下假设的治疗方法：行为（包括情绪）问题是对环境的习得性反应，是可以被消除的（Wolpe，1990）。传统的行为治疗只关注可观察到的行为，因而忽略了心理过程。因此，行为治疗师不是揭示和理解导致适应不良行为的潜意识过程，而是帮助来访者直接修正适应不良的行为或发展新的适应性行为。行为治疗的基础是行为分析的 ABC 模型，该模型从前因（antecedent；提示或触发行为的刺激情境）、行为（behavior；问题行为本身）和后果（consequence；行为发生后的强化条件）三个方面来描述问题行为的时间序列（Goldfried & Davison，1994）。从这个分析中可以识别出三种类型的行为问题：行为过度、行为缺陷或行为不当。行为治疗的核心概念包括反应性条件反射和操作性条件反射，以及正强化和负强化。

各种策略被用于促进被期望的（新的或修正的）行为。应急管理涉及努力塑造（shape）一个行为的后果，以使期望的行为得到强化，不期望的行为被消除，而塑造则是强化来访者不断接近期望行为的过程。预演涉及练习被期望的行为。此外，技能训练、暴露、反应预防、情绪处理、满灌治疗、系统脱敏及家庭作业等治疗性干预措施也被用来达到特定的治疗效果（Goldfried & Davison，1994）。

认知治疗

作为对精神分析的所谓缺点的回应，认知治疗出现了。认知治疗将情绪困难视为与来访者的非理性信念有关——理性情绪行为治疗（rational emotive behavior therapy，REBT）（Ellis，1962；Ellis & Harper，1997）；或与适应不良的自动化思维和信念有关——认知治疗（CT）（Beck，1995，2021；Beck et al.，1979）。REBT 描述了四大类非理性信念：苛求、灾难化、过度概括和推卸责任（Ellis，1962；Ellis & Joffe Ellis，2019）。Beck 并没有列出具体的适应不良的信念，而是强调个体根据核心图式进行运作，这是一个关于自我、他人和世界的核心信念网络，是在早期生活中习得的。他将自动化思维描述为影响个体情绪和行为的瞬时、习惯性的思维。

认知治疗师帮助来访者更多地觉察到适应不良的思维、信念及其有问题的影响，并帮助他们用更适应的思维取代这些有问题的思维，从而促进他们的改变。认知治疗中采用了多种干预措施，特别是认知重构，这是一种广泛的方法，包括驳斥、引导发现、苏格拉底式提问、检查证据、重新归因及认知预演（Wright，Basco，& Thase，2006）。

图式治疗

图式治疗是认知治疗的衍生，主要是为对认知治疗反应不佳的人格障碍患者开发的（Young，1999）。图式治疗是一种广泛的综合模型，与客体关系治疗、体验治疗、辩证行为治疗、人际治疗、认知治疗及其他形式的 CBT 有一些共同之处。尽管有这些相似之处，但在治疗关系的性质、治疗师的总体风格和立场、治疗师的活跃性和指导程度上，图式治疗与这些治疗有所不同（Young，Klosko，& Weishaar，2003）。图式治疗的基础是早期适应不良的图式，这种图式产生于童年时期的负面经历，如虐待、忽视和早期生活中的创伤，并导致适应不良或不健康的生活模式。

图式治疗的基本目标是去识别早期适应不良的图式，确认来访者未得到满足的情感需求，将适应不良的图式转变为更具功能性的图式，促进更具功能性的生活模式和应对方式，并提供学习适应技能的环境。治疗师需要大量的培训和体验才能恰当有效地实践图式治疗。

辩证行为治疗

辩证行为治疗（DBT）是为治疗边缘型人格障碍而开发的（Linehan, 1993, 2015），但最近经过修改和扩展，可用于其他人格障碍和轴Ⅰ的精神障碍，如心境障碍、焦虑障碍、进食障碍及物质滥用障碍（Marra, 2005）。DBT是行为治疗的产物，与传统的CBT相比，DBT包含的认知成分较少，因为DBT认为情绪调节比认知更重要。

DBT有四种主要的治疗模式：个体治疗、团体技能训练、电话指导、治疗师咨商会议。在最初的预治疗阶段（包括评估、承诺和导向治疗）之后，DBT将重点放在该阶段的特定目标上，这些目标被按照明确的相对重要性等级进行排列。这些目标包括：减少自杀行为、减少干扰治疗的行为、减少干扰生活质量的行为、提高行为技能、减少与创伤后应激相关的行为、提高自尊，以及与来访者一起协商的个人目标。DBT的核心策略是"认可"和"问题解决"。干预措施围绕着尝试去促进改变，这些干预措施认可来访者的行为和反应是与其当前生活状况相关的，并表露出对来访者困难和痛苦的理解。问题解决的重点是建立必要的技能。其他治疗模式包括紧急情况管理、基于暴露治疗的认知治疗、药物治疗。

心理治疗的认知行为分析系统

心理治疗的认知行为分析系统（CBASP）是CBT的一种形式，由McCullough开发（McCullough, 2000, 2005；McCullough, Schramm, & Penberthy, 2014）。这种方法的基础是情境分析，它结合了行为、认知和人际关系的方法，帮助来访者关注其行为的后果，并利用问题解决的方法来解决个人和人际关系方面的困难。CBASP最初是针对慢性抑郁症患者的治疗方法（McCullough et al., 2014）。CBASP的基本前提是，通过评估来访者有问题的想法和行为，帮助他们发现自己为什么没有获得期望的结果。

CBASP 治疗的总体目标是识别出来访者期望在特定情况下发生的事情与实际发生或正在发生的事情之间的差异。CBASP 治疗分为两个阶段：诱发阶段和矫正阶段。诱发阶段包括详细的情境分析。在矫正阶段，行为和解释或认知是改变和修正的靶点，以使来访者的新行为和认知有助于实现并导致其期望的结果。评估来访者对情境的每一种解释，以确定它是有助于还是阻碍了期望结果的实现。接下来，对来访者的每种行为进行类似的分析，以确定其是否有助于或阻碍了期望结果的实现。

正念认知治疗

正念可以定义为以一种特殊的方式进行关注，即有意的、处于当下的、不做评判的关注（Kabat-Zinn, 1994）。这种觉察基于一种接受个人体验的态度，包括承诺完全活在当下。正念认知治疗（MBCT）是一种辅助或独立的治疗形式，它强调改变个体对想法的觉察以及与想法的关系，而不是改变想法的内容（Sipe & Eisendrath, 2014）。它为来访者提供了一种不同的方式，去与情感痛苦和困扰共处并进行体验。我们的假设是，培养一种对消极思想的超然态度，使人具备在可能复发时防止消极思想升级的技能。来访者进行各种正式的冥想练习，旨在提高对身体感觉、想法和情感的不评判的觉察。布置的家庭作业包括实践这些练习，以及实践那些旨在将觉察技能应用到日常生活中的练习。在治疗项目的后几周，将采用源自传统认知治疗的特定预防策略。

模式聚焦治疗

模式聚焦治疗是一种短程的治疗方法，能有效识别并用更具适应性的模式取代适应不良的模式。它是由 Len Sperry（2016, 2019, 2021）开发的第三次浪潮中的治疗。适应不良的模式是不灵活、无效和不适当的，会导致症状产生或损害个人功能和关系功能。当这种模式足以造成痛苦或损害时，可能会被诊断为人格障碍。与此相反，适应性模式反映了一种灵活、有效和适当的人格风格。有效的治疗涉及一个改变的过程，在这个过程中，来访者和治疗师共同合作，识别出适应不良的模式，打破它，并代之以更具适应性的模式。这一改变过程至少会产生两个结果：解决来访者提出的议题，以及建立一种更具适应性的模式，增加幸福感。

这种方法的核心是聚焦模式的个案概念化（Sperry & Sperry，2020，2022），在这一过程中，适应不良的模式被识别出来，治疗的计划是以改变模式为重点的。模式识别或辨别是一个合作的过程，在这个过程中，大多数来访者对模式是乐于接受的，并且

> ……变得能熟练识别模式。大多数患者很容易接受这样的观点，即他们的行为背后有一种"模式"。这个词语是令人安心的，因为它表明行为和体验是有秩序和意义的……模式识别通过连接先前被认为毫无关联的事件、行为和体验来促进整合。
>
> （Livesley，2003，p. 274）

治疗师可以通过访谈、观察和其他评估方法很容易地识别出来访者适应不良的模式。

聚焦模式的方法几乎适用于所有临床状况，除了急性精神疾病和严重的认知功能受损，如痴呆或急性中毒。其他治疗方法要求来访者在较高的认知情感发展水平上使用一些临床策略，如认知重构、驳斥或解释，模式聚焦治疗则没有这样的要求。因此，它适用于大多数来访者及其面临的问题，而且简短有效（Sperry，2022b）。在当前这个讲求问责制和成本效益的时代，模式聚焦治疗作为一种循证的干预手段有着相当好的前景。最后，虽然模式聚焦治疗的发展先于共同基础架构模型的理论描述（在本章后半部分将介绍）（Smith，2021），但它是一种在临床实践中充分运用共同基础架构模型的治疗方法。

从认知行为视角看人格、精神病理学和心理治疗过程

- **人格**　人格是由先天的素质（尤其是认知图式和气质）与环境相互作用所塑造的。这些图式是在生命早期从个人经历和对重要他人的认同中形成的，并通过进一步的学习经历得到强化，进而影响特定信念、价值观和态度的形成。简言之，一个人的神经生物学制约条件和个人的学习决定了他（她）的发展和反应。

- **精神病理学**　造成心理困扰的原因有多种，包括神经生物学易感性、成长经验和图式。当情境被认为具有威胁性时，心理困扰就会被体验到；一系列认知、情感、动机和行为模式被激活，并可能表现为症状和功能损害。具体来说，这种困扰会产生选择性的、以自我为中心的、僵化的解释，并导致认知过程受损、思维歪曲、注意力不集中、记忆力减退。适应不良或消极的行为（不足或过度）进一步强化了适应不良的认知。

- **心理治疗过程**　CBT是一种以问题为中心、聚焦于当下的治疗，它使用各种认知和行为方法来改变思维、情绪和行为，从而试图修正适应不良的认知和行为。由于行为是后天习得的，所以消极行为可以被消除，而新的行为则可以被习得。成功治疗的标志是更健康的思维方式和行为方式。

系统性治疗

前面提到的许多个体治疗方法已被调整用于伴侣和家庭。然而，由于需要专门的方法来处理伴侣和家庭的独特动力问题，家庭系统或系统性方法应运而生。本节将介绍系统的概念，然后简要介绍三种系统性治疗：结构性治疗（structural therapy）、策略性治疗（strategic therapy）和焦点解决治疗（solution-focused therapy，SFT）。

系统概念

伴侣和家庭不仅仅是单个配偶或单个家庭成员的集合。他们是伴侣系统或家庭系统的成员。这种关系系统的特点是情感互联、结构（家庭互动或交互的重复模式，决定了成员之间的关系，并受权力等级、控制和期望的调节）、边界（保护和提高成员福祉的情感边界和结构性边界）、子系统（大系统中较小的系统群体，如配偶子系统、父母子系统和兄弟姐妹子系统）、内部平衡机制（维持系统平衡的因素）、联盟（成员之间明确而积极的联系）、结盟（两个成员之间的联盟以对抗第三个成员），以及反映维持平衡的互动模式的家庭规则（Gehart，2010）。

结构性治疗

结构性治疗是一种系统性的治疗方法，它基于这样一种假设，即家庭结构的产生是为了维持家庭系统中的问题，而功能失调的家庭缺乏足够的组织来应对外部和内部问题。这种方法的关键人物 Salvador Mirnichin 认为，治疗师的作用是关注家庭结构或重复的沟通和交互模式，并通过努力改变这些模式来使家庭产生积极的变化（Minuchin & Fishman，1981）。治疗分为三个阶段：第一阶段是加入家庭并适应他们的风格；第二阶段是绘制有关家庭结构、边界、联盟及等级制度的家谱图；第三阶段是进行干预，从而转变这些结构以减轻症状（Minuchin & Nichols，1993）。

通常情况下，治疗师会在第二阶段和第三阶段之间切换多次，在问题得到充分处理和解决的情况下，修改并完善关于家庭功能运作的家谱图和假设。干预措施包括系统重构、活现（enactment）、划定边界，还有挑战家庭的世界观、强度和危机感应，以及打破家庭原先的平衡并扩展家庭真相和现实。

策略性治疗

系统性的方法是基于这样一个前提，即家庭是一个受规则管理的系统，目前存在的问题对家庭起着必要的作用。有三个流派或模型认同这种方法：心理研究所（Mental Research Institute）、米兰模式（Milan model）和 Jay Haley 的华盛顿学派。本讨论强调 Haley 的流派（Haley，1984；Haley & Richeport-Haley，2004）。症状被认为是维持系统和破坏正在进行的互动循环，阻碍伴侣或家庭实现其基本目标。治疗师的作用是制订干预计划，在干预过程中使用指导和其他策略，努力重组家庭系统，以解决当前的问题。基本的干预策略包括以下几种：指导、出乎意料的指令（paradoxical directive）、重构、对症处方（prescribing the symptom）、假装技术、限制变化、严峻考验、任务隐喻及魔鬼契约（Haley，1984，1987）。

焦点解决治疗

在各种系统性治疗方法中，"焦点解决治疗"（solution-focused therapy，SFT；译者注：一种聚焦于解决问题的治疗）是世界上最常用的治疗之一，尤其是在美国。与本章中提到的大多数其他治疗不同，SFT 是基于后现代视角的治疗过程（de Shazer，1985），与之密切相关的一种治疗被称为"问题解决取向治疗"（solution-oriented therapy）（O'Hanlon & Weiner-Davis，1989）。它基于两个前提：变化是持续的、不可避免的，治疗应侧重于可能的和可改变的东西，而非不可能的东西。由于认识到这一前提，问题解决取向治疗的共同创始人之一 O'Hanlon（O'Hanlon & Beadle，1989）最近将该治疗更名为"可能性治疗"（possibility therapy）。

SFT 认为，来访者实际上的真正问题是他们所使用的解决方案，而不是呈现的问题本身。因此，SFT 关注的是解决方案和优势，而不是问题。在这种方法中，意义是可以协商的，因此治疗的目标是去选择将带来改变的意义。SFT聚焦于澄清来访者的目标，识别出可以对来访者问题产生影响的例外情况，然后强化解决方案。干预措施包括解构、做不同的事、克服冲动、利用过去的成功经验、打分（scaling）及奇迹问题（de Shazer，1985，1988）。

从系统性视角看人格、精神病理学和心理治疗过程

- **人格** 这种治疗方法并没有假设一种人格发展理论，也没有假设一个人是如何成为他（她）现在这样的。然而，系统性治疗确实假设每个人是独一无二的，他们的问题和症状也是独一无二的。根据其社会建构主义哲学，来访者被认为是自己生活的专家，他们拥有解决任何困难所需的力量和资源。

- **精神病理学** 这种方法不承认病理学，拒绝将个体病理化，也不进行诊断。更确切地说，这种方法认为：当来访者继续使用无效的解决方案而不是有效的解决方案时，问题就会出现。

- **心理治疗过程** 这是一种短程的治疗，通常只持续必要的时间，在来访者进入走向目标的正轨后就会结束。结束治疗所需的前提并不是达成目标，而是来访者对改变方向感到满意，并理解即使没有治疗也需要改变什么。这种方法认为，变化是不断发生的，微小的变化会带来巨大的变化，并且解决方案可能看起来与问题无关。

表2.1概述了这三种治疗方法的概念地图。

表2.1　常见心理治疗方法的核心概念

治疗方法	人格发展	精神病理学	心理治疗过程
认知行为治疗	人格是由先天的素质（尤其是认知图式和气质）与环境相互作用所塑造的	适应不良的认知、图式和（或）行为模式（包括不足或过度）的结果	识别和修正适应不良的认知、图式和（或）行为模式，以达到更良好的功能

治疗方法	人格发展	精神病理学	心理治疗过程
动力学治疗	自体客体表征来自人际体验（客体关系）的内化；精神分析认为人格在俄狄浦斯期之后就已经成形，但时限性动力学心理治疗认为人格在与他人互动中是动态变化的	对焦虑的防御性反应、与童年经历有关的适应不良图式或客体表征，或环性适应不良的关系模式的结果	内省力、矫正性情感体验、冲突和所用防御机制的解决、重建与童年冲突或自体客体、图式相关的人格结构
系统性治疗	来访者被认为是他们自己生活的专家，拥有足够的力量和资源去解决他们的困难（焦点解决治疗）	涉及家庭边界、权力、亲密度、图式、规则、技能缺陷、叙事或解决方案的功能失调模式的结果	重建更具功能性的边界、图式、叙事、规则或权力，以及在问题解决策略或方案上的技能

心理治疗方法的共同基础架构

到目前为止，本章已经介绍了心理治疗的三种基本模式：动力学治疗、认知行为治疗和系统性治疗。它们之间有明显的区别。但共同点又是什么呢？有没有共同的框架或基础架构？心理治疗的实践已经存在120多年，在这段时间里，人们一直在猜测它究竟是如何起作用的，也就是可以解释变化的基本心理治疗机制。直到最近，神经科学的发展才为这一问题提供了一个尚可令人信服的答案。这些基本机制有力地表明，许多心理治疗方法背后都有一个共同的基础架构（Smith，2017，2021）。

要描述这种基础架构，首先要明确心理治疗的基本靶点和目标。虽然心理治疗方法倾向于以不同的方式看待治疗的靶点和目标，但其主要目的始终是帮助个人改变他们对内外环境的反应方式。虽然在心理治疗中存在活跃的心-脑过程，但治疗师可以帮助改变的那些反应更多源自心理过程而非神经生物学过程，因此心理过程才是治疗性改变的直接靶点（Smith，2021）。

相应地，心理治疗整合探索学会（Society for the Exploration of Psychotherapy Integration）的心理治疗整合特别兴趣小组（Special Interest Group on Convergence）明确指出，改变的基本靶点是"模式"这一心理过程，因为模式是习得的思考、感受、做出行为和与人关联的方式，它们会导致症状和关系问题，而且不太可能自行解决。他们明确指出，心理治疗的基本目标是帮助个体用更适应、更令人满意的模式取代根深蒂固、适应不良的模式。那么，为什么他们要把这些模式描述为适应不良和根深蒂固的呢？因为在过去，这些模式在应对环境时是有效的，但当它们不再有效时，就变成了适应不良的模式，并在当前造成了问题。此外，如果造成问题的模式不是根深蒂固的，就不需要专业服务来进行改变（Smith，2021）。

尽管适应不良的模式受到生物学过程的影响，但它们主要是信息处理出错造成的。模式被编码在长期记忆中，也被编码在受突触数量和强度影响的神经网络和通路中。研究表明，心理治疗有效的原因是它能精确地改变这些模式。换句话说，心理治疗并没有从根本上改变生物学；它旨在改变被存储的信息，这些信息决定了适应不良的反应模式（Smith，2022）。

当代神经科学的重要发现是，目前只有两种已知的机制可以改变适应不良的模式。它们是"消退"（extinction）和"记忆再巩固"（memory reconsolidation）。消退教会大脑皮质抑制适应不良模式的表达，而记忆再巩固则是在个体有了新的、矫正性体验或认知之后，对存储在神经网络中的信息进行重新编程，从而保留更健康的反应（Smith，2021）。这两种机制都已在人类和动物的习得性恐惧范式中得到广泛研究。在该范式中，"条件刺激"与电击或其他不愉快经历相关联。迄今为止，只有这两种机制被证明可以改变既定的模式（Smith，2022）。

这些机制在大脑中广泛存在，可被推广到各种心理治疗干预中。因此，治疗师采用这些机制并据此开展临床实践并非不合理。Smith（2020，2021）认为，有效的心理治疗实践包括五个普遍的基本目的和活动。第一，它涉及学习更健康的反应模式。第二，它需要激活适应不良的模式及相关情绪。第三，需要通过短暂地接触与现有适应不良模式相矛盾的意外信息来调节唤醒状态。第四，它需要必要的动机来承担情感风险并努力改变。第五，也是非常重要的一点，就是要维持积极的治疗关系，这对其他四个活动都有支持作用。

实施这五个基本目的和活动是促进心理治疗深度改变（而不仅仅是表面改变，即解决症状）的必要和充分条件（Smith，2020）。最后，正如本章前文所述，模式聚焦治疗（Sperry，2016）是一种在临床实践中充分运用共同基础架构模型的方法。

小结

　　本章从治疗师对理论理解的需求以及利用这种认知地图指导治疗过程的能力入手。在介绍了动力学治疗、认知行为治疗和系统性治疗这三种主要治疗模式之后，本章提出了最近发展起来的共同基础架构模型。值得注意的是，该模型为回答以下问题提供了神经科学基础：心理治疗是如何起作用的？这个认知地图还能指导治疗师以一致、自信和有效的方式进行工作。这项能力是本书所述的所有其他核心胜任力和基本临床胜任力的必要条件。

案例：Geri

　　在随后的章节中，读者将跟随一个正在进行的案例，它阐明了本章所述的各种临床胜任力。这里将简要介绍来访者的背景信息、目前的问题，以及被转介来此的原因。

Geri R. 是一名 35 岁的女性行政助理，非洲裔美国人。她单身独居，在 3 周的情绪抑郁发作后，被公司人力资源主管转介过来接受评估和治疗。其他症状还包括精力丧失、兴趣明显减退、失眠、注意力难以集中，以及与日俱增的社交隔离。她已经 4 天没去上班了，这才导致她被转介过来。由于公司计划增添另一名高级管理人员，Geri 的主管与她讨论了晋升事宜，即 Geri 将被调离她工作了 16 年的紧密合作的工作团队（担任行政助理 6 年），担任新聘销售副总裁的高级行政助理。

参考文献

［1］Beck, A., Rush, A., & Emery, G. (1979). *Cognitive therapy for depression*. Guilford Press.

［2］Beck, J.S. (1995). *Cognitive therapy: Basics and beyond*. Guilford Press.

［3］Beck, J.S. (2021). *Cognitive behavior therapy: Basics and beyond* (3rd ed.). Guilford Press.

［4］Binder, J. (2004). *Key competencies in brief dynamic psychotherapy: Clinical practice beyond the manual*. Guilford Press.

［5］Binder, J.L., & Betan, E.J. (2013). *Core competencies in brief dynamic psychotherapy: Becoming a highly effective and competent brief dynamic psychotherapist*. Guilford Press.

［6］Blackledge, J.T., & Hayes, S.C. (2001). Emotion regulation in acceptance and commitment therapy. *Journal of clinical psychology*, 57(2), 243–255.

［7］Blagys, M., & Hilsenroth, M. (2000). Distinctive features of short-term psychodynamic-interpersonal psychotherapy: A review of the comparative psychotherapy process literature. *Clinical Psychology: Science and Practice*, 7, 167–188.

［8］Blagys, M., & Hilsenroth, M. (2002). Distinctive activities of cognitive-behavioral therapy: A review of the comparative psychotherapy process literature. *Clinical Psychology Review*, 22, 671–706.

［9］de Shazer, S. (1985). *Keys to solutions in brief therapy*. Norton.

［10］de Shazer, S. (1988). *Clues: Investigating solutions in brief therapy*. Norton.

［11］Ellis, A. (1962). *Reason and emotion in psychotherapy*. Lyle Stuart.

［12］Ellis, A., & Harper, R. (1997). *A guide to rational living*. Melvin Powers.

［13］Ellis, A., & Joffe Ellis, D. (2019). *Rational emotive behavior therapy* (2nd ed.). American Psychological Association. https://doi.org/10.1037/0000134-000.

［14］Freud, A. (1936). *The ego and the mechanisms of defense* (Vol. 2, pp. 1–191). International Universities Press.

[15] Freud, S. (1940). *An outline of psychoanalysis* (standard edition, Vol. 19, pp. 3 - 66). Hogarth Press.

[16] Gabbard, G. (2004). *Long-term psychodynamic psychotherapy: A basic text*. American Psychiatric Press.

[17] Gehart, D. (2010). *Mastering competencies in family therapy: A practical approach to theories and clinical case documentation*. Brooks/Cole.

[18] Gilbert, P., & Leahy, R. L. (Eds.). (2007). *The therapeutic relationship in the cognitive behavioral psychotherapies*. Routledge/Taylor & Francis Group.

[19] Goldfried, M., & Davison, G. (1994). *Clinical behavior therapy* (expanded edition). Wiley.

[20] Haley, J. (1984). *Ordeal therapy*. Jossey-Bass.

[21] Haley, J. (1987). *Problem-solving therapy* (2nd ed.). Jossey-Bass.

[22] Haley, J., & Richeport-Haley, M. (2004). *Directive family therapy*. Hawthorne.

[23] Hayes, S. C., & Strosahl, K. D. (Eds.). (2005). *A practical guide to acceptance and commitment therapy*. Springer Science + Business Media.

[24] Hayes, S., Follette, V., & Linehan, M. (Eds.). (2004). *Mindfulness and acceptance: Expanding the cognitive-behavioral tradition*. Guilford Press.

[25] Hayes, S. C., Pistorello, J., & Levin, M. E. (2012). Acceptance and Commitment Therapy as a Unified Model of Behavior Change. *The Counseling Psychologist*, 40(7), 976 - 1002. https://doi.org/10.1177/0011000012460836.

[26] Hayes, S. C., Strosahl, K. D., & Wilson, K. G. (2011). *Acceptance and commitment therapy: The process and practice of mindful change*. Guilford press.

[27] Kabat-Zinn, J. (1994). *Wherever you go, there you are: Mindfulness meditation in everyday life*. Hyperion.

[28] Klein, M. (1975). *Envy and gratitude and other works, 1946—1963*. Free Press.

[29] Kohut, H. (1977). *The restoration of the self*. International Universities Press.

[30] Levenson, H. (1995). *Time-limited dynamic psychotherapy: A guide to clinical practice*. Basic Books.

[31] Levenson, H. (2017). *Brief dynamic therapy* (2nd ed.). American Psychological Association.

[32] Linehan, M. (1993). *Cognitive-behavioral treatment of borderline personality disorder*. Guilford Press.

[33] Linehan, M. (2015). *DBT: Skills training manual*. Guilford Press.

[34] Luoma, J. B., Hayes, S. C., & Walser, R. D. (2017). *Learning act: an acceptance and commitment therapy skills-training manual for therapists* (2nd ed.). Context Press.

[35] Livesley, W. J. (2003). *Practical management of personality disorder*. Guilford Press.

[36] Marra, T. (2005). *Dialectic behavior therapy in private practice: A practical and comprehensive guide*. New Harbinger Publications.

[37] McCullough, J. (2000). *Treatment for chronic depression: Cognitive behavioral analysis system of psychotherapy*. Guilford Press.

[38] McCullough, J. (2005). *Treating chronic depression with disciplined personal involvement*. Springer.

[39] McCullough, J., Schramm, E., & Penberthy, J. K. (2014). *CBASP as a distinctive treatment for persistent depressive disorder*. Routledge.

[40] Meichenbaum, D. (1977). *Cognitive behavior modification: An integrative approach*. Plenum.

[41] Minuchin, S., & Fishman, H. (1981). *Family therapy techniques*. Harvard University Press.

[42] Minuchin, S., & Nichols, M. (1993). *Family healing: Tales of hope and renewal in family therapy*. The Free Press.

[43] O'Hanlon, B., & Beadle, S. (1989). *A guide to possibility land: Possibility therapy methods*. Possibility Press.

[44] O'Hanlon, W., & Weiner-Davis, M. (1989). *In search of solutions: A new direction in psychotherapy*. Norton.

[45] Plakun, E. M., Sudak, D. M., & Goldberg, D. (2009). The Y model: An integrated, evidence-based approach to teaching psychotherapy competencies. *Journal of Psychiatric Practice*, *15*(1), 5 - 11.

[46] Pine, F. (2003). *Diversity and direction in psychoanalytic technique* (2nd ed.). Other Press.

[47] Segal, Z., Williams, J., Teasdale, J., & Williams, M. (2004). Mindfulness-based cognitive therapy: Theoretical and empirical status. In S. Hayes, V. Follette, & M. Linehan (Eds.), *Mindfulness and acceptance: Expanding the cognitive-behavioral tradition* (pp. 45 - 65). Guilford Press.

[48] Sipe, W. E., & Eisendrath, S. J. (2014). Mindfulness-based cognitive therapy for treatment-resistant depression. In *Mindfulness-Based Treatment Approaches* (pp. 61 - 76). Academic Press.

[49] Smith, J. (2017). *Psychotherapy: A practical guide*. Springer.

[50] Smith, J. (2020). Psychotherapy integration: Five things therapists need to do. *Psychiatric News*. Published Online, 8 October 2020. https://doi.org/10.1176/appi.pn.2020.10b27.

[51] Smith, J. (2021). Does psychotherapy really have a common infrastructure? *Psychology Today*. Posted 21 April 2021. https://www.psychologytoday.com/us/blog/convergence-and-integration-in-psychotherapy/202104/does-psychotherapy-really-have-common.

[52] Smith, J. (2022). Why understanding neurobiology of maladaptive patterns is vital to psychiatry? *Psychiatric News*. Published Online, 26 April 2022. https://doi.org/10.1176/appi.pn.2022.05.5.28.

[53] Sperry, L. (2016). Pattern-focused psychotherapy. In L. Sperry (Ed.), *Mental health and mental disorders: An encyclopedia of conditions, treatments, and well-being* (3 vols., pp. 816 - 818). Greenwood.

[54] Sperry, L. (2019). Pattern focused therapy in mental health and integrated care practice. In L. Sperry & V. Binensztok (Eds.), *Ultra-brief cognitive behavioral interventions: The cutting-edge of mental health and integrated care practice* (pp. 100 - 122). Routledge.

[55] Sperry, L. (2021). *Pattern focused therapy: Highly effective CBT practice in mental health and integrated care settings*. Routledge.

[56] Sperry, L. (2022). *Highly effective therapy: Effecting deep change in counseling and psychotherapy* (2nd ed.). Routledge.

[57] Sperry, L., & Sperry, J. (2020). *Case conceptualization: Mastering this competency with ease and confidence* (2nd ed.). Routledge.

[58] Sperry, L., & Sperry, J. (2022). The 15-minute case conceptualization focused approach. Oxford University Press.

[59] Strupp, H., & Binder, J. (1984). *Psychotherapy in a new key*. Basic Books.

[60] Wilson, K. G. (2009). *Mindfulness for two: An acceptance and commitment therapy approach to mindfulness in psychotherapy*. New Harbinger Publications.

[61] Wolpe, J. (1990). *The practice of behavior therapy* (4th ed.). Pergamon.

[62] Wright, J., Basco, M., & Thase, M. (2006). *Learning cognitive-behavior therapy: An illustrated guide*. American Psychiatric Press.

[63] Young, J. (1999). *Cognitive therapy for personality disorders: A schema-focused approach* (3rd ed.). Professional Resource Press.

[64] Young, J., Klosko, J., & Weishaar, M. (2003). *Schema therapy: A practitioner's guide*. Guilford Press.

第三篇

核心临床胜任力 II：
治疗关系

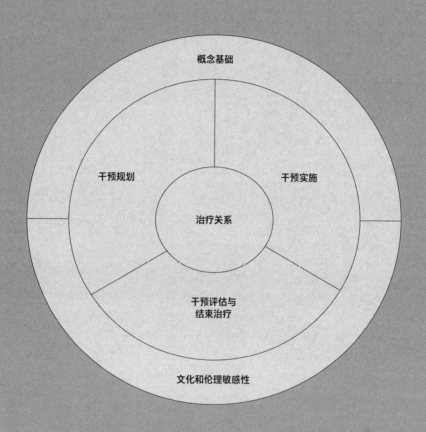

概念基础

干预规划

干预实施

治疗关系

干预评估与
结束治疗

文化和伦理敏感性

第 3 章

关系建立

　　有效的治疗通常始于建立有效的治疗关系，也被称为治疗联盟。治疗联盟会对治疗过程和结果产生深远的影响。研究一致表明，治疗关系是治疗结果的最佳预测因素（Horvath & Symonds，1991；Orlinsky, Grawe, & Parks，1994；Orlinsky, Ronnestad, & Willutzi，2004）。一项荟萃分析发现，治疗结果显然是治疗联盟的一个因变量，但不是治疗时长或类型的因变量（Horvath & Symonds，1991）。他们还发现，合作和协商双方都同意的目标和计划对治疗的成功至关重要。尽管《20/20 心理咨询共识定义》（20/20 Consensus Definition of Counseling）（Kaplan & Gladding，2011）强调了治疗关系的核心地位，但仍有太多的受训者和初任治疗师在发展和维持有效的治疗联盟方面缺乏足够的胜任力。这可能是因为他们接受的培训是侧重于辅导微技能的研究生项目，也可能是强调经验支持治疗（empirically supported treatments，EST）的项目，这些项目不强调有效治疗联盟的价值和重要性。尽管微技能和 EST 确实会影响治疗结果，但如果没有有效的治疗联盟，再好的治疗干预也不可能取得成功。因此，这一核心胜任力是治疗师首先要培养的也是最重要的胜任力之一。本书通篇强调它在其他核心胜任力中的核心地位。

本章将讨论治疗联盟的几个方面，包括联盟的发展、对联盟的整合观点，以及治疗师在发展治疗联盟方面的特质和技能。接下来会描述与困难来访者建立治疗联盟所面临的挑战，然后将转向促进治疗的因素，从准备改变开始。本章还将简要介绍改变准备模型的各个阶段和评估准备程度的一些指标，并且阐明共同因素，即所有心理治疗形式共有的非特异性治疗因素。此外，在介绍促进治疗的因素和策略之后，还会提供一个案例来说明讨论的要点。

评估胜任力与干预规划

本章讨论建立有效治疗关系的两项基本临床胜任力，这与干预规划的核心胜任力有关。

建立有效的治疗联盟

这种胜任力涉及形成有效的治疗联盟的能力，即对来访者的需求、期望和解释模式具有敏感性，能使来访者对治疗师和治疗过程产生信任和希望，并使来访者参与治疗过程。

评估准备情况与培养促进治疗的因素

这种胜任力涉及有能力去准确识别来访者改变的动机和对改变的准备程度，以及有能力去有效培养会促进和推动治疗过程的治疗因素。

建立有效的治疗联盟

治疗联盟从来访者与治疗师的第一次接触开始，一直持续到最后一次接触。虽然最初的互动尤其重要，就如通常的第一印象一样，但治疗联盟的发展与治疗过程的方方面面交织在一起，并随着时间的推移而进展变化。有效的治疗联盟可能会在第 1 次治疗时迅速形成，但如果治疗要取得成功，则必须在第 5 次治疗时成形（Orlinsky et al.，2004）。毋庸置疑的是，来访者与治疗师的每一次接触，无论是积极的还是消极的，都会影响治疗联盟的发展和维持。

治疗方法

认知行为治疗

越来越多的 CBT，尤其是认知治疗，认为"良好的治疗联盟"（Beck，1995，2021）是有效治疗结果的基本原则和要素。它被认为是一种对来访者和治疗师都有具体期望的合作努力。来访者被期望报告他们在各种情境中的想法、感受和行为。治疗师被期望设定议程、制订治疗计划、实施计划并保持治疗焦点（Ledley，Marx，& Heimberg，2011）。治疗师的角色是教育来访者了解想法与感受之间的联系，并在改变过程中充当向导（Gilbert & Leahy，2005）。来访者还被期望分担设定治疗议程的责任，向治疗师提供反馈，并完成治疗小节间的家庭作业（Ledley et al.，2005）。与动力学治疗不同，CBT 的治疗关系多被视为促进改变的次要机制，而不是改变的主要机制。治疗关系的这种必需但次要的作用在一段时间内仍然是主流观点。"在形成、维持、理解和应对治疗关系破裂方面的具体问题很少得到解决……至少在认知治疗对人格障碍的探索出现之前是这样的"（Gilbert & Leahy，2005，p. 5）。

最近，诸如对人格障碍个体进行工作之类的挑战促使 CBT 扩展了其对治疗联盟的看法，使其更接近动力学治疗，尤其是人际取向的动力学治疗。CBT 目前确定了治疗关系的三个阶段：建立关系、发展关系和维持关系（Hardy，Cahill，& Barkham，2007）。在第一阶段，建立对治疗的积极期望是必要的，这包括对治疗结果的期望，以及对来访者和治疗师的期望，同时还要培养来访者对改变的意图和动机。Hardy 等人（2007）引用的研究结果表明，较高的期望值可以预测 CBT 的积极结果。一旦来访者希望治疗会有所帮助，并有动机去改变，治疗师就转向第二阶段——发展关系，这涉及促进来访者在治疗过程中的开放性、对治疗师的信任，以及与治疗师合作的承诺。在第三阶段，即维持关系阶段，目标是"继续保持对关系的满意度；建立富有成效且积极的工作联盟；提高来访者表达情感的能力，并体验自己和他人观点的变化"（Hardy et al.，2007，p.31）。它还包括处理对治疗联盟的威胁，如治疗师的负面感受（即反移情）和来访者的阻抗和敌意，或关系方面的挑战，如破裂和误解。简言之，CBT 正在发生转变。以前，当合作性的治疗关系被建立起来以促进治疗改变时，它被认为是次要机制；而现在，这种关系越来越多地被视为一种主要机制，就像改变适应不良的信念和行为一样。

动力学治疗

来访者向专业的治疗师寻求帮助，而治疗师则被视为专家或参与性的观察者，被认为是值得信赖的。在时限性动力学心理治疗（TLDP）这种关系取向的治疗方法中，来访者是

> 被期望在每节治疗前都做好准备，坦诚地谈论任何话题……话题与商定的问题焦点相关……治疗师的作用是给予关注并提供他或她的专业知识，以促进富有成效的治疗性对话。这一目标是通过各种干预来实现的，包括观察、提问和诠释。
>
> （Binder，2004，p.40）

为了让来访者和治疗师有效合作，需要建立并维持治疗联盟。

> 治疗联盟包括治疗师和来访者之间达成明确协议，共同致力于解决来访者的问题。这种合作基于一个协议，有时是通过协商实现

的，其内容是关于治疗的目标以及为实现目标双方需要完成的任务。至少同样重要的是，这种联盟是建立在喜欢和信任的情感联结之上的……它主要源自来访者和治疗师之间的真实关系，尽管它可能会通过正性的移情和反移情而得到加强。

（Binder，2004，p.40）

治疗师会预期并努力去解决治疗联盟中的阻抗，如移情和反移情的活现与治疗联盟的破裂。理想情况下，有效的治疗联盟会持续维持着。现实情况是，在较短程的动力学治疗中，可能会出现联盟关系紧张或破裂的情况。这种破裂是"占优势的适应不良互动模式，即移情和反移情反应"的表现（Binder，2004，p.40）。

关于治疗关系的观点反映了发生在动力学思维和实践中的范式转变。这种转变是从关注作为人格发展和功能运作基础的驱力的减少，转变为关注形成人际关系的过程。事实上，大多数动力学方法"由于各种文化、社会、临床和科学原因，正变得越来越少以驱力为导向，而是更加注重关系"（Levenson，1995，p.31）。转变反映在治疗师与来访者的角色和期望上。在传统观点中，治疗师被视为专家和客观的翻译者、诠释者，是试图保持中立的；而在人际观点中，治疗师被视为参与性的观察者，或甚至是完全的参与者，鉴于此，中立是不可能的位置。在传统观点中，来访者被视为治疗过程的被动接受者；而在人际观点中，来访者被视为其自身人际世界的主动构建者（Levenson，1995，2017）。

因此，治疗关系通常被认为是一个安全的环境（也被称为抱持性的环境），在这个环境中，可以去探索来访者的内在世界和人际世界，去澄清重复或循环的适应不良模式，并去处理这些模式的移情表达。由于治疗假设是治疗师会被勾住去与来访者重演适应不良的关系模式，所以治疗过程主要聚焦于移情活现，而移情活现的消解会带来矫正性的情感体验。简言之，动力学治疗中的治疗联盟是改变的主要机制。

系统性治疗

值得注意的是，在大多数情况下，系统性治疗已经淡化或忽略了治疗关系因素在治疗过程中的作用。相反，系统性治疗主要强调问题的解决和化解。事实上，整体而言，系统性治疗区别于个体治疗的方法之一就是注重快速实现改变，这种改变主要以治疗师为中心。这要求治疗师，尤其是采用结构性家庭治疗和策略性治疗的治疗师，承担起专家和指导者的角色。"从历史上看，当问题解决受到更多关注时，一些系统性治疗的治疗师实际上对治疗联盟的关注并不够"（Quick，2008，p. 85）。然而，Quick 补充说，虽然在一些关于系统性治疗的描述中没有直接提到治疗联盟，但"与来访者联合在一起的重点一直存在"（p. 85）。正如第 1 章所指出的，婚姻与家庭治疗协会（AAMFT）规定了六种核心胜任力或领域，但治疗联盟并不是其中之一。不过，它是归属于第一种核心胜任力或领域（准许治疗）的 20 个胜任力之一（AAMFT，2004）。

有一种系统性治疗直接关注治疗联盟，它是情绪聚焦治疗（emotionally focused therapy，EFT）（Johnson，2004）。EFT 主要是一种伴侣治疗，共情性的同调是 EFT 中发展关系的核心。治疗师用此来与伴侣中每一方的情绪同调，从而与双方的情感世界相联系或联合起来。治疗师还会持续监控与伴侣每一方的联盟关系，以对双方都维持一种强有力的情感联结和安全感（Johnson，2004）。

一组对治疗关系相对敏感的治疗方法是"焦点解决治疗"（solution-focused therapy）。与其他强调来访者的力量和乐观主义的后现代系统性方法一样，在焦点解决治疗中治疗关系也很重要。毫不奇怪的是，这种治疗方法提倡使用反思并在发展治疗关系的过程中对感受进行反思（O'Hanlon & Beadle，1999）。干预方式与以来访者为中心的反思过程相似，但又有所不同，因为它通过反思一段时期、情境或关系的限制来界定有问题的感受、想法或行为。这样做的目的是用更容易解决的措辞来定义问题，并创造希望和激发乐观。例如，如果来访者描述她的丈夫如何"无缘无故"对她发火，那么以来访者为中心的反思可能是"你没有感觉到被他理解"，而焦点解决治疗的反思可能是"昨天你没有感觉到被你丈夫理解"。

在焦点解决治疗中，治疗师的角色是一名参与性的观察者。来访者被理解为是自己生活的专家，而治疗师则支持和鼓励来访者寻找并实施解决方案。与其他消极看待阻抗的治疗不同，焦点解决治疗将阻抗视为来访者与治疗师合作的独特方式，即提供有助于他们实现目标的信息（de Shazer，1985）。第 4 章将进一步讨论这种涉及治疗关系的有关阻抗的观点。

总之，系统性治疗关注问题的解决，它在很大程度上不再强调治疗关系因素在治疗过程中的作用。根据特定的系统性方法，治疗师充当家庭咨询师、指导者或参与性观察者的角色，加入和（或）挑战家庭结构、边界、规则及关系。

表 3.1 简要概括了这三种有关治疗关系的观点。

表 3.1　三种治疗方法对治疗关系的观点

治疗方法	对治疗关系的观点
认知行为治疗	从历史上看，治疗关系的主要目的是发展与来访者的合作关系以促进治疗的主要目标——识别并改变适应不良的信念和行为。治疗师的作用是教育来访者了解想法、感受和行为之间的联系，帮助识别和改变不良的信念和行为模式，并在改变过程中充当向导。现在，人们对治疗联盟有了更广泛的认识，治疗联盟在改变过程中至少与其他因素同等重要
动力学治疗	治疗关系被认为是改变的主要机制，这意味着当治疗师和来访者努力解决由早期适应不良的关系模式所引起的移情活现时，来访者会经历改变。在时限性动力学心理治疗和其他短程动力学治疗中，治疗师的角色发生了历史性的转变，从专家及客观、中立的诠释者转变为参与性的观察者。同样，来访者的角色也从被动的接受者转变为积极的分析者和过程的参与者

治疗方法	对治疗关系的观点
系统性治疗	许多系统性方法都淡化了治疗联盟的作用。根据具体的系统性方法，治疗师充当家庭咨询师、指导者或参与性观察者的角色，加入和（或）挑战家庭结构、边界、规则及关系。相比之下，焦点解决治疗更可能直接促进治疗联盟

关于治疗联盟的整合观点

上一节回顾了三种常见的治疗方法对治疗关系的观点。值得注意的是，随着时间的推移，这三种观点也在不断演变。最近，出现了一种关于治疗联盟的整合观点，该观点通过三个因素来对治疗联盟进行操作化，这三个因素是：联结、目标和任务（Bordin, 1979）。另一种说法是，有效的治疗联盟包括临床治疗师和来访者之间的"心灵相遇"（联结）和"思想相遇"（目标和任务）。

对形成牢固的治疗联结非常重要的是让来访者感到被理解、安全和充满希望。这也意味着他们更有可能冒险透露痛苦的情感和生活中的隐私细节，并冒险以更适应和更健康的方式思考、感受和行动。除了治疗联结，治疗师还需要关注双方共同同意的治疗目标、任务或方法。这就需要认识到来访者对治疗目标和方法的解释模式和期望，以便为他们提供最合适的治疗方式（Sperry, 2010; Sperry, Carlson, & Kjos, 2003）。这种期望受到文化因素和规范的影响。在某些文化中，家属陪同来访者赴约是一种习惯。由于把家庭成员纳入治疗过程中可能是一个未被言说的期望，有经验的治疗师会询问这种期望。同样，对于所使用的干预类型也可能存在着"无声的期望"。有时候，无声的期望是，治愈需要某种程度的碰触或接触。有些来访者更喜欢行动取向的方法，而不是严格的谈话取向的方法。简言之，一个有效的治疗联盟包括治疗师和来访者之间的

"心灵相遇"和"思想相遇"。表 3.2 定义并阐述了建立有效治疗联盟所涉及的基本结构。

表 3.2　治疗联盟的影响因素说明

因素	说明
联结	联结是治疗师与来访者之间关系的情感质量。它反映了来访者如何感受到被理解、尊重、重视和关怀；在治疗关系中，前 9 种属性和技能越多，治疗关系就越好；积极的治疗关系反映了"心灵相遇"
目标	目标是指干预所指向的靶点；例如，获得内省力和矫正性的情感体验是时限性动力学心理治疗的两个基本目标
任务	任务是指来访者为了从治疗中获益而必须参与的治疗小节中和治疗小节间的行为和活动；例如，认知行为治疗的一项重要任务可能是在治疗小节中参与行为预演，或者在治疗小节之间完成双方商定的家庭作业
解释性模型	解释性模型或因果解释是来访者对其目前问题（无论是症状还是受损的功能）的原因或归因的看法或最佳猜测，它类似于治疗师的个案概念化
治疗期望	治疗期望是来访者对治疗过程与治疗结果的希望和预期。它涉及来访者期望治疗师承担的责任和角色，以及来访者在治疗过程中愿意承担的角色和责任。期望源于来访者的解释性模型。例如，如果来访者认为他们的惊恐发作是由于大脑中的化学物质失衡，那么他们可能会期望治疗将包括药物治疗来纠正这种失衡
来访者-治疗师协商	协商是指来访者和治疗师之间相互沟通的过程，目的是达成相互同意的治疗目标和任务。如果治疗师提出的治疗目标和任务与来访者的解释和期望一致，来访者就有可能同意并配合治疗。但是，如果治疗师的治疗目标和任务与来访者的解释和期望不匹配，来访者就不太可能同意，也不会在治疗过程中合作，结果就是来访者的不依从。因此，协商在达成双方同意的治疗计划中起着核心作用，其结果就是"思想相遇"

治疗师和治疗联盟

临床观点认为，治疗师如果能够体现有效治疗的核心条件，即共情、尊重和接纳（Rogers，1961），并表现出积极的倾听和回应，那么将有助于有效联盟的发展。在这样的关系中，来访者会感到被接纳、被支持、被重视，并相信治疗师是关心他们的，值得他们信任的。因此，他们会对治疗的成功充满希望和信心。

研究已经验证了治疗师对治疗联盟贡献的一些临床知识，但并不支持 Rogers 的说法，即三个核心条件是治疗性改变的必要且充分条件（Norcross，2002）。然而，越来越多的人支持这样一个前提，即治疗师的特定属性和技能组合与有效的治疗联盟呈正相关（Sperry & Carlson，2014）。有效联盟中的治疗师温暖、友好、自信且经验丰富。他们对来访者感兴趣，并尊重来访者，以诚实、可信和开放的态度与来访者相处。在治疗过程中，他们保持警惕和灵活性，并提供一个安全的环境，让来访者可以讨论其问题。他们给予支持，使用积极和反思性的倾听，肯定来访者的体验，并对每个来访者的情况表现出共情性的理解。此外，他们还关注来访者的体验，并促进来访者的情感表达，从而深入探索来访者的担忧。最后，他们会对来访者的行为做出准确的诠释，在治疗中积极主动，并提请来访者注意治疗中已取得的成功（Ackerman & Hillensroth，2003；Orlinsky et al.，1994,2004）。促进有效治疗联盟的另一个治疗师关键因素是治疗师的可信度。下面将对其进行描述，并在第 13 章中进一步讨论。

- **治疗师的可信度**　治疗师的可信度是一个复杂的现象，涉及前面提到的治疗师的所有属性。它被定义为来访者认为治疗师是值得信赖和有效的，这是基于治疗师如何向来访者灌输信念、信心和希望（Sue & Zane，1987）。换句话说，可信度包含信任度和有效性两个要素。可信度已在上文阐述。第二个要素是对治疗师的有效性和人际影响的感知，即利用专业知识和权力，促进自我意识和建设性改变。当治疗师表现出他们有能力、有明确的治疗方向、能够为治疗小节提供结构、通过鼓励和促进来访者在治疗中和治疗小节间的改变来授权和肯定来访者时，来访者就会认识到这种影响力。来访者必须在治疗早期就获得治疗师的可信度，这样来访者才能进行足够长时间的治疗，从而获得治疗效果。最后，在治疗不同文化背景的来访者时，也非常强调治疗师的可信度（Paniagua，2005）。

与困难来访者建立治疗联盟

对某些来访者来说，建立有效的治疗联盟是一项更大的挑战。由于人格障碍与人际关系的严重受损相关，所以治疗具有人格障碍的来访者时，在建立治疗联盟方面会出现一些特殊的议题和问题。特别是，具有自恋型、边缘型和偏执型人格特征的来访者很可能在人际交往态度和行为上存在问题，这将使来访者（患者）与治疗师之间的关系复杂化。稳固、积极的治疗联盟预示着更成功的治疗结果，而联盟中的紧张和破裂可能会导致治疗的过早终止。因此，治疗师需要考虑来访者特征性的关系方式，以便选择适当的干预措施，有效地留住来访者并使其参与治疗。研究表明，不仅建立联盟非常重要，而且这种联盟在治疗的最初阶段也至关重要（Bender，2005）。

因为《精神障碍诊断与统计手册》（Diagnostic and Statistical Manual，DSM）中列出的人格障碍不能充分体现人格病理学的复杂性，所以治疗师在考虑治疗联盟的突出要素时，需要考虑来访者人格病理学的哪些方面是占主导地位的。

A组人格障碍（分裂型、分裂样和偏执型人格障碍）患者往往表现出严重的人际关系受损。虽然大多数来访者都能接受治疗师的共情性反应、了解和贴近来访者的努力，但这个组别的来访者更可能害怕和不信任以这种方式反应的治疗师。对这些来访者来说，治疗师一开始表现得过于热情或关心是一种威胁。相反，建议治疗师慢慢地进行，并预期来访者会测试治疗师。

B组"戏剧性"人格障碍（反社会型、边缘型、表演型和自恋型人格障碍）患者倾向于突破界限。因此，治疗师需要非常小心，避免在寻求与这些障碍患者建立联盟时越过不恰当的边界。

C组"焦虑/恐惧性"人格障碍（回避型、依赖型和强迫型人格障碍）患者往往情感抑制，厌恶人际冲突。有些患者，尤其是回避型人格障碍患者，对拒绝很敏感，经常一开始就测试治疗师的可信度。这些患者经常为某种情形而感到内疚，甚至在没有相应情形的情况下也会内化责备，这种倾向可能会促进联盟的建立，因为与诊断为更严重的A组或B组患者相比，这组患者愿意为自己的困境承担一定的责任，并且可能更愿意与治疗师一起解决问题（Bender，2005）。

评估准备情况与培养促进治疗的因素

在建立有效的治疗关系时，治疗师需要考虑可能会促进或阻碍治疗过程和治疗进展的各种治疗因素。这意味着，治疗师必须关注一些关键因素，如来访者对改变的准备程度、合作能力、期望及其他促进治疗的因素等。

评估治疗准备情况

• **准备改变的不同阶段** Prochaska、DiClementi 和 Norcross（1992）研究发现，个人自行或在治疗师的帮助下改变自己的行为，通常会经历五个改变阶段。这五个阶段分别是：前预期、预期、准备、行动和维持。这个阶段模型对理解并预测来访者在心理治疗中的各种变化非常有用。

在制订治疗计划时，对改变的准备程度进行初步评估是非常有价值和有用的。由于大多数来访者在实现自己的目标之前，都会循环进出这些阶段几次，所以在初始治疗小节中判断当前所处的阶段，并对在这些阶段的进展情况进行监测，是很有帮助的。理想情况下，来访者在准备阶段或行动阶段进入治疗，这意味着可以预见治疗结果将是积极的。当来访者处于前预期或预期阶段时，治疗师的主要任务是调整治疗方法，使来访者进入行动阶段。

通常通过观察或访谈来评估准备情况。在评估时，按阶段可引出或观察的标志包括以下内容：

前预期阶段	来访者不认为自己的行为是一个问题，和（或）目前不考虑做出任何改变
预期阶段	来访者认为自己的行为可能是一个问题，并深思（即认真考虑）在未来 6 个月内做出改变
准备阶段	来访者已承诺改变被认为有问题的行为，打算尽快做出改变，并可以为 1 个月内开始的改变设定具体计划或目标日期
行动阶段	来访者已经在进行改变，从最初的改变开始算起，长达 6 个月的时间都会被视为处于这一阶段
维持阶段	来访者努力稳定新的变化，以防止问题行为卷土重来 （Prochaska et al., 1992）

优化改变准备的干预措施

为改变做好准备这一概念对治疗的影响是巨大的。有几种促进准备的策略已经被提出、实施和研究。目前，动机访谈（motivational interviewing, MI）已成为一种有用的策略。以下大纲改编自 Miller、Duncan 和 Hubble（1997）的著作，指出了动机访谈的一些目标，并建议了其他一些可能的干预措施。

阶段	干预
前预期	1. 探索来访者的解释性模型 2. 建议来访者从另一个角度考虑问题 3. 提供教育和信息
预期	1. 鼓励来访者考虑做出改变 2. 提出一项观察任务（即发生什么会使情况变好或变坏） 3. 结合来访者对行动的矛盾心理，采取缓慢行动的指示
准备	1. 提供多种可行的治疗选择 2. 邀请来访者从这些选项中进行选择
行动	1. 引出来访者一些成功尝试的细节 2. 强化这些尝试并鼓励进行其他的尝试
维持	1. 支持来访者的成功尝试 2. 预测可能的复发和挫折 3. 帮助来访者制订应急计划

心理治疗中的共同因素

Michael Lambert 根据对几项心理治疗研究结果的回顾，提出了所有形式的心理治疗都具有四个共同因素或治疗要素。这四个因素是：①来访者的资源；②治疗关系；③干预策略和战术；④信念、希望和期待（Lambert，1992）。

• **来访者的资源** 来访者不仅会带来症状、冲突和困境，还会带来一些有助于取得治疗效果的资源。来访者的资源也被称为"治疗外因素"，指的是来访者带给治疗的内部和外部资源，无论是否参与治疗过程，这些因素都会促进治疗的进展。内部资源包括来访者对改变的准备程度、应对和社交技能、复原力、心理学头脑（psychological-mindedness）、勇气和在改变尝试中的成功经验。外部资源包括来访者的社会支持系统、获得治疗的机会、经济资源，甚至是偶然事件。据估计，在任何治疗中，约有 40% 的改善来自所存在的这些来访者资源（Lambert，1992）。

• **治疗关系**　治疗联盟或治疗关系是体验和实施治疗过程的环境。据估计，心理治疗结果的差异中约有 30% 是由关系因素造成的（Lambert，1992）。当来访者感到被理解、安全和充满希望时，他们更有可能冒险披露痛苦的情感和生活中的私密细节，也更有可能冒险以更适应性和更健康的方式思考、感受和行动。

• **干预策略和战术**　心理治疗方法的一个起决定作用的特点是有一套独特的干预策略和战术，如诠释、自由联想、面质、认知重构、空椅子技术、脱敏、寻找例外及重构。尽管强调特定的干预策略和战术，但特定干预对治疗结果的总体影响相当微小，仅占心理治疗结果差异的 15% 左右（Lambert，1992）。

• **信念、希望和期待**　余下的 15% 的心理治疗结果差异归因于一种被称为"期望效应"的现象或信念因素，即来访者对治疗和提供治疗的治疗师的信念具有治疗或治愈的力量（Lambert，1992）。与这种信念相关的是期待治疗将调动希望，促进改善，扭转来访者的消沉士气（Frank & Frank，1991）。当治疗师以口头或非口头的方式向来访者灌输希望和治疗可能奏效的信念时，往往来访者的病情会改善，积极的治疗结果会发生。

促进治疗的因素和策略

治疗缺乏进展通常反映了治疗干扰行为，这些是来访者施加产生的行为，也是阻碍治疗进展的行为（Linehan，1993）。广义的"治疗干扰因素"还包括来访者干扰行为、治疗师因素、来访者-治疗师关系因素和治疗因素。治疗干扰因素的另一面是"治疗促进因素"。

治疗促进因素包括一系列来访者因素、治疗师因素、来访者-治疗师关系因素及促进治疗进展的干预因素（Sperry，2010；Sperry et al.，2003）。由于治疗联盟是治疗过程和结果的核心，所以治疗师应积极促进治疗联盟和相关的治疗过程。

这里将介绍几种促进治疗的策略。在这些策略中，引发出来访者的解释模式至关重要。来访者的解释必然会为治疗师提供宝贵的信息。正如在第 5 章中将要指出的，引发出解释模式对形成准确的个案概念化是不可或缺的。该策略对治疗联盟的形成也有巨大临床价值。治疗师花时间询问来访者的解释模式（也被称为文化信仰），然后与来访者讨论治疗师自己的解释（治疗师的临床构想），这一事实对治疗联盟、治疗过程和治疗结果都有深远的影响。通常，这种讨论涉及教育和协商，以提高两种解释的相似程度。临床经验表明，解释的相似度越高，治疗联盟越稳固，治疗效果越好。

　　虽然研究并未发现实际的相似性必须存在，但它确实表明，如果来访者感知到解释或病因信念存在相似性，治疗过程和结果都会得到改善。具体来说，研究发现，当解释的相似性被感知到时，治疗师就会被认为是可信的，来访者就会觉得他们被治疗师理解了，他们就会对治疗师使用的治疗取向感到满意，也会对整个治疗过程感到满意（Atkinson et al.，1991）。

　　加强治疗联盟的另一个策略是引发出来访者对治疗模式和方法的偏好，并对此进行回应（Vollmer et al.，2009）。最新研究发现，关注来访者对治疗类型的偏好会对治疗效果产生积极影响。一项荟萃分析研究回顾了 26 项研究中 2 300 多名来访者的数据，并比较了与来访者的偏好治疗类型相匹配的治疗和未匹配的治疗之间的结果差异。结果表明，对接受偏好治疗的来访者所产生的有利影响虽小但意义重大（Swift & Callahan，2009）。表 3.3 总结了这些策略。

表 3.3　治疗因素和促进策略

治疗因素	促进策略
治疗联盟	确定来访者对联结、目标和任务的偏好 确定解释性模型和治疗期望

治疗因素	促进策略
联结	**来访者对治疗师特征的偏好** 性别、语言、种族、宗教、性取向
目标	**来访者对治疗师所用方法的偏好** 主动/指示、安静/被动、善于表达/温暖
解释性模型	**来访者的解释性模型** 症状/问题的起因：运气不好、上帝的旨意、人际冲突、创伤、不切实际的期望、未满足的需求、没有意志力、大脑化学物质失衡、疾病等
治疗期望	**来访者预期的治疗效果** 症状缓解、功能增强、健康或幸福感改善、人格改变、关系改变等 **来访者对治疗类型的偏好** 认知行为、动力学、人本主义或以来访者为中心、问题解决、焦点解决、12步或成瘾咨询、宗教咨询等 **来访者对角色的期望和对改变的责任** 连续谱：治疗师负责 ◄————► 来访者负责
任务	**来访者对治疗形式的偏好** 个体治疗、伴侣治疗、家庭治疗或团体治疗 **来访者对治疗小节间治疗任务的偏好** 进行双方同意的任务，监测想法、感受、梦等，阅读自助图书或观看自助电影等
来访者的资源	调动来访者的内部和外部资源，优化来访者对治疗关系和治疗过程的参与和承诺
干预	根据来访者需求、能力和期望调整干预措施
期待因素	增加对积极治疗结果的期待，扭转士气低落的状况，激发信心因素

临床示例：培养有效的治疗联盟

本临床示例涉及 Geri 的案例。案例中将突出展示其解释性模型、治疗期望，以及对治疗师特征、治疗模式、治疗方法及治疗焦点的偏好。

Geri 为治疗带来了以下促进治疗的因素或资源。她很聪明，对雇主很忠诚，在同一个工作岗位上已经工作了 12 年，这表明她能够坚守自己的承诺。尽管她有社交隔离和不信任他人的模式，但她仍与一位姑姑保持联系，默默地信任一位同事，并照顾自己的狗。她对治疗的准备程度似乎介于改变的预期阶段和准备阶段之间。她对自己疾病的解释模型是：她的抑郁症是工作压力和大脑化学物质失衡的结果。

她对治疗的期望与她的解释模型一致。因此，她认为自己需要药物治疗，她的治疗目标是缓解症状和更好地处理与工作有关的压力。因此，她倾向于药物治疗结合侧重于解决问题而非探索感受的治疗。由于她惧怕他人，尤其是在群体环境中，她一开始对参加心理教育小组或团体治疗有抵触。她喜欢的治疗师是积极主动的，且总是给予支持和不做评判的。

鉴于她的回避型人格结构，她很可能难以在团体环境中与治疗师和其他来访者讨论个人问题。具有这种人格结构的人通常会"试探"和激怒他人，如（个体治疗和团体治疗设置中的）治疗师和其他来访者，使他们批评她在最后一刻改约、取消预约或迟到。具有这种人格结构的人倾向于拖延、回避感受，以及"测试"治疗师的可信度。

小结

治疗联盟能够并确实对治疗过程和结果产生深远影响。本章描述了一个有关治疗联盟的扩展观点，除了治疗联结、目标和任务这三个基本因素外，还包括来访者的解释性模型和治疗期望。本章强调治疗师和来访者努力讨论这五个重要因素的必要性，以便实现心灵相遇与思想相遇。在本书的第 11 章中，我们将介绍一种超短的评估工具，它可以促进在每个治疗小节中对治疗联盟的讨论。下一章将介绍与维持有效治疗联盟相关的临床胜任力。

参考文献

[1] Ackerman, S. , & Hillensroth, M. (2003). A review of therapist characteristics and techniques positively impacting the therapeutic alliance. *Clinical Psychology Review*, *23*, 1-33.

[2] American Association of Marriage and Family Therapy. (2004). *Marriage and family therapy core competencies*. Author.

[3] Atkinson, D. , Worthington, R. , Dana, D. , & Good, G. (1991). Etiology beliefs, preferences for counseling orientations, and counseling effectiveness. *Journal of Counseling Psychology*, *38*, 258-264.

[4] Beck, J. (1995). *Cognitive therapy: Basics and beyond*. Guilford Press.

[5] Beck, J. S. (2021). *Cognitive behavior therapy: Basics and beyond* (3rd ed.). Guilford Press.

[6] Bender, D. (2005). The therapeutic alliance in the treatment of personality disorders. *Journal of Psychiatric Practice*, *11*, 73-87.

[7] Binder, J. (2004). *Key competencies in brief dynamic psychotherapy: Clinical practice beyond the manual*. Guildford Press.

[8] Bordin, E. (1979). The generalizability of the psychoanalytic concept of the working alliance. *Psychotherapy: Theory, Research, and Practice*, *16*, 252-259.

[9] de Shazer, S. (1985). *Keys to solutions in brief therapy*. Norton.

[10] Frank, K. , & Frank, J. (1991). *Persuasion and healing: A comparative study of psychotherapy*. (3rd ed.). Praeger.

[11] Gilbert, P. , & Leahy, R. (2005). Introduction and overview: Basic issues in the therapeutic relationship. In P. Gilbert & R. Leahy (Eds.), *The therapeutic relationship in the cognitive behavioral psychotherapies* (pp. 2-23). Routledge.

[12] Hardy, G. , Cahill, J. , & Barkham, M. (2007). Active ingredients of the therapeutic relationship that promote client change: A research perspective. In P. Gilbert & R. Leahy (Eds.), *The therapeutic relationship in the cognitive behavioral psychotherapies* (pp. 24-42). Routledge.

[13] Horvath, A. , & Symonds, B. (1991). Relationship between working alliance and outcome in psychotherapy: A meta-analysis. *Journal of Counseling Psychology*, *38*, 139-149.

[14] Johnson, S. (2004). *The practice of emotionally focused marital therapy: Creating connections*. (2nd ed.). Brunner/Routledge.

[15] Kaplan, D. M. , & Gladding, S. T. (2011). A Vision for the Future of Counseling: The 20/20 Principles for Unifying and Strengthening the Profession. *Journal of Counseling and Development*, *89*, 367-372.

[16] Lambert, M. (1992). Psychotherapy outcome research: Implications for integrative and eclectic therapists. In J. Norcross & M. Goldfried (Eds.), *Handbook of psychotherapy*. Basic Books.

[17] Ledley, D. R. , Marx, B. P. , & Heimberg, R. G. (2011). *Making cognitive-behavioral therapy work: Clinical process for new practitioners*. Guilford Press.

[18] Levenson, H. (1995). *Time-limited dynamic psychotherapy*. Basic Books.

[19] Levenson, H. (2017). *Brief dynamic therapy* (2nd ed.). American Psychological Association.

[20] Linehan, M. (1993). *Cognitive-behavioral treatment of borderline personality disorder*. Guilford Press.

[21] Miller, S., Duncan, B., & Hubble, M. (1997). *Escape from Babel: Toward a unifying language for psychotherapy practice*. Norton.

[22] Norcross, J. (2002). Empirically supported therapy relationship. In J. Norcross (Ed.), *Psychotherapy relationships that work: Therapist contributions and responsiveness to patients* (pp. 3 – 16). Oxford University Press.

[23] O'Hanlon, B., & Beadle, S. (1999). *A guide to possibility land: Possible therapy methods*. Possibility Press.

[24] Orlinsky, D., Grawe, K., & Parks, B. (1994). Process and outcome in psychotherapy. In A. Bergin & S. Garfield (Eds.), *Handbook of psychotherapy and behavior change* (4th ed., pp. 270 – 376). Wiley.

[25] Orlinsky, D., Ronnestad, M., & Willutzi, U. (2004). Fifty years of psychotherapy process-outcome research: Continuity and change. In M. Lambert (Ed.), *Bergin and Garfield's handbook of psychotherapy and behavior change* (5th ed., pp. 307 – 389). Wiley.

[26] Paniagua, F. (2005). *Assessing and treating culturally diverse clients: A practical guide* (3rd ed.). Sage.

[27] Prochaska, J., DiClementi, C., & Norcross, J. (1992). In search of how people change. *American Psychologist*, *47*, 1102 – 1114.

[28] Quick, E. (2008). *Doing what works in brief therapy: A strategic solution focused approach* (2nd ed.). Academic Press.

[29] Rogers, C. (1961). *On becoming a person*. Houghton-Mifflin.

[30] Sperry, L. (2010). *Highly effective therapy: Developing essential clinical skills in counseling and psychotherapy*. Routledge.

[31] Sperry, L., & Carlson, J. (2014). *How master therapists work: Effecting change from the first through the last session and beyond*. Routledge.

[32] Sperry, L., Carlson, J., & Kjos, D. (2003). *Becoming an effective therapist*. Allyn & Bacon.

[33] Sue, D., & Zane, N. (1987). The role of culture and cultural technique in psychotherapy: A critique and reformulation. *American Psychologist*, *59*, 533 – 540.

[34] Swift, K., & Callahan, J. (2009). The impact of client treatment preferences on outcome: A meta-analysis. *Journal of Clinical Psychology*, *65*, 368 – 381.

[35] Thwaites, R., & Bennett-Levy, J. (2007). Conceptualizing empathy in cognitive behavior therapy: Making the implicit explicit. *Behavioral and Cognitive Psychotherapy*, *35*, 591 – 612.

[36] Vollmer, B., Grote, J., Lange, R., & Walter, C. (2009). A therapy preference interview: Empowering clients by offering choices. *Psychotherapy Bulletin*, *44* (2), 33 – 37.

第 4 章

关系维护

由于治疗关系对治疗过程和治疗结果的影响，建立有效的治疗关系对治疗师来说是一项严峻的挑战。正如前一章所述，建立这种关系需要一套特定的胜任力和技能。对治疗师来说，维护有效的治疗关系同样也是一个重要的挑战，也需要一套特定的胜任力和技能。毋庸置疑，治疗师应对这些挑战和僵局的胜任力与能力，对有效实践心理治疗工作至关重要。本章将讨论这些僵局及其相应的临床胜任力。

正如第 3 章所述，有"促进治疗的因素"，也有"干扰治疗的因素"。治疗干扰因素，也被称为"僵局"，是指在治疗小节中或治疗小节之间出现的阻碍治疗进展的因素。在临床情境中，可以注意到四类治疗干扰因素：来访者、治疗师、来访者-治疗师关系及治疗过程。后续章节（第 7 章）将重点讨论来访者、治疗师和治疗过程本身三类干扰因素，而本章将直接讨论来访者-治疗师关系中的三个具体干扰因素。这些干扰因素是阻抗和矛盾性、联盟破裂，以及移情和反移情的活现。我们将在不同的段落小节中分别讨论这些因素和解决策略。最后，通过案例来说明如何认识和解决其中的一个干扰因素。

维护有效治疗关系的胜任力

与"关系建立与维护"核心胜任力相关联的"维护有效治疗关系"核心胜任力的基本临床能力如下。

识别并解决阻抗和矛盾性

这项胜任力涉及在临床情境中有能力准确识别来访者阻抗和（或）矛盾性的指标，并有效解决阻抗和矛盾性，从而维护和加强治疗关系。

识别并处理移情和反移情

这项胜任力涉及有能力准确识别移情和反移情的指标，包括移情的活现，并有效处理这种活现，从而维护和加强治疗关系。

识别并修复联盟破裂

这项胜任力涉及有能力准确识别联盟破裂和紧张的指标，并有效解决这种破裂和紧张，从而维护和加强治疗关系。

识别并解决阻抗和矛盾性

对改变的阻抗，包括对治疗关系的阻抗，是一个使心理治疗复杂化的问题，对受训者而言尤其如此。事实上，阻抗是心理治疗中最重要却最不为人所知的概念之一。由于各种治疗方法对阻抗的看法各不相同，也没有关于阻抗的综合理论，所以几乎没有什么可用于指导心理治疗师的这个工作（Engle & Arkowitz, 2006）。

理解来访者不去改变的原因是一个复杂的问题。由于改变与不可预测性和不可控性联系在一起，所以改变往往会被抵抗，而不改变则被认为是相对安全的（Arkowitz et al.，2007）。我们可以从三种不同的视角和一种整合视角来描述阻抗。

各种治疗方法对阻抗的观点大相径庭（Engle & Arkowitz，2006）。这些差异尤其体现在阻抗的表现方式、理解和解释阻抗的方式，以及利用特定的干预措施来修正或解决阻抗的方式上。本节将从认知行为治疗、动力学治疗和系统性治疗的角度简要介绍阻抗现象，就每种治疗方法中阻抗的表现、对其的解释和管理等方面进行描述。然后，还介绍了一种整合视角，它合并了大部分的这些特征。

认知行为治疗

- **表现** 在 CBT 的认知和行为治疗谱系中，对阻抗的描述相当宽泛，可能被称为"路障"或"障碍"，而不是阻抗（Freeman & McCluskey，2005）。阻抗可能涉及各种治疗干扰行为中的任何一种。其中之一是治疗小节内和治疗小节间的不遵从行为，尤其是不完成家庭作业，不管作业是涉及监测想法和感受、社交技能练习，还是活现一个关系的任务。对家庭作业的阻抗可能是 CBT 中最常见的阻抗形式（Kazantzis，2005）。

- **解释** 对认知取向的 CBT 来说，阻抗可能源于来访者的错误信念或模式，或者可能源于来访者的僵化或冲动控制不良。其他原因还包括治疗师的个案概念化不充分、治疗师缺乏技能的消极态度，以及有问题的来访者-治疗师关系。在行为取向的 CBT 中，阻抗可能源于强化物的使用不当或不足、强化与治疗目标相冲突的行为，期望不切实际的改变。

- **管理** 在认知取向的 CBT 中，解决阻抗通常涉及帮助来访者修正导致其阻抗的信念和图式。这可能包括组织家庭作业，使来访者更有可能完成作业。在行为取向的 CBT 中，管理阻抗通常包括改变那些使来访者不遵从行为持续存在的激活刺激物和强化物。

动力学治疗

- **表现**　在许多动力学治疗中，阻抗被视为避免痛苦内省或觉察的行为。因此，阻抗反映在自我防御机制中，如投射、否认或潜抑（repression）（Gabbard，1999）。特别是在人际动力学治疗中，阻抗表现在持续、重复和适应不良的人际模式中。它通常在治疗联盟中表现为联盟破裂与移情和反移情的活现（Binder，2004）。

- **解释**　不同的动力学治疗对阻抗假定的解释或原因有所不同。例如，在经典精神分析和自我心理学方法中，阻抗会使焦虑减少，在这之中，存在着对内省或觉察到自己潜意识驱力的回避。与此相反，潜意识的致病信念会维持和产生阻抗（Weiss，1994）。不过，一般来说，来访者对改变的恐惧可能是产生阻抗的原因。

- **管理**　对阻抗的纠正或处理各有不同。在大多数动力学治疗中，选择的干预措施是对防御、回避或重复模式和行为进行诠释。在更多关系取向的动力学治疗中，当治疗师不去活现早期的消极模式，而是促进矫正性的情感体验，那么阻抗很可能会得到解决。在治疗性处理这种情况时，来访者可以体验到一种矫正性的情感体验，从而质疑是否有必要进入阻抗的模式。

系统性治疗

- **表现**　在各种家庭治疗和系统性治疗中，对"阻抗"的描述各不相同。它可能从抗拒家庭规则或结构的变化，到抗拒家庭成员特定症状的改变。阻抗的表现形式包括不遵从治疗、敌意、试图控制治疗过程，以及继续发展功能失调的家庭互动模式。相比之下，在焦点解决治疗中，由于来访者或其系统的所有行为和语言都被视为"合作"，所以不存在阻抗的概念（de Shazer，1985；Quick，2012）。

- **解释**　大多数系统性治疗都认为，阻抗的产生是由于害怕改变或

系统性地维持现状。与此相反，在焦点解决治疗中，来访者始终被视为
在与治疗师"合作"，治疗师的任务是发现并遵循来访者特有的合作
方式。

　　● **管理**　根据不同的系统性治疗方法，会采用不同的策略来管理或
解决阻抗。例如，在结构性和策略性治疗中，阻抗被重构，或使用一些
出乎意料的干预，如对症处方。在其他治疗中，治疗师会进入家庭系统
并挑战阻抗，或者使用治疗师指令。相比之下，在焦点解决治疗中，阻
抗不用被管理或解决。相反，通过认识到这种独特的模式，治疗师可以
相应地调整反应节奏，从而加强与来访者的合作（de Shazer，1985）。
表 4.1 总结了这些方法。

表 4.1　三种治疗方法对阻抗的观点

治疗方法	表现	解释	管理
认知行为治疗	不完成作业，如监测想法和感受、练习社交技能、参与商定的活现行动等	错误信念或模式；不良的冲动控制；强化物的不恰当使用；不切实际的治疗目标	纠正适应不良的信念或图式；改变那些维持不遵从行为的刺激物和强化物；修正治疗目标
动力学治疗	防御机制，如潜抑、否认和投射；阻抗去改变循环性的适应不良的人际关系	通过避免痛苦的内省来减轻焦虑；畏惧改变；潜意识的致病信念使症状维持；继发性获益	诠释防御、回避性行为和人际模式；使来访者体验一种矫正性的情感体验
系统性治疗	敌意；尝试掌控治疗；不愿意做治疗小节间的任务；重复性的适应不良的家庭模式 SFT：阻抗实际上是来访者"特有的合作方式"	维持现状；畏惧改变 SFT：不用试图去掌控阻抗，相反地去把它识别为来访者特有的合作方式	重构阻抗；使用出乎意料的干预 SFT：评估来访者的期望并相应调整反应节奏以加强合作

注：SFT，焦点解决治疗。

对阻抗的整合观点

Engle 和 Arkowitz（2006）提出了一种理解和处理阻抗的整合性观点。这一观点的基本前提是，阻抗通常很少表现为来访者的直接拒绝，而更常表现为矛盾性。矛盾性通常表现为防御性的回避或人际交往行为的重复模式，这些行为会造成痛苦或导致有限的满足感。这种类型的阻抗被称为"阻抗性矛盾"（Engle & Arkowitz, 2006）。它反映了与改变相关的自我图式之间的不一致，即与倾向于改变相关的图式和与远离改变相关的图式之间的不一致。大多数情况下，来访者并不能完全意识到他们的自我图式以及图式之间的不一致，而这些不一致导致了阻抗性矛盾（Arkowitz et al., 2007）。

阻抗性矛盾也是一种人际现象，因此最好在它所发生的人际情境中去理解它。当阻抗性矛盾出现在治疗情境中时，治疗师必须将其视为一种暂时的状态，而不是一种人格特质。当观察到以下情况时，就是阻抗性矛盾在运作。

（1）来访者相信或同意预期的变化符合其自身的最佳利益。

（2）来访者有足够的信息和能力实现改变。

（3）来访者通过言语和其他行为表现出初步的改变。

（4）与此同时，来访者也会通过言语和其他行为表现远离改变。

（5）来访者对改变失败会产生负面情绪反应（Engle & Arkowitz, 2006）。

为有效解决这种矛盾性，建议采取两种治疗干预措施：双椅技术和动机访谈。第三种用于治疗阻抗性矛盾的干预策略是焦点解决治疗。在此简要介绍前两种干预方法。

解决阻抗性矛盾的策略

• **双椅技术**　Greenberg 最近对源于格式塔治疗的双椅技术进行了改

良，以解决阻抗性矛盾（Greenberg & Watson，2006）。这种方法假定每个人至少有两个自我或两种声音，它们共存着并经常发生冲突。利用这种方法，治疗师努力在来访者的两个不同自我之间开展关于改变的对话。在冲突分裂中，一个自我主张改变，而另一个自我则努力反对改变。在治疗小节中，来访者被邀请参与对话，在对话过程中，每个自我都占据着一张单独的椅子（Engle & Arkowitz，2006）。治疗师的作用是促进不同自我之间的对话。反对改变的自我通常是在来访者的意识之外运作的；因此，来访者需要治疗师的帮助来培养更多的觉察，这样才能开展富有成效的对话，并可能导致改变。

- **动机访谈** 在双椅技术这个方法中，接受现状是一个合理的结果，而动机访谈法（MI）则更注重推动来访者进行改变。动机访谈法利用多种干预措施来解决阻抗性矛盾，其中包括决策平衡、价值和行为不一致，以及发展和强化"改变谈话"（Miller & Rollnick，2002）。通过决策平衡法，鼓励来访者列出改变的利弊。采用价值和行为不一致方法时，治疗师会巧妙地利用来访者对自身价值和行为的反思来帮助来访者走向改变。例如，治疗师可能会说："你真的很想成为一个好母亲，但你的酗酒干扰了你的愿望。"这种反思指出了来访者希望发生的事情与实际发生的事情之间的不一致，指出这是一种严重的认知失调，来访者至少在某种程度上会觉得有必要去解决此问题。治疗师还可以发展和加强"改变谈话"，这可以进一步将决策平衡推向变化的方向。"改变谈话"尤为重要，因为它表明来访者正处于图式改变的过程中。因此，治疗师会倾听并强化来访者的改变谈话。需要注意的是，治疗师在动机访谈中的角色是咨询师，而不是改变代理人，因为来访者是其改变事业的最终决策者。

识别并处理移情和反移情

治疗联盟的质量是所有其他治疗努力的基础。虽然有些条件利于发展和维持有效的治疗联盟，但也有些条件不利于发展和维持治疗联盟。本节将重点讨论其中的一组条件，即移情和反移情，它们可以而且确实会干扰治疗关系和治疗结果。本节将首先介绍移情、反移情及其活现，然后介绍处理这种活现的策略。

过去的人际关系经历会影响以后的人际关系，而很少有人会有意识地觉察到自己将过去关系中的感受和想法"转移"到了当前的关系中。除了感受和想法会被转移外，以某种方式行事的期望也会被转移。因此，一名大学生第一次见到一位教授，可能她对这位教授产生的想法、感受和期望与她曾经对高中生物老师产生的是相同或相似的。当教授比她预期的更友好，但在学术上要求更高时，她可能会感到惊讶，甚至会有稍许的困惑。这种困惑是因为移情和反移情是人际关系的扭曲，往往不符合当前的角色期望（Good & Beitman，2006）。

正如在当前关系中存在信任和合作等积极因素一样，来访者和治疗师也都会将自己过去关系中的积极因素带入来访者-治疗师关系中。正是这些过去关系中的积极因素会对治疗过程产生负面影响。移情就是这样一种因素。移情是一种现象，在这种现象中，来访者会不准确地将对过去人际体验的想法、感受和期望转移到与治疗师的当前关系中。这些歪曲往往相当强烈，会对治疗过程产生负面影响（Good & Beitman，2006）。移情既可以是正性的，也可以是负性的。它是再次活现来访者旧有且熟悉的关系模式的一种形式，这种关系模式通常涉及"未了之事"。在这种再次活现中，来访者展示了他们在过去被以特定方式对待时的感受。当治疗师（通常是不经意地）说了或做了一些事情，这些事情触发了来访者的未了之事，通常移情会发生。

反移情也是一种类似的现象，在这种现象中，治疗师会不经意地将过去经历中的想法、感受和期望不准确地转移到来访者身上。同样，这些歪曲也会影响治疗过程。反移情可以是正性的，也可以是负性的。不同治疗取向的治疗师越来越一致地认为，反移情可以成为了解来访者信息的有用来源（Gabbard，1999）。

移情和反移情的活现

过去，移情和反移情被认为是"独立"的现象；而如今，越来越多的研究人员和治疗师认为，从关系的角度或模式来理解移情和反移情是最佳的（Safran & Muran，2000）。这种模式不像过去那样把重点放在来访者身上，而是放在来访者与治疗师之间的互动上。在这种观点中，来访者和治疗师都被视为参与者，他们共同创造了代表移情和反移情立体基阵（configuration）的活现。来访者和治疗师在移情的再次活现中都有自己的角色。来访者的角色是做出反应，而治疗师的角色是触发和塑造这种反应。换句话说，移情有两个方面：第一个方面是来访者和来访者的过去，第二个方面是治疗师和来访者之间的人际动力。因此，移情涉及"来访者对治疗师的此时此地的体验，治疗师在引发和塑造移情方面发挥着作用"（Ornstein & Ganzer，2005，p. 567）。例如，一位由母亲抚养长大的来访者，其母亲在情感上时而疏远来访者，时而又对来访者发怒或施虐，来访者可能不愿意在治疗中透露或讨论自己的情感。当治疗师鼓励来访者讨论感受时，来访者的反应可能是变得冷漠和孤僻，或者变得暴躁和愤怒。

识别移情和反移情

移情和反移情的表现在治疗设置中相对常见。它们更可能表现在强调感受和潜意识动力的较长程治疗中，而在 Binder（2004）和 Gabbard（1999）所说的关注此时此地问题的短程治疗中较少表现出来。如前所述，移情和反移情可以是正性的，也可以是负性的。治疗师应该去识别这两种情况的迹象或指标。

移情和反移情是一种相互关联或相互影响的现象。通常情况下，来访者的负性移情会引发治疗师的负性反移情。虽然这样的活现有很多种，但有两种是很常见的：第一种是，当来访者预期治疗师会因为他们活现了未了之事而惩罚他们，治疗师对来访者的反应感到恼怒；第二种涉及治疗师被某位来访者性吸引或产生"坠入爱河"的体验。

处理移情和反移情活现

遗憾的是，在当今治疗培训项目的教学部分，识别并处理移情和反移情问题似乎并不是优先事项。除非受训者主动提出讨论，否则移情和反移情问题可能也不会在督导中出现。有效处理移情和反移情活现对受训者胜任治疗实践是至关重要的，基于这一信念，本节及随后的案例材料将讨论并说明这些临床问题。由于治疗师很容易被移情和反移情活现所蒙蔽，所以积极、直接地处理这些问题至关重要。

各种处理移情的方法已经被提出来。例如，Gelso 和 Hayes（2007）提供了一套基于研究的策略，用于防止此类付诸行动（acting out）和管理治疗师的内在反移情反应。这些策略包括：自我内省；自我整合，即拥有健康的人格结构；共情；焦虑管理；概念化能力，即运用理论来把握在治疗关系中来访者的动力学。其中，自我内省和自我整合对于治疗师更深入地理解产生反移情的治疗情境至关重要，包括来访者-治疗师的边界问题。自我内省和自我整合对于治疗师自身的心理健康工作以及管理和有效利用治疗师自身的内在反应也是必要的。在反移情是被付诸行动还是被治疗性地利用这一方面，治疗师的自我整合水平起着至关重要的作用。不言而喻的是，解决或完成未了之事是治疗师为来访者提供最佳治疗帮助的先决条件。聚焦的反思和临床督导是两种常见的理解和管理方法，尽管当反移情成为一个长期问题时，治疗师的个人治疗可能是必要的（Gelso & Hayes，2007）。

这些方法对移情和反移情发生后的处理非常有帮助。但是，也有一些积极主动、此时此地的策略，可以处理出现在某个治疗小节中的移情活现。这里介绍的策略不仅能处理和解决即时的移情活现，还能引发一种矫正性的情感体验，即通过体验来访者-治疗师之间的互动，扭转或改变移情活现背后的适应不良模式。

这一策略包括五个步骤。基本上，治疗师会：①指出情绪激动的状况可能反映了过去的移情体验；②鼓励来访者回忆在过去情绪激动的情境下，重要的他人（通常是父母）是如何对来访者做出反应的；③要求来访者描述治疗师在当前是如何对他或她做出反应的；④协助来访者将治疗师的行为与重要他人的行为进行比较和对比；⑤认可来访者由此产生的矫正性情感体验。其他人也描述了一些类似的策略（McCullough，2005；McCullough，Schramm，& Penberthy，2014）。本章末尾的案例展示了这一策略。

识别并修复联盟破裂

本节强调了维护治疗关系的另一个巨大困难或僵局：联盟紧张和破裂。这种紧张和破裂可能且确实发生在所有形式的治疗中。本节将简要介绍它们，也会介绍一些策略，可用于处理这种对治疗联盟的威胁。它们也是导致治疗过早终止的一个主要原因。

治疗联盟破裂和紧张

如前所述，治疗联盟的整合观点涉及三个相互依存的变量：①在治疗任务上达成一致；②在目标上达成一致；③治疗师与来访者之间的人际联结的质量（Bordin，1979）。有效的治疗联盟是一种相互合作的关系。联盟破裂基本上是指来访者与治疗师之间合作关系的紧张或破裂。Safran及其同事（2002）将破裂概念化为对治疗任务和目标的分歧或治疗关系的紧张。

移情和反移情，尤其是负性的移情和反移情，会使治疗关系明显紧张，甚至会使治疗联结破裂。这种破裂通常始于来访者与治疗师之间的移情和反移情活现（Samstag, Muran, & Safran, 2003）。例如，一位来访者活现了自己的一段困难或创伤的早期经历，然后试图勾引治疗师扮演一个符合来访者早期体验的角色。在某种程度上，治疗师会不经意地被钩住并活现这种角色，联盟破裂就会发生（Safran & Muran, 2000）。然而，如果治疗师认识到自己在联盟破裂中的作用，然后帮助处理这种活现，并导致一种矫正性的情感体验，那么这种破裂往往是可以修复的。换句话说，破裂是治疗师和来访者之间关系的破坏以及关系质量的负面波动（Safran & Muran, 2000）。

取决于治疗师与来访者关系的性质不同，联盟破裂的强度、持续时间和频率各不相同。强度可从相对轻微的"紧张"到理解和沟通的严重中断，即"破裂"。当破裂达到极端程度时，来访者可能会直接向治疗师表现出负面情绪，甚至提前终止治疗。如果破裂程度较轻，联盟的质量只表现出轻微波动，但波动可能很难被察觉到（Safran & Muran, 2000）。

联盟破裂与阻抗的区分及相关术语

治疗师，尤其是那些正在受训的治疗师，会质疑"联盟紧张和破裂"这一概念的有效性，他们认为这是一种阻抗。有充分的理由证明，破裂与阻抗是不同的。从根本上说，联盟破裂的定义是：来访者与治疗师之间的合作关系紧张或破裂（Samstag et al., 2003）。

联盟破裂的人际性质使这一术语有别于其他关于僵局的定义，后者强调的要么是来访者的特征（如阻抗、负性移情），要么是治疗师的特征（如共情失败、反移情反应）。也就是说，联盟破裂并不是一种单单由治疗师或来访者造成的现象。相反，破裂是一个互动过程，其中包括在每个特定治疗关系背景中展现的这类防御性体验。

（Samstag et al., 2003, p.188）

联盟破裂的体验

联盟紧张和破裂多久发生一次？直到最近，"联盟紧张和破裂"这一概念还主要为动力学取向的实践者所关注。如今，心理治疗实践者对这一现象的兴趣与日俱增，大多数治疗取向的实践者都认识到了这一点。这表明，联盟紧张和破裂并不罕见。但它们有多普遍呢？有人估计，联盟紧张和破裂的发生比治疗师意识到的更为普遍。研究表明，"治疗多于一两个小节后，很少会不出现联盟的轻微紧张，而治疗师往往看不到来访者所体验到的破裂"（Safran & Muran，2000，p. 234）。值得注意的是，这项研究只涉及关系性治疗（relational therapy），也就是这些学者所倡导的方法。其他一些关系取向动力学治疗的倡导者不同意 Safran 和 Muran 的观点，他们认为关系破裂的发生是由来访者类型和情境（即治疗类型和治疗时长）决定的（Binder，2004）。

哪些来访者最有可能卷入联盟紧张和破裂中？在接受治疗的来访者中，最有可能出现破裂的来访者带着根深蒂固的、普遍的对他人的不信任和悲观情绪，并且有持续的关系问题史，包括多重关系、分居和离婚。最不可能出现破裂的来访者，父母和照顾者为他们示范了适当的或健康的人际关系，他们对他人的看法比较乐观，在亲密的人际关系中也相对成功。还有一些来访者对他人持负面看法，但在人际关系方面取得了一定程度的成功，这表明他们具有一定能力和人际交往技巧，与那些普遍不信任他人且在人际关系中不成功的来访者相比，他们可能更不容易产生联盟紧张和破裂。另一个因素是治疗师。具有被来访者视为信任、关怀和行为一致的治疗师比没有这些行为的治疗师更有可能维持有效的治疗联盟，也较少可能激发联盟紧张和破裂（Good & Beitman，2006）。

在怎样的治疗情境中可能出现联盟紧张和破裂？看来，治疗的类型和时长在这之中起着一定的作用。这种紧张和破裂可以发生在所有形式的治疗中，而且不同的治疗方法和任务有诱发不同特征类型联盟破裂的风险。例如，行为治疗或格式塔治疗等治疗方法更积极主动、更具指导性，更有可能诱发因来访者感觉自己被控制而产生的破裂。体验式治疗强调对来访者体验的每时每刻的跟踪和探索，可能会诱发来访者被侵入的感受。另一方面，诠释性和动力学治疗强调解释，可能会让来访者觉得他们的生活经历被简化为一种强迫模式。虽然不同形式的治疗可能会导致不同类型的联盟破裂，但修通这些问题是不同形式治疗的共有任务（Safran & Muran, 2000; Samstag et al., 2003）。

联盟破裂最有可能发生在长程的心理治疗中，由于时限性治疗的简短性，所以较少发生联盟破裂。该观察结果与移情活现是联盟破裂的常见原因或诱因这一观点是一致的。此外，也有推测认为，当来访者的适应不良关系成为治疗焦点时，相对短暂的治疗关系可能无法持续足够长的时间，使治疗情境之外的关系问题显著影响治疗联盟（Binder, 2004）。

对联盟破裂原因的不同观点

• **动力学治疗** 动力学治疗，尤其是人际取向的治疗，认为联盟的紧张和破裂是在治疗师和来访者互动中发展起来的冲突，在冲突中，双方都带来了自己潜意识的关系方式，从而导致了有问题的互动。从这个角度看，联盟破裂被认为与移情活现同义（Safran & Muran, 2000）。尽管在时限性治疗中，移情活现发生的可能性较小，因为并不总是有足够的时间使这些活现发生（Binder, 2004）。在治疗的初期、中期或最后阶段，都可能出现联盟紧张和破裂。事实上，治疗的结束被认为是最终的联盟破裂，这提供了宝贵的机会去处理接受、孤独、分离及丧失等关键议题（Ochoa & Muran, 2008）。

• **体验性治疗** 在体验性治疗（尤其是情绪聚焦治疗）中，联盟破裂和紧张被认为是由来访者和治疗师在治疗的早期和中期阶段就治疗目标和任务所达成的协议破裂所致。由于治疗的焦点是情感体验，而不是来访者问题的内容，所以体验性治疗的治疗师往往能够敏锐地觉察到与来访者之间每时每刻的联盟关系。因此，他们很快就能识别出这些现象。在治疗的初始阶段，当来访者难以向内转向自己的体验，当他们撤回或限制能量，或者当他们质疑体验式焦点在帮助他们实现目标方面的价值时，就会出现联盟紧张和破裂。在治疗的中期阶段，由于信任和合作关系的破裂，会出现联盟紧张和破裂，这通常反映了治疗情形中被感知到的权力差异。这也可能是因为对任务缺乏共识，通常是当来访者拒绝参与某些治疗任务时，会发生联盟紧张和破裂（Watson & Greenberg, 2000）。

● **认知行为治疗**　传统上推测，由于来访者的认知歪曲，在 CBT 中会出现治疗关系问题，包括联盟紧张和破裂（Ochoa & Muran, 2008）。然而，Beck（2005）承认，治疗师也可能在联盟困难中发挥作用。Beck 指出，这些联盟困难可能有其实际基础（治疗师太多次或太突然打断来访者）和心理基础（来访者有干扰性的信念，如："如果我的治疗师没有给我 100% 的帮助，那就意味着他们不在乎我"），或者两者兼而有之（Beck, 2005, p. 64）。话虽如此，Beck 提供的处理联盟紧张和破裂的方案或计划主要聚焦在认知歪曲上：引发认知歪曲；帮助来访者检验这些歪曲认知的有效性；识别并修正功能失调的假设；在其他关系的背景下评估这些假设（Beck, 2005）。

联盟破裂的类型

联盟破裂分为两类。第一类被称为撤退性破裂。在这一类型中，来访者避免或限制他们在治疗中的参与和合作（Safran & Muran, 2000）。来访者表现出的撤退征象，包括否认明显的情绪、做出最少的反应，或提供过于详细的情况描述。其他可观察到的征象，包括合理化、理智化、经常转换话题，以及更多谈论他人而不是自己。

第二类被称为对抗性破裂。在这一类型中，来访者表现为挫败、质疑或抨击治疗师（Safran & Muran, 2000）。来访者表达挫败的征象，包括抱怨治疗师的提问、回应或能力。其他可观察到的征象，包括来访者对他们是否需要治疗以及他们为何没有好转提出质疑，或者对治疗任务或正在使用的干预措施提出质疑。

修复联盟破裂的策略

修复联盟破裂的策略有很多。这些策略包括治疗过程中的处理、督导、角色扮演、双椅技术（Watson & Greenberg, 2000）及系统交流。发展系统交流技能的一种方法是反思性写作。可以直接或间接地处理联盟破裂的问题。《高效的心理咨询》（Sperry, 2022）中的第 6 章"识别并修复联盟破裂"提供了三个修复联盟破裂策略的详尽实例。

临床示例：维护治疗联盟

这个例子涉及 Geri 的案例，说明了处理移情和反移情活现的方法。

回想一下，Geri 之前曾描述其父亲是一个挑剔、严苛的人。从孩提时代起，她就深信自己无法达到父亲所期望的高阶层和社会成功。她报告说，虽然父亲从未对她进行过身体的或性的虐待，但当她犯错、成绩不理想、体重不断增加、性格内向而不是外向且不爱和家人朋友社交时，父亲就会对她进行辱骂和精神虐待。基于这种关系史，Geri 的男性治疗师预测在治疗过程中可能会出现负性移情的活现。因此，他有意地以一种不加评判、不加要求的方式与她相处。尽管如此，在治疗初期，她还是会更改预约时间，并在第 2 次和第 3 次治疗时迟到。在她第 1 次迟到时，治疗师克制住没有发表任何评论，而是继续表现出尊重和不评判的态度。当她在第 3 个治疗小节迟到时，她沉默了大约 3 分钟。当被问及她内心在发生什么时，她泪流满面，并说她以为治疗师会因为她的迟到和重新安排预约时间而责备她。当被问及详细情况时，她说她以为治疗师会因为她犯了错误而生气并批评她。在处理移情活现策略的指导下，治疗师表示他对她没有任何生气，并提示她的反应很可能反映了她过去的关系。然后，他鼓励 Geri 回忆过去那些会对她迟到或犯错做出反应的人。Geri 立即表示，她父亲就是这样反应的，而她的反应则是恐惧、流泪和跑出房间。然后，治疗师让 Geri 描述他现在对她的反应。她表示，他并没有因为她迟到而大惊小怪，而是表现得平静、尊重和不做评判。当被要求将治疗师的行为与她父亲的行为进行对比时，Geri 倒吸了一口气说，这简直是天壤之别，然后她开始哭泣，并说："别担心，这是开心的眼泪。"最后，治疗师认可了 Geri 的体验，将这称为一种矫正性的情感体验。

基本上，Geri 已经活现了未了之事，但相比于她在父亲那里体验到的，这是一个完全不同的认知体验和情感体验。治疗师对这种移情活现并不感到惊讶或毫无准备，通过对其进行治疗性的干预，减少了过早终止治疗的可能性，而且极好地促进了治疗过程。

| 小结 | 本章重点讨论了影响有效治疗联盟的三个特定干扰因素、路障或障碍，以及解决其所需的相应基本胜任力。毋庸置疑，治疗师有能力地解决来访者-治疗师关系中的干扰因素，是胜任和有效临床实践的必要条件。 |

参考文献

〔1〕Arkowitz, H., Westra, H., Miller, W., & Rollnick, S. (Eds.). (2007). *Motivational interviewing in the treatment of psychological problems*. Guilford Press.

〔2〕Beck, J. (2005). *Cognitive therapy for challenging problems: What to do when the basics don't work*. Guilford Press.

〔3〕Bennett-Levy, J., & Thwaites, R. (2006). Self and self-refection in the therapeutic relationship. In P. Gilbert & R. Leahy (Eds.), *The therapeutic relationship in the cognitive behavioral psychotherapies* (pp. 255–282). Taylor & Francis.

〔4〕Binder, J. (2004). *Key competencies in brief dynamic psychotherapy: Clinical practice beyond the manual*. Guilford Press.

[5] Bordin, E. (1979). The generalizability of the psychoanalytic concept of the working alliance. *Psychotherapy: Theory, Research and Practice, 16*, 252-260.

[6] de Shazer, S. (1985). *Keys to solutions in brief therapy*. Norton.

[7] Engle, D., & Arkowitz, H. (2006). *Ambivalence in psychotherapy: Facilitating readiness to change*. Guilford Press.

[8] Freeman, A., & McCluskey, R. (2005). Resistance: Impediments to effective psychotherapy. In A. Freeman (Ed.), *Encyclopedia of cognitive behavior therapy* (pp. 334-340). Springer.

[9] Gabbard, G. (1999). An overview of countertransference: Theory and technique. In G. Gabbard (Ed.), *Countertransference issues in psychiatric treatment* (pp.1-25). American Psychiatric Press.

[10] Gelso, C., & Hayes, J. (2007). *Countertransference and the therapist's inner experience: Perils and possibilities*. Lawrence Erlbaum & Associates.

[11] Good, G., & Beitman, B. (2006). *Counseling and psychotherapy essentials: Integrating theories, skills, and practices*. Norton.

[12] Greenberg, L., & Watson, J. (2006). *Emotion-focused therapy for depression*. American Psychological Association Press.

[13] Kazantzis, N. (2005). Introduction and overview. In N. Kazantzis, F. Deane, K. Ronan, & L. L'Abate (Eds.), *Using homework assignments in cognitive behavior therapy* (pp.1-8). Routledge.

[14] Levenson, H. (1995). *Time-limited dynamic psychotherapy: A guide to clinical practice*. Basic Books.

[15] McCullough, J. (2005). *Treating chronic depression with disciplined personal involvement*. Springer.

[16] McCullough, J., Schramm, E., & Penberthy, J. K. (2014). *CBASP as a distinctive treatment for persistent depressive disorder*. Routledge.

[17] Miller, W., & Rollnick, S. (2002). *Motivational interviewing: Preparing people for change* (2nd ed.). Guilford Press.

[18] Ochoa, E., & Muran, J. (2008). A relational take on termination in cognitive-behavioral therapy. In W. O'Donhoue & M. Cucciare (Eds.), *Terminating psychotherapy: A clinician's guide* (pp.183-204). Routledge.

[19] Ornstein, E., & Ganzer, C. (2005). Relational social work: A model for the future. *Families in Society, 86*, 565-572.

[20] Quick, E. K. (2012). *Core competencies in the solution-focused and strategic therapies: Becoming a highly competent solution-focused and strategic therapist*. Brunner-Routledge.

[21] Safran, J., & Muran, J. (2000). *Negotiating the therapeutic alliance: A relational treatment guide*. Guilford Press.

[22] Safran, J., Muran, J., Samstag, C., & Stevens, C. (2002). Repairing alliance ruptures. In. J. Norcross (Ed.), *Psychotherapy relationships that work: Therapist contributions and responsiveness to patients* (pp.235-254). Oxford University Press.

[23] Samstag, C., Muran, J., & Safran, J. (2003). Defining and identifying alliance

ruptures. In D. Chairman (Ed.), *Core processes in brief dynamic psychotherapy: Advancing effective practice* (pp. 182 – 214). Erlbaum.

[24] Sperry, L. (2022). *Highly effective therapy: Effecting deep change in counseling and psychotherapy* (2nd ed.). Routledge.

[25] Watson, J., & Greenberg, L. (2000). Alliance ruptures and repairs in experiential therapy. *Journal of Clinical Psychology*, *56*(2), 175B186.

[26] Weiss, J. (1994). *How psychotherapy works: Process and technique*. Guilford Press.

第四篇

核心临床胜任力Ⅲ：
干预规划

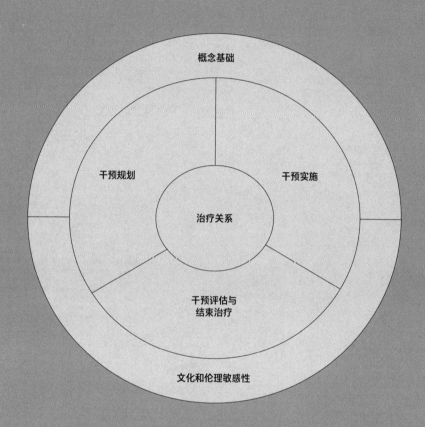

第 5 章

个案概念化与评估

未成功形成有效的个案概念化，即概念化不够充分和恰当，这不仅是受训者的不足点，在经验丰富的心理咨询师中也很常见（Sperry & Sperry，2020）。十年前，形成个案概念化的技能被认为是一项有用但非必须的能力，而现在不同了，"个案概念化胜任力是一项基本技能，这已经是心理治疗专家的共识"（Eells，2020，p. viii）。如今，常见的提问不太可能是"你做个案概念化了吗"，而更可能是"你的个案概念化有效程度怎样"。本章重点讨论形成有效的个案概念化。

根本上，个案概念化是一种方法和过程，它将有关来访者的看似多样的临床信息归纳成一个简短、连贯的陈述或"地图"，阐明来访者的基本模式，并用于指导从首次接触到结束的治疗过程。现在，发展和利用个案概念化的能力被认为是与干预规划这种核心胜任力相关的一项必不可少的临床胜任力。评估与个案概念化密不可分。事实上，评估过程本身就是在个案概念化的指导下进行的。个案概念化是基于评估的，特别是基于综合评估的。毫无疑问，进行综合评估也是与干预规划这种核心胜任力有关的一项必要的临床胜任力。

本章首先定义个案概念化及其功能，并将个案概念化胜任力分为三个等级，然后介绍个案概念化的四个成分：诊断构想（formulation）、临床构想、文化构想和治疗构想。同时，还介绍了概念化的三个角色和三种类型。最后涉及评估，强调综合评估的重要性，包括诊断性评估、基于理论的评估和基于模式的评估。

评估胜任力与干预规划

本章讨论形成综合评估的基本临床胜任力，这与干预规划这种核心胜任力相关。

进行一项综合评估

这项胜任力涉及对来访者和情境进行广泛评估的能力，并将作为个案概念化中诊断构想部分的基础。

个案概念化的定义和功能

个案概念化为治疗师提供了一个连贯的治疗策略，用于规划和聚焦治疗的干预措施，以增加实现治疗目标的可能性（Sperry & Sperry，2020）。虽然许多治疗师都用形成概念化来指导他们的实践，但并非所有治疗师都能明确阐述这些概念化。形成和阐明个案概念化有很多原因，但最令人信服的原因是，概念化能让治疗师体验到对自己工作的信心（Hill，2005）。Hill（2005）认为，这种信心会传递给来访者，从而加强来访者的信任，使来访者相信治疗师有一个可信的计划，相信治疗能够并将会引发改变。换句话说，有效的个案概念化增加了"治疗师的可信度"（Sue & Zane，1987）。

在本书中，个案概念化被定义为一种临床策略，用于获取和组织来访者的信息，解释来访者的情况和适应不良模式，指导和聚焦治疗，预测挑战和障碍，并为成功结束治疗做好准备（Sperry，2010；Sperry & Sperry，2020）。当该定义被理解为一种临床策略时，它强调了其相互关联的功能。这五大功能如下：

- **获取和组织** 个案概念化过程始于第一次与来访者的接触，并对来访者的表现、期望和动力学构想出尝试性的假设。在进行综合评估的过程中，这些假设会不断被检验，寻找来访者当前和过去生活中的模式或适应不良模式（有关诱发因素、易感因素和持续因素），指引着治疗师进行综合评估。

- **解释** 随着来访者适应不良模式的轮廓逐渐清晰，假设被完善，一个诊断的、临床的和文化的构想也逐渐形成。在这个构想中，可能包含了对一些因素的解释，这些因素说明了没有治疗的情况下来访者在过去、现在和未来做出的反应。这个解释也为根据来访者的需求、期望、文化和人格动力学量身定制治疗，提供了逻辑依据。

- **指导和聚焦治疗** 在这一解释的基础上，形成治疗构想并发展出治疗策略，包括具体说明治疗靶点的策略，以及聚焦和实施治疗的策略。

- **预测障碍和挑战** 对个案概念化是否有效的测试是检验它在预测整个治疗阶段中的障碍和挑战方面的可行性，尤其是那些涉及阻抗、矛盾、联盟破裂、移情活现的障碍和挑战。

- **为结束治疗做准备** 个案概念化还能帮助治疗师认识到什么时候最重要的治疗目标和治疗靶点已经得到处理，并确定何时以及如何为结束治疗做准备（Cucciare & O'Donohue，2008；Norcross et al.，2017）。

个案概念化形成过程中的角色

共有三个角色与个案概念化的五种功能和四个成分有关。明确这些角色的意义在于，治疗师必须积极调动不同类型的思维和精力，以形成对临床有用的个案概念化。虽然有些治疗师可能会发现承担一个角色对他们来说更容易或更自然，但要形成对临床有用的个案概念化，必须充分发挥这三个角色的作用。明确这三个角色的另一个原因是，在许多（如果不是大多数）关于个案概念化的图书、章节和论文中，调查员的角色似乎都在起作用；但它只是这些角色中的一个。毫不奇怪，个案概念化若只发挥一个角色的作用，其功能和成分都将很有限。下面简要介绍这三个角色。

- **调查员**　调查记者、侦探、私家侦探、CSI（译者注：crime scene investigation，犯罪现场调查员）或灵媒（medium）的比喻恰如其分地描述了这一角色。无论是夏洛克·福尔摩斯（Sherlock Holmes）、蒙克（Monk）、可伦坡（Columbo）、吉尔·格里森（Gill Grissom）（CSI 美剧联合主演），还是艾莉森·杜波依斯（Allison DuBois；美剧 *Medium*《灵媒缉凶》主角），所有这些调查员都能回答"发生了什么"和"为什么会发生"的问题，这些问题是解开谋杀和其他犯罪之谜的核心，因为他们正在形成临床有用的个案概念化，特别是诊断构想、临床构想和文化构想。

- **旅行规划师**　旅行规划师的比喻很好地体现了确定目的地和制订到达计划的作用。通常情况下，这涉及路线、注释地图或 AAA（美国汽车协会）Trip Tik（纸质地图手册）的旅行规划器和指南针；导航应用程序现在也能实现这些功能。临床上有用的个案概念化为治疗师提供了治疗目标（即目的地）、治疗焦点、治疗策略及治疗计划（即地图）来实现这些目标。

- **预报员**　无论是天气预报还是商业或市场预测，预报员的比喻都是对这一角色的有用描述。预报员能够根据过去和未来的因素（如当地的风暴系统和气压）来预测未来的情况。一个对临床有用的个案概念化应该为治疗师提供具有准确性的预测，预测在治疗的各个阶段可能会遇到的障碍和挑战，包括阻抗、矛盾、联盟破裂、移情和反移情议题，以及预测来访者结束治疗的难易程度。表 5.1 直观地描述了这些因素及其关系。

表 5.1　个案概念化中的角色、功能和成分

角色	功能	成分
调查员	获取和组织 解释	诊断构想 临床构想 文化构想
旅行规划师	指导和聚焦治疗	治疗构想
预报员	预测障碍和挑战 为结束治疗做准备	治疗构想

个案概念化中的演绎推理和归纳推理

演绎推理和归纳推理是完成评估和个案概念化的两个核心推理过程（Sperry & Sperry，2020）。本节将介绍这两个过程。

● **演绎推理**　演绎推理涉及从一般到具体的推理。在进行诊断评估和完成个案概念化的诊断构想部分时，这种类型的推理是必不可少的。相应地，达成一个 DSM 诊断就是演绎推理的一个例子。这个过程包括收集有关症状困扰和功能受损的数据信息，将这些数据信息整理成标准，并将这些标准与单一的诊断类别相匹配。换句话说，诊断（一般）给符合标准的症状（具体）提供了条理和意义。

例如，一位来访者如果出现以下的症状，很可能会被诊断为社交焦虑症：（A）明显害怕暴露在他人可能的审视之下；（B）回避可能出现这种审视的场合；（C）社交场合经常引发恐惧或焦虑；（D）回避社交场合，或者在面对社交场合时表现出强烈的焦虑或恐慌；（E）认识到自己的恐惧与社交场合造成的实际威胁不成比例。另一方面，如果只发现（D）和（E）两种症状，则可能考虑广泛性焦虑症或惊恐障碍。如果只发现症状（A）和（D），可以考虑诊断为社交恐惧症，但也可以考虑为

分裂样人格障碍（schizoid personality disorder）。然而，如果所有5个症状都存在，那么从DSM-5-TR（American Psychiatric Association，2022）的角度来看，只有社交恐惧症的诊断才是合理的。有关症状和功能的数据信息越多，就越容易得出一个结论，即诊断构想，而且也越能确定该结论。

- **归纳推理**　另一方面，归纳推理涉及从具体到一般的推理。因此，这种类型的推理在形成个案概念化的临床、文化和治疗构想成分的过程中是必不可少的。可获得的数据信息资料（即症状、社交史和发展史等）越多，形成临床构想就越复杂和困难，但也会对形成的构想越有信心。原因在于获得一个临床构想需要归纳推理。与演绎推理不同的是，归纳推理过程需要将一组看似不相干的有关症状、功能和病史的数据信息综合成一个统一的概念或主题，将所有不同的数据信息联系起来，形成一个有意义的解释，说明来访者为什么会在这个情境的这个特定时刻遇到这些问题。

下面的例子说明了找到一个统一概念的难度，而这正是归纳推理的核心。假设你正在玩一个关于推测的心理游戏。你会得到一系列线索（以物品的形式），并被要求猜测它们最终代表什么。首先，你会得到一个iPod（苹果公司音乐播放器）和一个手机充电器。你猜测它们之间的联系或共同点是"电子设备"。然后，你又拿到了一本填字游戏书。要找到它们的共同点就有些挑战性了，但经过片刻的思考，你说是"娱乐和消磨时间的东西"。接下来，你收到了一张地图和一瓶水。任务变得更加困难了，但你提出了一个更加抽象的猜测或构想——"它们都是无生命的物体"。之后，你又得到另外两条线索：父母两人和三个孩子。你突然想到，将所有这些物品联系在一起的概念是"家庭旅行"。又有其他十条线索被给出，包括零食、太阳镜和洗手液，但你还是保持同样的构想——家庭旅行，因为每一个情形中，那些线索都与你的猜测相符或证实了你的猜测。你赢得了游戏，因为答案就是"家庭旅行"。

对许多人来说，要在15个或更多离散的数据信息中找到一个共同的含义，可能是令人生畏的，甚至是令人抓狂的。正因如此，有一个临床理论框架有助于临床构想的形成过程。理论框架不仅提供了一种将收集到的数据信息有意义地联系在一起的方法，而且还提供了一个地图，用于引出和关注选定的数据信息，同时"忽略"其他数据信息。例如，假设1号治疗师（公认的治疗大师）的理论框架会使其引出四种数据信息：父母、孩子、汽车和地图，它们链接的主题是"家庭旅行"。相比之下，2号治疗师（刚开始心理咨询的实习学生）没有理论框架的指导，没有特定顺序地收集了全部15种数据信息。通常情况下，在得出临床构想方面几乎没有接受过培训、也没有经验的学生和治疗师往往会过早地结束收集数据信息的工作。因此，在举例的练习中，他们可能会用最先呈现出来的三种数据信息，并得出他们的构想是"娱乐的事情"。

将不同的数据信息综合成有意义的、对临床有用的个案概念化是一项任务，这项任务似乎经常超出许多受训者的能力范围。诚然，具有分析思维和综合能力的人往往能轻松地完成个案概念化过程，但仅有这种必要能力是不够的。个案概念化的培训是尤为重要的。个案概念化，尤其是临床构想，是有效治疗规划的必要技能（Eells & Lombart，2003）。这种技能最好通过教学指导、督导和持续实践来获得。如果培训项目未能提供学习个案概念化的机会，如果教员没有教授和示范有效的个案概念化，受训者就不太可能制订出有效的治疗计划和干预措施。最终的结果是，尽管他们可能会对部分来访者取得一些积极的治疗效果，但这些效果不会很好，也不会有很多来访者从与这些受训者和治疗师的治疗接触中获益。

培训项目不能再以个案概念化太复杂、太耗时为借口，而不教授和培养个案概念化这项胜任力。有令人信服的证据表明，情况恰恰相反。幸运的是，有经验证据表明，与没有接受过此类培训的治疗师相比，参加过2小时培训的治疗师可以制订出更加正确、精准、复杂和全面的临床构想（Kendjelic & Eells，2007；Sperry & Sperry，2021）。此外，将个案概念化胜任力纳入培训项目，可让受训者有机会展示理论与实践相结合的能力，而这可能是治疗培训中最难以实现的计划目标。

卓越的个案概念化教学应该成为培训项目的重中之重，因为在个案概念化方面发展出了一定胜任力的受训者就具备了有效的心理咨询实践所必需的最有价值的临床胜任力之一（Falvey，2001）。越来越多的研究证明了这一点。

在比较专家型治疗师、经验丰富的治疗师和受训者的临床构想时，研究发现那些被认为是专家的治疗师比经验丰富的治疗师或受训者形成了更全面、系统、复杂、精细的构想。而受训者比经验丰富的治疗师形成了更高质量的临床构想。

（Eells & Lombart，2003；Eells et al.，2005）

个案概念化的三种类型

个案概念化可以被描述及区分为三种常规类型，分别是以症状为中心、以理论为中心和以模式为中心的个案概念化，本节将对每种类型进行简要介绍。

- **以症状为中心的概念化**　这种类型的概念化源于人类行为的医学和行为模式，受到管理式医疗组织和其他第三方支付机构的青睐。它先识别症状和功能损害，然后明确治疗目标与相关减轻症状和提高功能的干预措施。这种以症状为中心的个案概念化方法强调以行为术语表述的可测量目标。这种个案概念化方法的明显局限性在于它关注的是症状，而且其未申明的假设是：只考虑"是什么"（诊断构想）和"怎么做"（治疗构想）的问题，而"为什么"（临床构想）的问题并不重要，其答案也没有临床价值。这种以症状为中心的方法被认为能够产生责任感和积极的治疗结果，因为以症状为中心的治疗目标相对容易测量和监控。

从个体治疗的角度来看，认识到个体心理动力学对理解和改变行为是至关重要的，以症状为重点的方法具有相当大的局限性。从家庭治疗的角度来看，以症状为中心的方法也被认为具有局限性。除了行为家庭治疗模式外，系统式家庭治疗对个体的症状几乎没有兴趣，且倾向于认为个体的症状反映了更大的个体所处背景的动力学。尽管存在这些局限性，许多诊所、住院机构和寄托治疗（residential treatment）项目仍然需要这种个案概念化。有几本治疗规划手册强调这种类型的概念化（例如，Jongsma，Peterson，& Bruce，2006）。

- **以理论为中心的概念化**　除了识别症状和功能损害外，以理论为中心的概念化还会对它们做出令人信服的解释。这种类型的概念化源自治疗师的理论取向或治疗取向，这种取向是设定和实施治疗目标的基础。因此，以理论为中心的个案概念化会反映出动力学取向治疗、存在主义-人本主义取向治疗、认知取向治疗或许多系统性治疗方法中的一种。这种概念化涉及将特定理论"匹配"给一位来访者或来访者群体。

从以理论为中心的角度来看，"为什么"的问题是个案概念化的三个主要定向问题中最重要的一个，这一点并不奇怪（Sperry，2005；Sperry & Sperry，2020）。除了对症状和功能的简单描述之外，我们相信，以精神分析、结构、代际、焦点解决、叙事等理论为指导的解释，即临床构想，可以更充分地捕捉到个人、夫妻或家庭生活的丰富性和神韵。各种理论取向都涉及个人内心的、关系的、文化的、系统的和其他背景的因素，因此对所报告症状的来源或原因的解释，既有助于治疗师的理解，也有助于来访者或来访者群体的理解。

以理论为中心的概念化有相当大的价值和支持证据。首先，接受过特定治疗取向专业培训的受训者和执业治疗师都接受过导师和督导师的培训，通过特定理论框架的棱镜对人类行为进行概念化。因此，形成一个临床构想既可以在概念上令人信服，又能在临床上有助于明确治疗目标和选择相匹配的治疗干预措施，以实现远超症状缓解的目标。

以理论为中心的概念化的缺点是，它们主要是以治疗师为中心的，可能无法充分反映来访者或来访者群体自己对问题或担忧的概念化。其结果可能是来访者对治疗计划和过程的承诺有限，因为治疗目标和计划对治疗师的意义大于对来访者的意义。

- **以模式为中心的概念化**　这种类型的概念化主要源于代表了来访者的整体模式，以及促成来访者独特风格、行动和运作方式的因素。这种个案概念化方法所依据的四个一般因素或维度是：临床表现、诱因或触发因素、易感性、持续因素或维持因素（Sperry，2005，2010；Sperry et al.，1992；Sperry & Sperry，2020）。在许多方面，这四个一般因素并不是独特的，在某些 CBT 方法（Persons，1989）和某些动力学方法（Levenson，1995）中可以找到其中的一些或全部因素。在将以模式为中心的方法与以理论为中心的方法进行比较时，很可能会发现临床表现和诱因是它们共有的，而易感性或来访者以特定方式行动和运作的原因则会根据具体方法的不同而有所不同。例如，CBT 中的适应不良信念和行为可以与动力学治疗中的潜意识过程相比较。本章后面将对这种方法进行描述和说明。

个案概念化的能力

并非所有的个案概念化都是相似的。与其他临床过程一样，有些个案概念化在临床上比其他个案概念化更有用。任何查看过来访者病历的人都会很快意识到，不同治疗师的个案概念化在临床实用性上存在很大差异。研究表明，大师级别治疗师的个案概念化明显优于普通治疗师的（Eells et al.，2005）。那么，称职的个案概念化是怎样的？非常称职的个案概念化又是怎样的呢？

在接下来的描述中，请注意非常称职的和称职的个案概念化都涉及四个成分：诊断构想、临床构想、文化构想和治疗构想。此外，非常有效的概念化还表现出其他特征。这些特征包括治疗焦点、干预策略，以及对获得有效治疗结果过程中的障碍或路障的预测。重点在于，个案概念化越是接近非常称职个案概念化的特征，就越有可能促进高效的治疗过程和结果。

非常称职的个案概念化

非常称职的个案概念化具有以下特征。它解决了"发生了什么"的问题（诊断构想的表述）、"为什么会发生"的问题（临床构想的表述）、"对此可以做些什么"的问题（治疗构想的表述），以及"文化起了什么作用"的问题（文化构想的表述）。此外，它还能预测治疗中的"障碍"，如阻抗、移情和不依从，它详细说明了"治疗焦点"和"干预策略"，并被用作为"量身定制"干预措施的基础。它还可以被用作为制订和修改治疗决定的指南、维持有效治疗联盟的基础，以及规划和预测结束治疗问题的基础。最后，包含个案概念化各成分的书面报告中的各部分之间具有高度的连贯性（Sperry，2010；Sperry & Sperry，2020）。更具体地说，这意味着治疗构想直接反映了临床构想和诊断构想。最后，这种概念化具有相当大的解释力度和预测价值。

称职的个案概念化

一个称职的个案概念化具有以下特征。与非常称职的概念化一样，它涉及诊断构想、临床构想、文化构想和治疗构想等问题。虽然包含个案概念化各成分的书面报告中的各部分之间也达到了适当程度的连贯性，但称职的个案概念化缺少非常称职的概念化的一些核心要素。通常情况下，虽然称职的个案概念化中包括了治疗目标，但较少提及明确的治疗焦点和治疗策略。同样，它不太可能提及如何为来访者量身定制治疗，也不太可能提及实现治疗目标和目的过程中的障碍。简言之，这类概念化可能具有很好的解释力度，但几乎没有预测价值。

不称职的个案概念化

此类别的概念化在几个方面存在缺陷。首先，这类概念化往往是对临床材料的延伸描述，而不是对临床有用的解释，因为它们未能处理诊断构想、临床构想、治疗构想问题。因此，治疗目标不可能得到充分的界定和聚焦。由于没有预见到实现这些目标的障碍，治疗师很可能会对治疗过程感到惊讶或灰心，很可能因为治疗联盟出现问题而提前终止治疗。包含概念化的书面报告中的各部分之间也可能很少或没有连贯性。毫不奇怪，这类个案概念化既没有解释力度，也没有预测价值。

个案概念化的四个成分

个案概念化由四个部分组成：诊断构想、临床构想、文化构想和治疗构想（Sperry, 2005, 2010; Sperry et al., 1992）。本节将简要介绍其中三个成分（文化构想将在第 13 章具体介绍）。

• **诊断构想**　诊断构想提供了对来访者所呈现的状况及其持续因素或触发因素的描述。这是对来访者的现象学描述和横断面评估。它回答了"是什么"的问题，即"发生了什么"，这种构想通常包括 DSM 诊断。

• **临床构想**　临床构想是对来访者表现的解释。它提供了有关来访者的症状、担忧、功能，以及适应不良的个人和（或）关系模式的逻辑依据。它回答了"为什么"的问题，即"为什么会发生这种情况"。临床构想是个案概念化的核心成分，用于连接诊断构想和治疗构想。

• **治疗构想**　治疗构想为干预规划提供了明确的蓝图。它是诊断构想和临床构想的逻辑延伸，回答了"如何"的问题，即"如何改变"。它包含治疗目标、治疗焦点和具体的干预措施，并预测了实现这些目标所面临的挑战和障碍。

评估在个案概念化中的作用

评估是形成个案概念化的先决条件，而综合的评估对于形成一个称职的、对临床有用的个案概念化是必不可少的。

评估可以组织个案概念化的内容，聚焦治疗目标，澄清有关哪些预期可以改变以及哪些预期需要改变，然后确定来访者和治疗师在改变过程中的角色（Sim，Gwee，& Bateman，2005）。具有讽刺意味的是，评估会影响个案概念化，同时，个案概念化也影响并指导着评估过程。

实施综合评估

综合评估是确定诊断、形成个案概念化和治疗目标的基础。这样的评估有三种方法：诊断性评估、基于理论的评估和基于模式的评估。如果一个评估至少包括其中两种方法，那么它可能会更加完整或全面。

诊断性评估

诊断性评估是聚焦于来访者及影响来访者的当前和发展背景。评估的目的是找出这个问题的答案：是什么导致了来访者的担忧、痛苦和（或）功能减退，使来访者因此来寻求治疗帮助？一个相对完整的诊断性评估的访谈通常可以在来访者与治疗师初次会面的前 30～40 分钟内完成。然而，完成这样的评估所需的时间框架可能要长得多，这取决于来访者以往的病史和治疗情况、对治疗师的轻松感和信任感、语言，以及其他心理和文化因素。

诊断性评估的重点是收集与治疗过程和结果相关的来访者信息。包括的信息涉及来访者当前的问题、当前的功能运作情况和精神状态、与社交和文化相关的过去史、发育史、医疗病史和健康行为，尤其是来访者对治疗的期望和资源。由于文化因素（如文化认同、文化适应程度和对疾病的看法）会影响治疗过程，因此必须确定这些因素。第13章详细描述并说明了对这些及其他文化因素的评估。

在过去几年中，非医学背景的治疗师除了收集来访者的社会心理和文化方面的信息外，还收集相关的生物学数据，这已成为一种规范。例如，由于主诉焦虑症状的来访者可能经常摄入咖啡因和其他刺激物质，所以获取健康史和健康行为数据非常重要。治疗师会设法找出可能触发、加剧或甚至导致来访者焦虑症状的因素。同样，诊断性评估也会强调来访者资源，如来访者的应对技能和支持系统、以往成功的改变、改变的准备和动机，以及治疗期望。表5.2总结了诊断性评估的关键因素。

表5.2　综合的诊断性评估的成分

1. 呈现的问题和背景
2. 精神状态检查
3. 发育史、个人和家庭的动力学
4. 社交史和文化方面的动力学
5. 健康史、家族史和以往的心理健康治疗
6. 来访者资源和治疗促进因素
7. 解释模式、治疗期望和治疗准备情况

● **诊断性评估案例**　精神状态检查是诊断评估的关键部分。以下是Geri案例的精神状态检查总结报告。

来访者看起来与年龄相符，衣着整洁得体。她对人、地点和时间定向好，并且对评估很配合。她的智力、语言能力和抽象能力似乎高于平均水平，与完成准学士学位的人相符。她的情绪中度抑郁，情感轻度抑制，但与情境相符。她没有明显的感知觉障碍或认知缺陷。她的即时记忆、短期记忆和长期记忆都显示完好无损。她否认目前有自杀和杀人的念头、意图或计划。她承认偶尔有死了更好的念头，但她并不理会这个念头，称"我永远不会这么做，因为这有悖于我的宗教信仰"。她对自己

目前状况的内省力（insight）相当好，判断力也足够好。

基于理论的评估

第二种评估方法是基于理论的评估。基于将来访者的症状分组成符合 DSM‑5‑TR 标准（American Psychiatric Association, 2022）的有序模式，诊断性评估有助于形成一个诊断，但诊断并不能提供对来访者的理解。这样的评估结果既不能揭示激活这一系列特定症状的人格动力学，也不能揭示关系动力学。诊断无法说明这些症状为何或如何开始出现，也无法说明是什么在维持这些症状。相反地，基于理论的评估可以提供这样的理解，正因如此，基于理论的评估是综合评估策略的一个重要成分。

在基于理论的评估中，所收集的信息类型取决于给定的理论取向。例如，基于 CBT 的评估可能会关注以下问题："哪些特定的功能失调想法会导致来访者出现特定的情绪和行为问题？那么，有问题的情绪和行为是如何反馈到功能失调认知的维持中的?"（Ledley, Marx, & Heimberg, 2005）。评估这些基于理论的信息，对于形成基于 CBT 的个案概念化极其重要。

在心理动力取向的治疗方法中，如时限性动力学心理治疗，探究的重点更可能是引出一个有关反复出现的适应不良的人际关系模式的故事或叙事，这些模式反映了功能失调的心理工作模型及其在治疗联盟中的再次活现（Strupp & Binder, 1984）。因此，识别循环出现的适应不良模式，对于动力性的个案概念化和提供治疗焦点是特别重要的（Levenson, 1995）。

与 CBT 和动力学治疗的评估策略不同，系统性治疗（如短程策略性治疗和焦点解决治疗）的评估重点主要放在解决方案和尝试解决上。因此，他们会提出以下问题："你尝试过什么？你是怎么做的？你到底说了什么？有用吗?"（Quick, 2008）。

最后，在阿德勒学派心理治疗等整合性方法中，评估的重点主要是识别生活方式的信念，即不良信念和图式，以及家庭的模式。这可以通过引发早期回忆、家庭系统排列，以及生活方式信念的其他指标等评估手段来实现（Dinkmeyer & Sperry，2000；Sperry & Binenstzok，2018）。这些信息被认为是建立阿德勒学派个案概念化的关键。表5.3列出了这些理论方法评估中的重点考虑因素。

表 5.3　不同治疗方法的评估考虑因素

理论取向	重点考虑因素
动力学治疗	过去在当下的再次活现；潜意识的冲突和防御机制 TLDP：循环出现的适应不良模式
认知行为治疗	自动思维；歪曲的信念；核心的适应不良图式；适应不良行为与错误的学习（刺激与后果的关系）；行为缺陷和过度 CBT/CBASP：根据实际和期望的结果来解释和行动
系统性治疗	伴侣或家庭互动模式；边界问题 SFT：识别问题的积极例外，以及来访者的优势和独特资源
整合性治疗	各种行为模式、人格动力学和系统的动力学 阿德勒学派心理治疗：早期回忆，家庭系统排列和其他生活方式信念指标

注：TLDP，时限性动力学心理治疗；CBT/CBASP，认知行为治疗/心理治疗的认知行为分析系统；SFT，焦点解决治疗。

● **基于理论的评估案例**　下面是以 Geri 案例示范的基于理论的评估。引发早期回忆是阿德勒学派心理治疗的主要评估技术，从中可以得出来访者对生活方式的信念，即核心的适应不良信念或图式。以下是 Geri 早期回忆的摘要。

她最早的童年记忆是4岁时第一次见到婴儿弟弟。她记得当时父母刚从医院回来。Geri 和姑姑住在一起，不知道母亲去了哪里，她很害怕。她的母亲慈爱地把弟弟放在 Geri 的旧婴儿床上，而 Geri 的父亲说她弟弟的出生是他一生中最幸福的一天。Geri 被要求停止抱怨和询问关于宝宝的问题，并被要求到外面去玩，否则她会受到惩罚。她记得自己哭着跑到外面，躲在她的树堡里直到天黑。她感到害怕和困惑。Geri描述了在弟弟出生后她强烈的被羞辱感和被排斥感。第二段童年记忆发生在她7岁左右。Geri回忆起她回答朋友关于父亲前一天为什么没有去教堂的问题。她说是因为他前一天晚上喝多了。母亲无意中听到了这句话，并因为她是个坏女孩以及"把家里事说出去"而打了她一顿。Geri哭着跑回卧室，因为回答了朋友的问题而受到不公正的惩罚，她觉得自己不被爱，并感觉受伤。总之，她似乎把弟弟出生后父母对她的严厉对待体验为是对她以前从父母那里获得的特殊感和养育感的废除。

基于模式的评估

综合评估的第三种方法是基于模式的评估（Sperry，2021）。与诊断性评估和基于理论的评估不同，这种评估基于模式识别，其中模式是指感知思维和反应的特征方式，这反映在来访者的表现中，以及相关的诱发、易感和持续因素中（Sperry，2005,2010；Sperry et al.，1992）。通过识别来访者出现的症状或担忧的顺序、触发因素、被激活后导致来访者做出反应的易感因素，以及维持因素，可以揭示来访者的基本工作方式或适应不良的模式。表5.4简要介绍了该模式的要素或因素。

表 5.4　基于模式评估的四个因素

表现	来访者对诱发因素的特征性反应；症状的类型和严重程度、病史、病程、诊断和相关的行为
诱发因素	触发因素或压力源激活模式，这会导致症状
易感因素	所有的个人、人际和系统因素，包括依恋类型、生物学因素和创伤，这些使来访者容易出现适应不良的功能运作
持续因素	也称为维持因素，它们是一些过程，来访者本人及其环境通过这些过程强化和巩固了来访者的模式

虽然这种地图与认知行为构想模型（Tarrier & Calam, 2002）和循环的适应不良模式的模型（Levenson, 1995; Strupp & Binder, 1984）有一些相似之处，但也有一些不同之处。与其他模型最主要的不同在于，这种模式既不基于理论，也不受制于理论。这种评估方法的另一个不同点和主要优点是，它为个案概念化的形成提供了一个通用模型或地图。作为一个通用模型，它提供了一个可以纳入任何理论取向的框架，特别是为来访者的症状和状况（易感因素）提供了一个基于理论的"解释"。换句话说，无论理论取向如何，其他三个因素（表现、诱发因素和持续因素）都是相同的，只有易感因素不同。这种通用模型的优势在于，受训者和有经验的治疗师可以相对容易地形成一个连贯的个案概念化，并从各种理论方法中挑选出最"适合"的解释来说明易感因素。第 6 章将进一步阐释和说明这一模式。

- **基于模式的评估案例**　关于 Geri 的案例，以下是基于模式的评估概述。

在症状表现方面，Geri 表现为抑郁症状和加重的社交隔离。诱发因素是 Geri 的上司在讨论 Geri 工作晋升的可能性。相关的易感性或易感因素包括：Geri 的父母是苛刻、挑剔、情感上遥不可及的；Geri 预计自己会受到新上司的嘲笑和批评。具体来说，她的核心信念如下：Geri 认为自己不够好，无法在他人面前"正常"地发挥功能。她的世界观是，其他人现在和将来都会对她提出批评和要求。因此，她的基本生活策略是通过与他人保持距离和测试他人的可信度来保持安全。就持续因素而言，Geri 回避、隔离的独居模式、强烈的害羞，以及即使与他人在一起时也将自己隔离起来的普遍模式，起到了维持并进一步强化其回避模式的作用。

小结

进行综合评估的能力和形成并运用个案概念化的能力是与干预规划这一核心胜任力相关的两项基本临床胜任力。本章强调了其中的综合评估胜任力及其对个案概念化的重要性。然而，本章的大部分内容致力于介绍个案概念化及其在所有干预核心胜任力中的核心地位。本章还指出，培训项目没有理由不教授个案概念化，因为研究已经令人信服地表明，即使是有限的正规培训也能促进这一胜任力的发展。下一章将强调个案概念化的三个成分：诊断构想、临床构想和治疗构想。

参考文献

［1］American Psychiatric Association（Ed.）.（2022）. *Diagnostic and statistical manual of mental disorders: DSM - 5 - TR*（5th ed., text revision）. American Psychiatric Association Publishing.

［2］Cucciare, M., & O'Donohue, W.（2008）. Clinical case conceptualization and termination of psychotherapy. In W. O'Donohue & M. Cucciare（Eds.）, *Terminating psychotherapy: A clinician's guide*.（pp. 121 - 146）. Routledge.

［3］Dinkmeyer, D., & Sperry, L.（2000）. *Counseling and psychotherapy: An integrated, individual psychology approach*. Prentice Hall.

［4］Eells, T., & Lombart, K.（2003）. Case formulation and treatment concepts among novice, experienced, and expert cognitive-behavioral and psychodynamic therapists. *Psychotherapy Research*, 13, 187 - 204.

［5］Eells, T., Lombart, K., Kendjelic, E., Turner, L., & Lucas, C.（2005）. The quality of psychotherapy case formulations: A comparison of expert, experienced, and novice cognitive-behavioral and psychodynamic therapists. *Journal of Consulting and Clinical Psychology*, 73, 579 - 589.

［6］Eells, T.（2020）. Foreword. In L. Sperry & J. Sperry（2020）. *Case conceptualization: Mastering this competency with ease and confidence*.（2nd ed.）（pp. viii - ix）. Routledge.

［7］Falvey, J.（2001）. Clinical judgment in case conceptualization and treatment planning across mental health disciplines. *Journal of Counseling and Development*, 79, 292 - 303.

［8］Hill, C.（2005）. Therapist techniques, client involvement, and the therapeutic relationship: Inextricably intertwined in the therapy process. *Psychotherapy: Theory, Research, Practice, Training*, 42, 431 - 442.

［9］Jongsma, A., Peterson, L., & Bruce, Y.（2006）. *The complete adult psychotherapy treatment planner*（4th ed.）. Wiley.

[10] Kendjelic, E., & Eells, T. (2007). Generic psychotherapy case formulation training improves formulation quality. *Psychotherapy: Theory, Research, Practice, Training, 44,* 66–77.

[11] Ledley, D., Marx, B., & Heimberg, R. (2005). *Making cognitive-behavioral therapy work*. Guilford Press.

[12] Levenson, H. (1995). *Time-limited dynamic psychotherapy*. Basic Books.

[13] Norcross, J. C., Zimmerman, B. E., Greenberg, R. P., & Swift, J. K. (2017). Do all therapists do that when saying goodbye? A study of commonalities in termination behaviors. *Psychotherapy, 54*(1),66–75.

[14] Persons, E. (1989). *Cognitive therapy in practice. A case formulation approach*. Norton.

[15] Quick, E. (2008). *Doing what works in brief therapy: A strategic solution focused approach* (2nd ed.). Academic Press.

[16] Sim, K., Gwee, K., & Bateman, A. (2005). Case formulation in psychotherapy: Revitalizing its usefulness as a clinical tool. *Academic Psychiatry, 29,*289–292.

[17] Sperry, L. (2005). Case conceptualization: A strategy for incorporating individual, couple, and family dynamics in the treatment process. *American Journal of Family Therapy, 33,*353–364.

[18] Sperry, L. (2010). *Highly effective therapy: Developing essential clinical skills in counseling and psychotherapy*. Routledge.

[19] Sperry, L. (2021). *Pattern focused therapy: Highly effective CBT practice in mental health and integrated care settings*. Routledge.

[20] Sperry, L., & Binenstzok, V. (2018). *Learning and practicing Adlerian therapy*. Cognella Publishing.

[21] Sperry, L., Gudeman, J., Blackwell, B., & Faulkner, L. (1992). *Psychiatric case formulation*. American Psychiatric Press.

[22] Sperry, L., & Sperry, J. (2020). *Case conceptualization: Mastering this competency with ease and confidence* (2nd ed.). Routledge.

[23] Sperry, L., & Sperry, J. (2021). *The 15-minute case conceptualization*. Oxford University Press.

[24] Strupp, H., & Binder, J. (1984). *Psychotherapy in a new key: A guide to time-limited dynamic psychotherapy*. Basic Books.

[25] Sue, D., & Zane, N. (1987). The role of culture and cultural technique in psychotherapy: A critique and reformulation. *American Psychologist, 59,*533–540.

[26] Tarrier, N., & Calam, R. (2002). New developments in cognitive-behavioral case formulation. Epidemiological, systemic and social context: An integrative approach. *Cognitive and Behavioral Psychotherapy, 30,*311–328.

第6章

个案概念化与治疗规划

第 5 章介绍了个案概念化和综合评估在形成个案概念化中的作用。它证明了培训的作用，即使是简短的培训也能促进与个案概念化相关的胜任力发展（Kendjelic & Eells, 2007; Sperry & Sperry, 2020）。它强调，无论治疗师的理论取向如何，他们都需要理解来访者的问题、人格和病理。值得注意的是，个案概念化有助于治疗师选择指导治疗的治疗策略和干预措施。即使有些治疗师形成了指导他们对特定来访者进行治疗的概念化，但并不指望这些概念化会在书面文件或报告中得到明确阐述。治疗师（包括正在接受培训的治疗师）越来越多地被要求提交此类书面报告。最后，形成有效的个案概念化会使治疗师产生信心，然后这种信心会传递给来访者，从而进一步增强来访者对治疗师和治疗本身的信任和信心，这就是所谓的治疗师的可信度（Sue & Zane, 1987）。这种信心往往是导致来访者康复的因素（Hill, 2005）。

本章继续深入介绍从第 5 章开始讨论的个案概念化，将描述和说明个案概念化四个成分中的三个：诊断构想、临床构想和治疗构想。剩下的成分，即文化构想，要求对文化因素进行详细评估，并需要不同的构想考虑，将在第 13 章单独对该因素和考虑进行重点讨论。

本章将首先列出与干预规划相关的其他临床胜任力，接着将描述并说明诊断构想、临床构想和治疗构想。然后，由于模式是有效个案概念化的核心，本章将介绍临床实践中与干预规划相关的 8 种最常见的模式。对每种模式的 5 个基本治疗挑战会进行描述和说明。最后，本章将描述一份临床案例报告，其中包括综合评估和个案概念化的成分。

个案概念化与干预规划胜任力

前一章讨论了与干预规划这种核心胜任力相关的两项基本临床胜任力。本章将讨论与个案概念化相关的另外四项临床胜任力。

具体说明一个准确的诊断构想

这项胜任力包括对来访者的表现、其诱发因素、紧急性和严重度进行描述性陈述的能力。通常包括适用的 DSM 诊断。

形成一个有效的临床构想

这项胜任力涉及有能力对来访者呈现的问题和适应不良模式做出令人信服的解释。

形成一个有效的治疗构想

这项胜任力涉及有能力形成一个具有适当治疗目标和治疗焦点的连贯干预或治疗计划，以及预测实现这些治疗目标可能遇到的障碍和挑战。

准备一份整合性的临床案例报告

这项胜任力涉及有能力起草一份令人信服且连贯的临床报告，报告应准确描述来访者的表现、个案概念化和治疗考虑。

具体说明一个准确的诊断构想

诊断构想是对来访者当前呈现的症状和功能运作情况的性质和严重程度进行的描述性评价（Sperry，2005b；Sperry & Sperry，2020）。诊断构想有助于治疗师立即进行临床考虑：来访者的表现主要是精神病性的、人格障碍的，还是神经症性的；来访者的表现在病因上主要是器质性还是心因性；来访者的表现是否紧急和严重到需要诸如立即住院治疗或强化门诊治疗这样的干预？诊断构想本质上是对来访者的现象学描述和横断面评估。这样的构想回答了"是什么"的问题，即"发生了什么"。诊断构想包括 DSM 诊断，并根据紧急性、严重程度和对安全问题的关注，提出立即的治疗考虑和处置。

DSM–5–TR 诊断

DSM–5–TR 是当前的诊断系统，由 22 个诊断类别组成，涵盖约 300 种精神障碍（American Psychiatric Association，2022）。DSM–5–TR 诊断系统反映了来访者的生物、心理和社会功能。做出一个 DSM 诊断涉及的是：根据来访者的症状和功能是否符合特定 DSM 疾病诊断标准来确定来访者的精神障碍。

诊断构想的示范案例

以下案例描述了诊断构想中通常包含的内容。在 Geri 的案例中，诊断构想包含了这一叙述性陈述和 DSM 诊断。

Geri 符合 DSM–5 中单次发作的中等程度的重性抑郁障碍（major depressive disorder）（F32.1）9 项标准中的 7 项。符合的 7 项标准包括：①几乎每天大部分时间情绪低落，持续两周以上；②兴趣或愉快感明显减退，也称为快感缺乏症；③体重明显下降，食欲减退；④失眠伴有时早醒；⑤疲劳，精力不足；⑥感觉无价值；⑦注意力不集中。Geri 不符合反复出现自杀意念的标准，也不符合过度或不恰当内疚的标准。Geri 还符合回避型人格障碍 7 项标准中的 4 项：①由于害怕被批评和不认可，她回避了职位晋升；②由于害怕被戏弄和嘲笑，她在亲密关系中表现得很克制；③她满脑子想的都是在社交场合被嘲笑和拒绝；④她认为自己不善社交，没有个人魅力（即肥胖），不如他人。总之，Geri 的病史和初步评估结果与重性抑郁发作相符。此外，她还符合回避型人格障碍的标准。

• DSM-5-TR诊断　重性抑郁障碍，单次发作，中等程度（F32.1）；职业问题，其他与就业有关的问题（Z56.9）；回避型人格障碍（F60.6）。

形成一个有效的临床构想

相比于诊断构想是描述性和横断面的评价，临床构想是一个更具解释性和纵向的评价。临床构想试图提供逻辑依据来解释来访者症状和功能失调生活模式的发展和维持（Sperry，2005b；Sperry & Sperry，2020）。大多数临床构想都是以理论为基础的，这意味着基本的解释是以特定的理论取向为依据的，如动力学理论、认知行为理论、系统性理论、焦点解决理论和阿德勒学派理论。正如后续章节将要描述的，临床构想也可以反映一个基于模式的模型或通用的模型。临床构想回答了"为什么"的问题，即"为什么会发生这种情况"。简言之，临床构想整合并阐明了心理内部、人际关系和系统的动力学，对来访者的模式（即在压力环境下可预测的思维、感受、行动和应对方式）提供了有临床意义的解释，并陈述了其行为的因果关系（Sperry et al.，1992；

Sperry & Sperry，2020）。毫不奇怪，临床构想是个案概念化的核心成分，连接着诊断构想和治疗构想（Cucciare & O'Donohue，2008；Sperry & Sperry，2021）。

从本质上讲，临床构想是对来访者主要易感性和持续因素的评估。因此，这个构想主要源于来访者的成长史、社会史和健康史，这为评估可能的易感因素提供了线索。易感性反映了来访者生物、心理和社会的脆弱性。这包括特定的心理脆弱性，如创伤史、不安全依恋、适应不良的信念或模式（Sperry & Sperry，2016），还有生物学脆弱性，如个人或家族药物滥用/依赖史、其他精神病性症状或自杀史、自我管理或社交技能方面的缺陷。例如，重要的是要识别对抑郁症或惊恐障碍的易感性，或者对特定社会或环境因素（如有酗酒的朋友、生活或工作在敌视移民的地方等）的易感性。

持续因素的作用是"保护"或"隔绝"来访者，使其免受症状、冲突或他人要求的影响。例如，害羞且对拒绝敏感的人可能会倾向于独居，因为这样可以减少他人对他们批评或提出人际交往要求的可能性。由于这些因素的影响似乎是相互重叠的，所以有时很难明确某个因素是一种易感性因素，还是一种持续性因素。这些可能包括个人或社交技能缺陷、敌对的工作环境、独居，以及他人的负面反应。

模式是一种解释，它将来访者的表现、诱发因素、易感性和持续因素联系起来，并使之可以被理解。这种模式可能是基于特定情况的，但通常是纵向的。特定情况下的适应不良模式是一种仅适用于当前情况的解释。另一方面，被称为"持续存在的模式"的纵向适应不良模式是对当前和以往情况的共用解释。换句话说，它反映的是一种终身的模式，可以为来访者的情况提供合理的解释或指出一系列原因。基于理论的评估可以为寻找这种解释或原因提供信息，因为理论取向提供了原型解释。表 6.1 总结了与最常见的理论取向相关的解释。

表 6.1 临床治疗构想的基本特征

动力学治疗	**个人/关系的问题或症状源于**：潜意识冲突（经典）、防御性反应（自我）、错误的客体表征（客体关系）、致病图式（控制掌握）或循环的适应不良模式（时限性动力学心理治疗） **治疗焦点**：体验式关系学习，以产生新的体验和内省力
行为治疗	**个人/关系的问题或症状源于**：错误的学习或技能缺陷，这导致了适应不良的行为模式，对比之下，正常的适应行为是通过强化和模仿学会的 **治疗焦点**：识别（ABC：前因-行为-后果）、消除适应不良行为和模式，并学习更有效的行为和模式
认知治疗	**个人/关系的问题或症状源于**：错误的信念和（或）适应不良的图式 **治疗焦点**：觉察到限制性的自动想法，用与之矛盾的证据来面质错误的信念，并发展出更适应性的信念，使用的各种重构方法如苏格拉底式提问、检查证据、重新归因等
认知行为治疗	**个人/关系的问题或症状源于**：适应不良的行为模式、错误的信念和适应不良的图式 **治疗的焦点**：利用各种认知和行为策略修正认知和行为模式
心理治疗的 认知行为分析系统	**个人/关系的问题或症状源于**：个人期望结果与实际发生结果之间的差异，因为特定的想法、解释和行为阻碍了期望结果的实现 **治疗焦点**：分析这些想法和行为，并用能够实现预期结果的想法和行为取代它们
阿德勒学派治疗	**个人/关系的问题或症状源于**：对自我、他人和世界的错误生活方式信念，这在一定程度上反映了个体的家庭系统排列 **治疗焦点**：分析和处理涉及特定错误生活方式信念和适应不良行为的情况
焦点解决治疗	**个人/关系的问题或症状源于**：持续采用行不通的解决方案，而不是行之有效的解决方案 **治疗焦点**：找到例外情况并实施解决方案

临床构想的示范案例

以下是 Geri 案例的临床构想。请注意，叙述中的括号内标明了表现、诱发因素、易感性、持续因素和持续存在的模式。

Geri加重的社交隔离和抑郁症状（表现）似乎是她对即将到来的工作调动和晋升消息的反应（诱发因素），她过去就一直回避可能受到批评、拒绝或其他伤害的情况（易感性）。考虑到她父母是苛刻、挑剔和情感上缺失的，且父母严格禁止她向他人透露个人和家庭情况，以及同龄人对她的嘲笑和批评，她的反应和易感性是可以被理解的。因此，她开始认为生活是苛刻的，他人是挑剔和严厉的，自己是不够好的，也有必要与社会隔离且仅有条件地与他人发生联系（持续存在的模式）。鉴于这些适应不良的信念，她对抑郁症具有生物学易感性；同时，鉴于她缺乏社交技巧，她倾向于"测试"他人的可信任度，以及由此形成的终身有条件地与他人交往的模式，我们可以合理地得出这样的结论：她目前的抑郁症和日益严重的隔离是由工作晋升消息触发的，而其他人对这种晋升消息会感到振奋而不是沮丧。虽然这种模式在孩提时代可能是适应性的，但现在看来是相当适应不良的，可能会对治疗过程产生负面影响，至少在初期会这样。

形成一个有效的治疗构想

治疗构想由诊断构想和临床构想而产生，是指导治疗干预的明确蓝图。根据"发生了什么"和"为什么会发生"问题的答案，"如何"问题的答案，即"如何改变"，构成了治疗构想的基础（Sperry，2005a；Sperry & Sperry，2020）。一个明确表述的治疗构想提供了治疗目标、治疗计划和治疗干预措施，并预测了治疗障碍和挑战。它还应说明预后情况，即对治疗可能产生的结果进行预测。总之，治疗构想是一个计划，它具体说明了治疗目标和靶点，以及调整、聚焦和实施治疗目标和靶点的策略。

治疗构想的基本内容包括治疗目标和焦点，以及对计划实施中遇到障碍的预测。本节将详细介绍这些方面。

治疗目标和焦点

治疗焦点是治疗师实现治疗目标的指南或行动计划。治疗焦点与治疗目标并不相同，但治疗焦点源于治疗目标和治疗师工作的理论取向。例如，如果申明的治疗目标是改变某些适应不良的信念，治疗师的取向是 CBT，那么治疗的焦点可能就是去分析和处理那些特定的适应不良信念起作用的情境（Sperry, 2010; Sperry & Sperry, 2018, 2020）。

预测障碍和挑战

预测治疗计划实施过程中的障碍和挑战是取得治疗成功不可或缺的条件。检验有效的个案概念化的标准是其在预测整个治疗阶段的障碍和挑战方面的可行性，尤其是那些涉及阻抗、矛盾、移情活现，以及使治疗成果维持和准备结束治疗复杂化的问题（Sperry, 2010; Sperry & Sperry, 2020）。

临床实践中最常见的八种模式

以下是我们经常使用的临床策略，用于识别临床实践中最常见的模式并为其量身定制适当的治疗方法（Sperry, 2011, 2016; Sperry & Sperry, 2022）。通过观察和重点提问，我们会寻找行动类型和活动水平的指标（见表 6.2）。例如，如果个体的表现和临床病史都以主动靠近他人以获得关注为特征，则很可能是表演型模式，而如果行动相同但活动水平是被动的，则更可能是依赖型模式。在我们的课程和工作坊中，受训者和经验丰富的治疗师发现这种策略可以帮助他们更容易地形成准确的模式。它还能帮助他们识别并预测在建立和维持有效治疗联盟过程中可能遇到的挑战，以及治疗过程中其他环节可能出现的障碍和促进因素。表 6.2 列出了最常见的八种模式，并列出了每种模式的行动和活性。

表 6.2　模式矩阵

活性 ＼ 行动	反对	趋向	远离	矛盾
主动的	反社会模式	表演型模式	回避型模式	强迫型模式
	偏执型模式			边缘型模式
被动的	自恋型模式	依赖型模式	分裂样模式	被动攻击型模式

在临床实践中最常见的八种模式包括回避型、边缘型、依赖型、表演型、自恋型、强迫型、偏执型及被动攻击型。关于每种模式的特征行为、独特态度、症状、关系行为、个人因素、家庭因素、常见触发因素、维持因素及治疗挑战的深入描述，请参阅我们所著的图书（Sperry & Sperry，2021）。表 6.3 提供了八种模式的简要定义。

表 6.3　适应不良模式的简要定义

回避型	在适应不良的模式中，个体主动远离他人以避免受到伤害，通过与他人隔离或与他人断开联系来获得安全感
边缘型	在适应不良的模式中，个体为了避免被拒绝而矛盾地行动，但通过提出不合理的亲近要求而使他人远离
依赖型	在适应不良的模式中，个体被动地向他人靠拢，通过取悦和满足他人的要求来寻求他人的帮助，但不能充分满足自己的需求
表演型	在适应不良的模式中，个体主动靠近他人以获得关注，但付出了很高的代价或变得妥协
自恋型	在适应不良的模式中，个体通过抬高自己同时利用或贬低他人来对抗他人，从而获得特殊待遇
强迫型	在适应不良的模式中，个体主动但矛盾地靠近他人，表现为过分谨慎和完美主义，同时情感疏远

偏执型	在适应不良的模式中，当个体认为他人会伤害自己时，会主动采取行动，通过预期伤害和报复来对抗他人
被动攻击型	在适应不良的模式中，个体被动而矛盾地靠近具有攻击性的他人，并以间接的攻击性行为先发制人地抵制他人的要求

治疗构想的示范案例

以下针对 Geri 案例的治疗构想说明包括了一个治疗构想的基本方面，以及具体的治疗靶点和干预措施。

鉴于这是她第一次抑郁发作，抑郁症的严重程度可能被认为是"中度的"而不是"严重的"。由于 Geri 的自杀可能性很低，也就是说，Geri 否认有任何自杀的意念，而且其信仰的宗教禁止自杀，因此目前不认为有住院治疗的必要。相反，治疗可以在门诊设置下开始。

就治疗意愿而言，Geri 同意她是中度抑郁，愿意配合联合治疗，包括心理治疗和药物治疗。她拒绝预约诊所的精神科顾问提供的药物评估，说她和不认识的人在一起会感到不舒服。但她同意本周晚些时候与她的私人精神科医生 Winston 会面来进行评估。如果需要药物治疗，Winston 医生会进行监测，诊所的精神科医生也同意在必要时与他进行咨询。实习咨询师将立即开始时限性门诊个体心理治疗。Geri 看起来并没有特别的心理学头脑，在自信的沟通、信任和交友技能方面具有中等程度的缺陷，这可能需要一种更聚焦于问题的、聚焦于此时此地的心理治疗。双方还讨论并一致同意选择以技能为导向的、心理教育的团体治疗，以帮助她提高人际和交友技能，并减少社交隔离。

治疗目标包括减轻抑郁症状，增加人际和交友技能，以及重返工作岗位并在那里建立一个支持性的社交网络。治疗焦点有三个层面：第一，通过药物治疗、社交技能训练和行为激活策略来减少她的抑郁症状和社交隔离；第二，对她关于自我、他人和世界的歪曲信念进行认知重构，也干预她的害羞、对拒绝敏感、不信任和与他人隔绝的应对策略；第三，与 Geri 的工作主管和人力资源总监合作，让他们尝试以一种更宽容的工作环境来适应 Geri 的回归。治疗将按照顺序进行，以认知行为治疗开始。随后，因为 Geri 在自信沟通、信任和交友技能方面具有显著的缺陷，将增加以心理教育为焦点的团体治疗。

治疗方面的一些障碍和挑战是可以预见的。鉴于她的回避型人格结构，矛盾性的阻抗很可能会出现。表 6.2 列出了一种回避型模式，即主动远离他人。鉴于她的行动和活动水平，可以预见，她很难与治疗师讨论个人的问题，她会"测试"并激怒（个体和团体的）治疗师，使得治疗师因为她在最后 1 分钟要调换或取消预约好的治疗、迟到而批评她，而她会拖延、回避感受，除此之外，她还会"测试"治疗师的可信任度。一旦她信任了治疗师，她很可能会依附于治疗师和治疗，因此除非她在治疗之外的社会支持系统有所增强，否则就可能难以结束治疗。此外，预计她在团体治疗设置中会难以进行自我暴露。移情活现是另一个考虑因素。鉴于她所认为的父母和同伴的批评与嘲弄，可以预期的是，任何被感知到的治疗师的不耐烦、言语或非语言的批评迹象都会激活早期的移情。

Geri 同意首先开始 8 节 45 分钟的个体治疗，同时联合药物治疗和聚焦于减轻症状和重返工作岗位的认知行为治疗。在 Geri 签字同意的情况下，我们将联系她的工作主管，并告知其 Geri 需要一个熟悉且信任的社会支持来帮助她重返工作岗位。意识到她的回避模式会使她难以融入并持续待在团体中，对此的计划是将个体治疗用作为进入团体治疗的过渡。

准备一份整合性的临床案例报告

临床案例报告是描述对来访者诊断评估结果的临床文件，并具体说明了与所呈现的问题和个案概念化一致的治疗计划（Sperry，2010；Sperry & Sperry，2021）。一份整合性的临床案例报告是内部一致、基于构想、令人信服且有连贯性的。这是受训者和治疗师认为相当具有挑战性的一项基本胜任力。临床案例报告不仅仅是一份文件，包含了个案的事实信息或诊断评估访谈中收集的所有数据总结；相反，它更像是一份法律简报，为特定诊断、特定个案概念化和具体的治疗计划提供依据。临床案例报告不是对来访者的生活和忧虑进行无理论的描述，它应该是一个有理论根据的解释和量身定制的治疗处方。此外，报告应具有内部的一致性，这意味着诊断构想和 DSM 诊断应直接反映来访者呈现的问题，并且治疗构想应详细说明在治疗目标和治疗焦点中会直接处理所呈现的问题。最后，临床案例报告应该是一个令人信服的来访者画像，包括现在和过去的来访者画像，以及如果治疗计划顺利完成后将来的来访者画像。画像式描述应该足够有说服力且详细，以至于其他治疗师可以从来访者队列中将其"认"出来。

一份整合性的临床案例报告所包含的成分

通常，一份临床上有用的整合性临床案例报告将包括以下内容。

- **呈现的问题** 描述出现的症状、功能减退和（或）担忧；提出"为什么是现在"的问题；具体说明诱发因素与临床表现之间的关联；并反映出治疗师在访谈过程中对来访者人格动力学的认识。

- **精神状态检查** 具体说明外表、定向、语言和智力；情绪与情感；感知和认知状态；记忆力；对自己和他人的潜在伤害；内省力和判断力。

- **发展史** 包含亲子关系、兄弟姐妹关系、父母双方之间的关系；

家庭价值观；自我管理；以及人际关系能力和功能。

- **社交史和文化系统**　描述学业和工作表现；社会关系和亲密关系；文化适应；种族和性别认同。

- **健康史和健康行为**　描述健康状况和医疗情况；先前接受过的任何个体治疗或家庭治疗；对药物的反应；药物使用或滥用。

- **来访者资源**　包括先前为改变做出的努力、改变的准备程度和动机，以及社会支持系统。

- **诊断构想**　提供一个简洁的陈述，充分说明"是什么"的问题，并在叙述中提到具体的 DSM 诊断标准和排除标准（可选）。

- **DSM 诊断**　做出一个可以准确反映来访者表现的 DSM 诊断。

- **临床构想**　充分联系临床表现、诱发因素、持续因素及易感因素，从认知行为、动力学或其他理论方法的角度，令人信服地解释来访者"为什么"这样思考、感觉和行动（适应不良的模式）。

- **文化构想**　确定文化适应水平、种族和性别认同（如果相关）；将临床表现与文化和心理因素联系起来；并预测文化因素对治疗过程的影响。

- **治疗构想**　具体说明一个与临床构想相符的治疗方案；具体说明治疗焦点和治疗目标，以及相应的治疗干预措施；清晰阐明一种治疗策略；具体说明文化敏感性的干预措施，如果有指征；并预测治疗阶段中可能的障碍（阻抗、移情、联盟破裂、矛盾性）和其他挑战。

小结

　　继续第 5 章关于干预规划核心胜任力的讨论，本章强调了与干预规划相关的另外四项临床胜任力。它描述并说明了诊断构想、临床构想和治疗构想，以及临床案例报告。两章的一个关键点是，个案概念化是一个核心结构和过程，不仅用于理解干预规划这种核心胜任力，还用于理解干预实施、干预评估和结束治疗这些核心胜任力。

参考文献

［1］ American Psychiatric Association（Ed.）.（2022）. *Diagnostic and statistical manual of mental disorders: DSM - 5 - TR* (5th ed., text revision). American Psychiatric Association Publishing.

［2］ Cucciare, M., & O'Donohue, W.（2008）. Clinical case conceptualization and termination of psychotherapy. In M. O'Donohue & W. Cucciare (Eds.), *Terminating psychotherapy: A clinician's guide* (pp. 121 - 146). Routledge.

［3］ Hill, C.（2005）. Therapist techniques, client involvement, and the therapeutic relationship: Inextricably intertwined in the therapy process. *Psychotherapy: Theory, Research, Practice, Training*, *42*, 431 - 442.

［4］ Kendjelic, E., & Eells, T.（2007）. Generic psychotherapy case formulation training improves formulation quality. *Psychotherapy: Theory, Research, Practice, Training*, *44*, 66 - 77.

［5］ Sperry, J., & Sperry, L.（2018）. *Cognitive behavior therapy in counseling practice*. Routledge.

［6］ Sperry, L.（2005a）. Case conceptualization: A strategy for incorporating individual, couple, and family dynamics in the treatment process. *American Journal of Family Therapy*, *33*, 353 - 364.

［7］ Sperry, L.（2005b）. Case conceptualizations: The missing link between theory and practice. *The Family Journal: Counseling and Therapy for Couples and Families*, *13*, 71 - 76.

［8］ Sperry, L.（2010）. *Highly effective therapy: Developing essential clinical skills in counseling and psychotherapy*. Routledge.

［9］ Sperry, L.（2011）. Switch and snap techniques: Breaking negative habits and reducing distress. In H. Rosenthal (Ed.), *Favorite counseling and therapy homework assignments*. (pp. 309 - 311). Routledge.

［10］ Sperry, L.（2016）. *Handbook of diagnosis and treatment of DSM - 5 personality disorders* (3rd ed.). Routledge.

［11］ Sperry, L., Blackwell, B., Gudeman, J., & Faulkner, L.（1992）. *Psychiatric case formulations*. American Psychiatric Press.

［12］ Sperry, L., & Sperry, J.（2016）. *Cognitive behavioral therapy of DSM - 5 personality disorders: Assessment, case conceptualization, and treatment* (3rd ed.). Routledge.

［13］ Sperry, L., & Sperry, J.（2020）. *Case conceptualization: Mastering this competency with ease and confidence* (2nd ed.). Routledge.

［14］ Sperry, L., & Sperry, J.（2022）. *The 15-minute case conceptualization*. Oxford University Press.

［15］ Sue, S., & Zane, N.（1987）. The role of culture and cultural techniques in psychotherapy. A critique and reformulation. *American Psychologist*, *42*, 37 - 45.

第五篇

核心临床胜任力Ⅳ：
干预实施

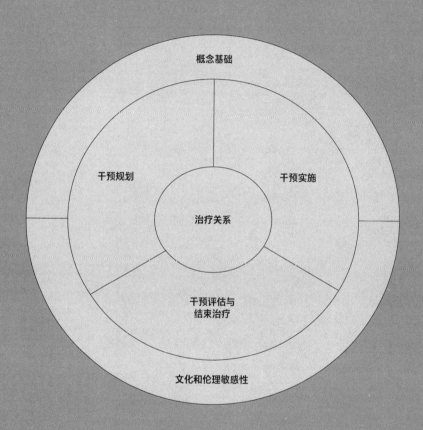

第 7 章

一般实施策略

基于现实、适当的治疗构想，治疗师的下一个任务是实施干预规划。可以推测，这个过程是由反映治疗焦点的实施策略指导的。本章将阐述建立和维持治疗焦点、处理阻碍治疗过程实施的干扰因素。基本上，治疗焦点是治疗师在每个治疗小节内及小节间的核心治疗重点。在治疗师概念地图的指导下，治疗焦点类似于利用聚光灯来照亮限定区域，而不是利用泛光灯来照亮广阔的区域。这样的焦点和治疗策略，即一项行动计划，为实现治疗目标提供指导和方向。毫不奇怪，聚焦的治疗可促进治疗的改变过程，并与积极的治疗结果相关（Goldfried，Raue，& Castonguay，1998）。虽然建立这样一个焦点相对容易，但是保持它却相当有挑战性。由于来访者的生活是复杂且不断变化的，他们会希望讨论、处理与治疗焦点无关的近期问题和担忧。治疗师面临的挑战是去"追踪"治疗焦点，并"坚持到底"，尽管这样会偏离最初的焦点。现在有大量令人信服的经验证据表明，治疗师持续追踪问题焦点的能力与积极的治疗结果有关（Binder，2004，p. 23）。与实习生和低效治疗师相比，非常称职且有效的治疗师在"保持正轨"方面要好很多。

本章首先简要介绍一般实施策略胜任力，其次是关键术语的定义，然后讨论建立和维持治疗焦点的基本胜任力。接下来，本章会阐述三种主要治疗方法对治疗焦点、治疗目标和治疗策略的考虑，再描述识别和解决治疗干扰因素的胜任力。最后，用一个案例来说明本章的要点。

一般实施策略胜任力

本章阐述与干预实施这种核心胜任力相关的三项基本临床胜任力。

确立治疗焦点

这项胜任力涉及在个案概念化的基础上确立治疗焦点的能力。治疗焦点与治疗策略一起为实现特定的治疗目标和治疗靶点提供地图和方向。

保持治疗焦点

这项胜任力涉及在治疗上保持焦点的能力。在追踪这个焦点的过程中，可能需要按照指示重新确立或修改它。

识别和解决治疗干扰因素

这项胜任力涉及预测、识别和解决各种阻碍治疗进展的因素的能力，这些因素与来访者、治疗师、来访者-治疗师关系、治疗因素有关。

关键术语定义

以下是与三项一般实施策略胜任力相关的关键术语定义。

- **治疗焦点**　是一种既定治疗方法的核心治疗重点。例如，行为治疗的治疗焦点是改变行为，而认知治疗的治疗焦点是改变认知，无论它们是自动思维、信念还是图式。

- **治疗目标**　是来访者在心理治疗中希望达到的具体结果。这种目标通常由来访者和治疗师在开始时共同商定并同意，但在治疗过程中可能会发生变化。例如，一个基本的治疗目标可能是减少并最终消除抑郁症状或强迫性检查和计数行为。

- **治疗策略**　是一个行动计划，涉及使用特定的干预方法来实现治疗目标或目的。例如，行为治疗的治疗策略是利用行为修正方法（如反应预防），以达到减少强迫性检查和计数行为的目标。

- **治疗干扰因素**　是阻碍治疗进展的一系列因素，涉及来访者、治疗师、来访者-治疗师之间的关系，以及在治疗小节内和小节间起作用的治疗因素。例如，矛盾性和拒绝治疗是涉及来访者的干扰因素。

确立治疗焦点

为什么治疗焦点是必要的？多年来，治疗师们一直被训练要"全神贯注"于来访者的话语、感受、肢体语言及担忧。临床医术鼓励和支持这种实践观点，其格言是"跟随来访者的引领"，这意味着治疗师应该提供非指导性和非评价性的环境，表现出兴趣并共情性地回应来访者想谈的任何东西，避免给出建议。这种观点更适用于过去那种开放式、长程的治疗方法，不太适用于第三方支付目前愿意授权的基于问责制、时限性的治疗方法。如今，人们比以往任何时候都更期望治疗师必须聚焦于治疗。相应地，治疗师也必须学会"选择性注意"，否则就会被可以追逐的多个"治疗兔子"所淹没。治疗焦点不仅为治疗提供方向，还"作为规划和实施治疗的稳定力量，因为它阻止随着风向的每一次转换而改变方向"（Perry，Cooper，& Michels，1987，p. 543）。

治疗师如何明确指出治疗焦点？在形成个案概念化的过程中，治疗焦点被识别出来，并且个案概念化的基本主题也进一步明确了治疗焦点。毫不奇怪，因为个案概念化是基于反映理论取向的概念地图，所以治疗焦点也可能会被治疗师的理论取向所影响。例如，在人际取向的动力学治疗中，焦点通常是来访者适应不良的人际风格或模式；在认知行为治疗中，焦点通常集中在适应不良的思维和行为上，等等。

保持治疗焦点

研究开始支持这样的临床观察，即当治疗师保持一个治疗焦点时，治疗结果显著改善（Binder, 2004）。然而，尽管保持治疗焦点重要，但它并不像听起来那么容易。毕竟，来访者的生活是复杂且不断变化的，可以预计他们会希望讨论和处理最近出现在治疗小节间的议题和担忧。通常，这些议题和担忧与治疗焦点没有直接的关系。治疗师面临的挑战是"追踪"治疗焦点，同时"随着新信息的出现，灵活地修改内容，并根据情况决定偏离最初的焦点"（Binder, 2004, p. 100）。本节简要讨论保持治疗焦点的价值和挑战。

其主要原因是，"保持正轨"比失去焦点更可能使治疗实现指定治疗目标。然而，"保持正轨"对治疗师来说是一个相当大的挑战，因为来访者会有意识或潜意识地将讨论的焦点"转换"到威胁性更小或要求更低的话题或担忧上。因此，将治疗势头从主要治疗焦点转换掉会很容易使治疗变慢或脱轨。在这种情况下，治疗师在任何治疗小节中都面临许多"决策点"，他们可以选择各种方式来回应来访者。他们做出的选择直接影响到是否能保持治疗焦点。

不用说，保持正轨可能是一个重大的挑战，尤其对受训者和新手治疗师来说更是如此。通常因为缺乏经验和对重新聚焦策略不够熟悉，新手治疗师倾向于用共情性的陈述或澄清问题来回应来访者的"转换焦点"，这可能会使治疗小节朝着与主要治疗焦点不同的方向发展。只有当治疗师觉察到这种转换或"决策点"时，他们才能尝试重新建立治疗的主要焦点。

现实是，来访者确实在追逐"治疗兔子"，治疗师的角色通常包括阻止"随着风向的每一次转换而改变方向"（Perry et al., 1987）。通常情况下，来访者转换焦点是因为他们被新的生活压力源淹没了，他们觉得有必要处理这种情况并减轻痛苦。其他时候，来访者不愿保持正轨是因为解决问题或冲突意味着他们将不得不面对困难的关系或生活中的责任，而这些症状或冲突使他们免于这种面对。或者，他们可能想要改变，但又十分矛盾。在督导和经验的帮助下，治疗师学会辨别来访者偏离治疗焦点的各种原因。下面将描述一些干扰治疗的行为，并提供当矛盾和阻抗起作用时重新聚焦治疗的具体策略。

不同治疗方法对治疗焦点的考虑

治疗焦点主要由渗透治疗的理论取向所决定。毫不奇怪，相应地治疗焦点会不同。本节简要介绍三种主要的治疗方法是如何看待治疗焦点，以及其对基本治疗目标和治疗策略的相关考虑。

动力学治疗

治疗的主要目标是培养内省力，增强人际的问题解决技能，纠正情感和人际的体验。基本的治疗焦点是来访者当前最重要的棘手关系模式。主要的治疗策略是利用治疗关系促进新的关系体验和理解，以取代适应不良的模式（Levenson, 1995）。这种方法除了利用传统的澄清、面质和诠释这些动力学干预措施外，它还利用了敏锐的提问、移情分析、指导、技能训练及实践（Binder, 2004）。第8章将非常详细地讨论这些及其他的干预措施。

认知行为治疗

治疗的焦点是适应不良的思维和行为模式。基本目标是改变适应不良的想法和行为。认知重构是一个主要的策略，以帮助来访者识别适应不良的信念和行为，教给他们改变的技能，让来访者在治疗小节中进行练习并在治疗小节间完成家庭作业，从而推广这些新知。该策略采用各种干预措施，如苏格拉底式提问、角色扮演、再归因、暴露、系统脱敏、眼动脱敏及预演（Dobson，2001；Goldfried & Davison，1994；Leahy，2003；Shapiro，2001）。心理教育和替代想法及行为是心理治疗的认知行为分析系统（CBASP）中的基本干预策略（McCullough，2000；McCullough，Schramm & Penberthy，2014）。持续练习通常是改变根深蒂固、适应不良的想法和行为所必需的。第 9 章将非常详细地讨论这些及其他的干预措施。

系统性治疗

在一个特定的系统性治疗中，治疗的基本目标、焦点和策略是其一般个案概念化的反映。例如，在焦点解决治疗中，治疗的基本目标与其一般概念化一致：对来访者要求的最小改变可以让其功能运作得更好（de Shazer，1985）。治疗焦点是很简单地引出解决方案，主要的治疗策略是目标澄清和解决方案扩增（de Shazer，1985；de Shazer et al.，2007）。这种方法的治疗干预包括例外情况、奇迹问题、预设问题及打分。第 10 章将非常详细地讨论这些及其他的干预措施。

表 7.1 和表 7.2 总结了这三种方法的治疗焦点和相关考虑因素。

表 7.1　常用治疗方法的治疗焦点和目标

治疗方法	基本治疗目标	治疗焦点
认知行为治疗	发展更具适应性的信念和行为	改变适应不良的信念和行为
动力学治疗	获得内省力和新的人际体验（TLDP）	通过新的体验和内省力，改变适应不良的相关人际模式
系统性治疗	推动所需的最小改变以使功能运作得更好（SFT）	寻找例外并执行解决方案

注：TLDP，时限性动力学心理治疗；SFT，焦点解决治疗。

表 7.2　常用治疗方法的基本治疗策略

治疗方法	治疗策略
动力学治疗	澄清→面质→诠释→修通
TLDP	识别循环的适应不良模式→通过各种动力学和其他的干预措施修正适应不良模式
认知行为治疗	识别适应不良的信念和行为→修正信念和行为
CT	识别并澄清适应不良的信念→面质→重构→实践
CBASP	分析情况→面对实际与预期结果的差异→矫正
系统性治疗	识别功能失调的家庭模式→修正模式
SFT	澄清问题→扩大解决方案→评估→干预：认可、赞美、提供建议

注：TLDP，时限性动力学心理治疗；CT，认知治疗；CBASP，心理治疗的认知行为分析系统；SFT，焦点解决治疗。

识别和解决治疗干扰因素

"干扰治疗的行为"（treatment-interfering behaviors）这个概念由 Linehan（1993）提出，它描述了来访者在治疗小节内及小节间所做的阻碍治疗进展的行为。常见的干扰治疗的行为包括：不坚持参加治疗、不遵守约定的协议、与治疗师争论、拒绝参与谈话，以及逾越治疗师界限的行为。虽然这个名称是为治疗中有问题的一类行为命名，Linehan 的描述完全聚焦在来访者身上。然而，临床观察表明，除了来访者外，其他因素也会阻碍治疗进展。因此，本书会使用更宽泛的名称，即"治疗干扰因素"（therapy-interfering factors）。它不仅包括来访者的行为，而且还认识到治疗师、来访者-治疗师关系和阻碍治疗进程的干预因素也会对治疗产生影响。

有效的治疗需要治疗师预测、识别并解决这些因素。有经验的治疗师从与来访者第一次接触开始就预测治疗干扰因素,尤其是在引出其发展史和社交史的时候。这类潜在的治疗干扰因素,以及其他潜在的治疗障碍和挑战,都应该包括在个案概念化中。随后,在这些因素出现在治疗过程中之前,可以设想适当的解决策略。本章将列出各种干扰因素:来访者、治疗师、来访者-治疗师关系和治疗。最后,将阐述解决特定干扰因素的各种策略。

治疗干扰因素的类型

在临床情况下,可以观察到四种类型的治疗干扰因素,即来访者、治疗师、来访者-治疗师关系和治疗因素。每个类别都列出了具体因素。Judith Beck(1995,2005,2021)与 Ledley、Marx 和 Heimberg(2006)对于处理几个干扰治疗的来访者因素提供了有用的描述和策略。本书第 4 章介绍了来访者的阻抗和矛盾心理,并描述了处理来访者-治疗师关系问题的策略,尤其是联盟破裂和移情活现的问题。

- **来访者因素**　来访者因素有许多,其中包括症状障碍和人格障碍动力学,以及强烈的抵抗。来访者因素还包括拒绝和公然抵抗、矛盾心理、干扰治疗的信念、展现在治疗小节中的干扰治疗的行为(如错过预约或迟到、坚持认为自己无法改变或治疗不会带来不同),以及治疗小节间的一些行为(如不做家庭作业或实施自我伤害行为)。

- **治疗师因素**　治疗师因素有这些类型:最常见的是反移情、治疗师的错误、不准确的个案概念化,以及未能使用个案概念化来指导治疗;还包括干预措施的不当使用、未能提供充分的知情同意、治疗师的利益冲突、边界侵犯或违反保密规定。

- **来访者-治疗师关系因素**　有较少几个是会阻碍治疗进展并与来访者-治疗师联盟相关的因素,但它们对治疗过程有重大影响,并且是导致提前终止治疗的主要原因。其中包括治疗联盟破裂、移情和反移情活现。

- **治疗和干预因素**   各种治疗因素也会严重阻碍治疗进展，其中包括内部和外部因素。内部因素包括治疗频率低、日程安排问题、治疗小节的安排、外部噪音或干扰、照明不良、难以找到停车位或气温。外部因素包括来访者共患其他疾病和（或）受限于经济条件、难以转介或使用辅助资源，以及有限的社会支持网络或生活在助长吸毒复发的有害环境中。

有关治疗焦点、目标和策略的案例说明

我们再次回到 Geri 的案例，专门回顾治疗目标、治疗焦点和治疗策略。本案例采用认知行为治疗取向。因此，总体治疗目标是让 Geri 发展出更具适应性的信念和行为。根据这一总体目标，明确了三个具体的治疗目标：减轻抑郁症状，提高人际关系和交友技能的同时减少社交隔离，并纠正关于不信任、缺陷和隔离的适应不良信念。确立的治疗焦点是改变适应不良的信念和行为。治疗策略是利用认知重构和行为修正来实现治疗目标。采用的具体干预措施是社交技能训练、行为激活策略，对有关自我、他人和世界的干扰性信念进行认知重构，以及针对抑郁症状的生物学基础进行药物管理。

小结

　　本章介绍了实施治疗计划相关的一般临床胜任力，也阐明了确立和保持治疗焦点在实现积极治疗结果中的临床价值。还讨论了预测、识别和解决不可避免的治疗干扰因素的必要性，这些因素阻碍了实施过程，限制了治疗目标和治疗靶点的实现。在第 8～10 章中，将介绍动力学、认知行为和系统性方法中具体的干预实施策略。

参考文献

[1] Beck, J. (1995). *Cognitive therapy: Basics and beyond*. Guilford Press.

[2] Beck, J. (2005). *Cognitive therapy for challenging problems: What to do when basics don't work*. Guilford Press.

[3] Beck, J. S. (2021). *Cognitive behavior therapy: Basics and beyond* (3rd ed.). Guilford Press.

[4] Binder, J. (2004). *Key competencies in brief dynamic psychotherapy: Clinical practice beyond the manual*. Guilford Press.

[5] de Shazer, S. (1985). *Keys to solutions in brief therapy*. Norton.

[6] de Shazer, S., Dolan, Y., Korman, H., Trepper, T., McCullom, E., & Berg, I. (2007). *More than miracles: The state of the art of solution-focused brief therapy*. Haworth.

[7] Dobson, K. (Ed.). (2001). *Handbook of cognitive-behavioral therapies* (2nd ed.). Guilford Press.

[8] Goldfried, M., & Davison, G. (1994). *Clinical behavior therapy* (expanded edition). Wiley.

[9] Goldfried, M., Raue, P., & Castonguay, L. (1998). The therapeutic focus in significant sessions of master therapists: A comparison of cognitive-behavioral and psychodynamic-interpersonal interventions. *Journal of Consulting and Clinical Psychology*, 66, 803 – 810.

[10] Leahy, R. (2003). *Cognitive therapy techniques: A practitioner's guide*. Guilford Press.

[11] Ledley, D., Marx, B., & Heimberg, R. (2006). *Making cognitive-behavioral therapy work: Clinical process for new practitioners*. Guilford Press.

[12] Levenson, H. (1995). *Time-limited dynamic psychotherapy*. Basic Books.

[13] Linehan, M. (1993). *Cognitive-behavioral treatment of borderline personality disorders*. Guilford Press.

[14] McCullough, J. (2000). *Treatment for chronic depression: Cognitive behavioral analysis system of psychotherapy*. Guilford Press.

[15] McCullough, J., Schramm, E., & Penberthy, J. K. (2014). *CBASP as a distinctive treatment for persistent depressive disorder*. Routledge.

[16] Perry, S., Cooper, A., & Michels, R. (1987). The psychodynamic formulation: Its purpose, structure, and clinical application. *American Journal of Psychiatry*, *144*, 543 – 551.

[17] Shapiro, F. (2001). *Eye movement desensitization and reprocessing: Basic principles, protocols, and procedures* (2nd ed.). Guilford Press.

第 8 章

动力学策略和干预

很少的受训者和执业治疗师既对动力学理论有扎实的理解，又有能力有效且适当地实施常见的动力学干预措施。显然，这一观察结果不适用于参加正规的动力学培训项目的受训者。重点是，动力学理论方面的教育和培训相对有限，甚至在大多数研究生心理治疗项目中动力学的干预策略就更少了。即使是关于动力学治疗的图书也很少提供动力学干预措施的描述和说明（Gabbard，2004；McWilliams，2004）。尽管如此，动力学取向的治疗已经发展出许多有效的治疗干预措施，它们在非动力学的心理治疗情况下也具有相当大的适用性。具有如何使用此类策略和干预措施的知识、技能、经验的受训者及执业治疗师比没有这些治疗技能组的其他人明显更具优势。在这个整合治疗的时代，以及在当前以胜任力为基础的实践文化中，那些努力胜任且有效地实践心理治疗的人会很好地扩展他们的治疗技能组，其中包括一些动力学干预措施。有趣的是，精神病学专业虽然是以药理学为重点，却要求对精神科医生进行心理动力学培训。目前，精神病学住院医师培训项目要求毕业生具备认知行为治疗和动力学治疗的基本胜任力（Plakun，Sudak，& Goldberg，2009）。

本章是本书关于干预实施核心胜任力内容的一部分，将聚焦于动力学策略和干预的临床胜任力。本章有两个主要部分，第一部分侧重于促进内省力的策略和干预措施，第二部分侧重于关系取向的策略和干预措施。这些策略和干预措施对那些没有参加或完成动力学治疗认证项目的治疗师是有用的。

促进内省力的策略和干预措施

许多动力学治疗的一个基本策略涉及澄清、面质、诠释和修通。这一策略和相关干预措施在较早期的动力学治疗中是治疗过程的基础，特别是那些强调内省力的治疗（Bibring, 1954）。如第 7 章所述，促进内省力的基本治疗策略的方法是澄清、面质、诠释等。修通是重复这个序列的过程，直到诠释或它的变体被来访者接受并内化。

澄清

澄清意为以更清晰的方式看待事物，它指的是意识（conscious）或下意识的（subconscious）事物，但不是潜意识的（unconscious）（Bibring, 1954）。它是一种回应方式，旨在增强治疗师和来访者对来访者意识的与下意识的情绪和认知的理解。澄清有助于来访者更清楚地了解自己的感受、态度、想法、行为模式及感知，并有助于治疗师利用它来突出其中的任何矛盾。

澄清是一个过程，涉及对共情性倾听、共情性提问和共情性反思的使用。共情性提问和反思可能与治疗中即刻的想法和感受有关，或与治疗外的想法和感受有关。在这两种情况下，澄清的目的都是阐明来访者主观体验的性质，以及在准确共情、关心和无条件关注的基础上建立一个治疗联盟。澄清的例子如下："我认为，你说的是当你是个青少年时，父亲对你的职业期望，而不是你自己的，对吗？""你对朋友儿子的去世感到非常悲伤和无助。"

面质

面质是澄清的一个子成分（Meissner，1980）。它是一种治疗性回应，其中治疗师指出来访者认知、情感或行为反应的某些方面是不完整、矛盾、夸大或不切实际的。就治疗师而言，面质给人的印象可能是侵入性的，而澄清似乎更为中立。因此，在给予面质回应之前，建议先认可来访者的感受、想法和行为中那些对内部或外部事件的合理反应。

促进治疗变化的面质可能具有挑战性，但也是为诠释建立基础。以下是治疗性面质的一些示例：“我同意你的观点，你的女儿有时是不负责任的，但我不同意她从来都是不负责任的。”“我能理解为什么你在父母非常严厉时感到愤怒。但是，看起来你的愤怒有时会过度，这使你很难和他们一起解决问题。”“我听到你说‘是的’，但是我看到你说话时在摇头表示‘不’。这似乎是一个矛盾。”“你丈夫的态度是影响你们婚姻的一个主要因素，但你的态度也同样是一个重要因素。”

诠释

与澄清和面质不同，诠释确切地处理潜意识内容（Bibring，1954）。它们是对来访者的行为、意识的情绪或认知与潜意识或下意识的情绪或认知之间联系进行推论性假设。诠释之前通常会有一个或多个澄清。诠释有三种，即动力性诠释（dynamic interpretation）、起源性诠释（genetic interpretation）和移情性诠释（transference interpretation）。诠释所依据的信息包括：外显的言语和非语言行为、意识的想法和感受，以及梦。

- **动力性诠释** 也被称为临床性诠释，完全着眼于当前的现实。这种类型诠释的示例：“我的感觉是，在你的愤怒下面有很多受伤的感觉。”“我怀疑你感到沮丧是因为你自我批评的一面在告诉你，你毫无价值。”

- **起源性诠释** 指出或暗示了现在和过去之间的联系。这种类型的诠释通常有三个元素：面质或共情性反映、对模式的澄清、对其起源的猜测（Greenson，1967）。

例如，当来访者保持沉默时，治疗师可能会给出这样的诠释：

你似乎很难说起自己的感受（共情性反映）。你和你的妻子之间有类似的问题，你与你的工作主管之间也是这样的（模式反映）。也许，你害怕别人知道你的感受后会利用你（沉默是因为害怕）。

这种诠释的其他例子如下："当妻子在感情上疏远你时，这很可能会触及你内心一些非常痛苦的感受，这些感受是关于你成长过程中母亲在情感上多么疏远你。""妈妈最近生病了，这让你想起来你小时候她住院的事情，以及那时对你来说是多么可怕。"

● **移情性诠释**　类似于起源性诠释。移情性诠释聚焦于来访者意识和下意识的想法和感受，这些想法和感受是关于当前重要的关系以及这些关系与来访者和原生家庭（通常是父母）的重要早年关系之间的联系。治疗中常见的是涉及治疗师的来访者移情，当时机最佳时，治疗师可以对此进行诠释。这类诠释的一个例子如下：

看起来你对我去度假感到非常受伤和生气。你对我的离开感到受伤和生气的一部分原因也许是你小时候父母多次让你独自一人待着。

内省

内省是一个过程，在这个过程中，来访者对先前的潜意识想法、感受或行为获得了意识的觉察（Moore & Fine，1968）。从历史上看，内省一直被视为在动力学治疗中改变的主要来源。内省现在被理解为要么是情感性的，要么是理智性的。情感性内省的特点是在新的觉察中既包含情感成分，也包含认知成分，这与没有情感成分的理智性内省形成了对比。情感性内省被认为是治疗性改变的一个重要因素。

情感性内省产生的新觉察可能是对内部心理事件的（如想法和感

受），或者是对人际事件的（如关系行为）。内省被错误地理解为适用于对过去事件的觉察。实际上，要让内省带来改变，觉察必须是关于即刻当下的，即使某个特定的内省是与过去的事件有关，如在原生家庭中的体验。只有当对过去的内省促进对当前情绪、认知或行为现实的觉察时，对过去的内省才会有帮助（Shapiro，1989）。

修通

治疗师的诠释常常不被来访者所接受和内化，至少在最初是这样。但是，修通可以使来访者从拒绝诠释或仅仅理智地接受它转变为一种情感上有意义的内省，这可以带来永久的改变。换言之，修通是一个过程，在这个过程中，重复的内省体验带来持久的内在变化，因为阻抗被克服了（Greenson，1967）。一个重大的内省很少能带来持久的改变；相反，来访者面对一个又一个状况，在这过程中他们需要认识、适应和应用新的觉察。

与内省一样，有效的修通包括情感成分和认知成分。情感成分包括两个相关的过程。第一个过程是在安全环境中反复暴露于产生焦虑的感受、想法、图像、记忆或感觉。这种反复暴露会通过脱敏过程导致焦虑减轻。第二个过程是重复体验情绪宣泄，在这个过程中，诸如悲伤、内疚、羞耻或愤怒等情绪，在接纳和认可的治疗联盟的背景下被体验和表达。对这些情绪的觉察和非创伤性表达有助于降低它们的强度，促进那些触发这些情绪唤起的认知因素的表达。修通的认知成分包括加深理解下意识的认知歪曲、适应不良的图式和非理性的冲突，这些是情绪和行为功能障碍的基础。增加的觉察，部分源于持续不断的诠释，将促进更具适应性的认知过程的发展。

矫正性情感体验

Franz Alexander 和 Thomas French（1946）认为"矫正性情感体验"是

治疗性改变的核心因素。他们声称，对来访者来说，仅仅通过内省来理解早年的创伤经历是不够的。为了实现真正的改变，内省之后必须伴随有矫正性的体验。矫正性情感体验意味着"在更良好的环境下，让来访者重新暴露在过去不能处理的情感状况中。来访者必须经历一种矫正性情感体验，这种体验适合于修复先前经历的创伤影响，这样来访者才能被帮助到"（Alexander & French, 1946, p. 66）。

从历史上看，矫正性情感体验特指体验到差异的积极效果，即来访者预期治疗师对他们重要生活议题或事件的反应（如批判的）和治疗师实际上对这些议题或事件的反应（如支持的）之间的差异。今天，这个词也有了更普遍的意义。它是指治疗过程的所有方面让来访者体验一种意想不到的关系互动形式，这种互动有助于治愈以前适应不良的模式。治疗师可以在治疗中使用对矫正性情感体验的一种或两种理解，即他们可以通过积极处理来访者对特定关系的期望来培养一种矫正性体验，或者更普遍地说，他们可以培养一个关爱且积极的治疗联盟。

这种更普遍的理解的价值不应被低估。体验治疗师的关爱、共情、关心和无条件的接纳，可能是许多来访者生活中的第一个也是最重要的矫正性情感体验。在整个治疗过程中，这种体验持续在发生，因为治疗师以尊重、接纳和关爱的方式回应来访者；这通常与来访者自己的父母或父母形象相反。此外，由于来访者从治疗师那获得的矫正性体验，当他们开始发现其他人对他们的反应与过去的不同时，矫正性情感体验也可能在治疗之外发生。总之，来访者和治疗师之间的真诚关系及其持久不变性，通常作为一种持续的矫正性情感体验，可以推广到和其他人的关系中。

关系取向的策略和干预措施

本节将介绍在 TLDP 和其他关系取向的动力学治疗中使用的一些干

预策略。请注意，其中一些干预措施与前一节中已经讨论过的干预措施是类似的。

治疗策略

TLDP 干预措施的实施不依赖于特定的一组技术，而是凭借一种促进体验性人际学习的治疗策略（Levenson，2004，2017）。由于焦点是体验性的人际学习，理论上任何可以促进这一焦点和 TLDP 目标的干预都可被拿来使用。因为治疗焦点是体验性的人际学习，可以想象的是，任何理论取向（如认知、行为、经验）的干预措施都可以被利用。换句话说，"必须对任何干预（甚至动力学治疗的标准干预，如澄清和诠释）都进行评估，评估其会在多大程度上改变处于不受欢迎方向上的人际交往，或改变来访者循环的适应不良模式的重新活现"（Levenson，2004，p. 169）。简言之，有意的实用主义可以说是 TLDP 实践的特征。

新的体验

在 TLDP 中，治疗师与来访者努力实现两个基本的治疗目标：新的体验和新的理解。新的体验类似于矫正性情感体验，是指贯穿整个治疗过程的一系列聚焦的体验，在这个过程中，来访者获得了不同的对自我、治疗师及双方之间互动的理解。这些新的体验强调变化的情感行动成分，旨在破坏或打断来访者的适应不良的互动模式。治疗师为来访者提供机会来驳斥他们的人际图式，促进矫正性的情感关系体验。这种类型的矫正性体验学习在持久的改变中是一个关键因素，这种体验式的努力可以发生在与治疗师之间或发生在与来访者生活中的其他人之间。如此强烈的情感过程导致了高负荷的情感学习，并可能更快取得进步。治疗师如何培养这种体验式学习？"具体来说，治疗师可以通过选择性地从一节治疗所有有益、成熟和尊重的生活方式中，挑选那些最能破坏特定来访者功能失调风格的特定方面，以促进新的体验"（Levenson，1995，p. 42）。这些体验被用作为帮助去破坏、修正和改善来访者循环的适应不良模式（Levenson，2004，2017）。

例如，一位女性来访者的适应不良关系模式是害羞和退缩，这是由两位酗酒父母的批评、羞辱和嘲笑造成的。在第6节治疗中，来访者一边说着笑话，一边紧张地拧着手。治疗师专心地倾听着，礼貌地笑着，没有打断她。对这位来访者来说，新的体验就是能够成为关注的中心，并且在她脆弱时没有被治疗师批评或羞辱。在这个例子中，治疗师的反应为来访者提供了一个机会，驳斥来访者长期存在且适应不良的人际图式，尤其是她对他人及其反应或行动的期望。这种改变是通过转变她的基本关系图式来推动的，然后这反过来影响她的自我观。

新的理解

TLDP的第二个目标是提供新的理解或内省——通过帮助来访者在适应不良模式出现时去识别和理解它。这一目标更具体地聚焦于新体验中的认知变化，而不是其中的情绪变化。这个新的理解可以发生在与治疗师之间或发生在与来访者生活中的其他人之间。为了促进这种新的理解，治疗师指出了来访者的重复模式，这些模式起源于对过去重要他人的体验、对现在重要他人的体验，以及此时此地对治疗师的体验（Binder，2004；Binder & Betan，2013）。治疗师明智地披露自己对来访者行为的反应，也被证明是有益的（Strupp & Binder，1984）。来访者开始认识到他们在生活中与他人有着相似的关系模式，这种新的视角使他们能够审视自己在维持这些适应不良互动中所扮演的角色。

虽然新的体验和新的理解被呈现为不同的目标，但它们实际上是对同一个变化体验到的两个方面。换言之，新的体验不是转瞬即逝的事件，因为它们包含了理解自我和他人的认知元素。同时，新的理解不仅仅是理智化，因为它们也包含了体验和情感元素。

修通

在适应不良的关系模式中，修通涉及摒弃旧的模式和学习更具适应性的模式，直到它们变得根深蒂固。由于单个的内省不太可能带来持久的改变，来访者需要不断地认可、适应和应用新的觉察和新的反应，直到适应性的模式被完全内化。用神经科学术语来说，来访者努力发展的新反应方式需要重新学习或加强更具适应性的神经回路的激活（Viamontes & Beitman，2006）。当来访者缩短了与重要他人从争吵到和好之间的时间时，修通便开始了。当他们缩短了争吵时间并找到了更具适应性的讨论问题的方式时，修通过程仍在继续。当他们既能预测也能认识到潜在有问题的议题，并且能在冲突升级之前找到更健康的解决分歧的方法时，修通就完成了。当来访者练习维持新的关系模式时，更多的适应性神经回路得到加强，进一步增加了更适应性的关系模式成为主导的可能性。

辅导和实践

在过去，动力学治疗中的主要干预策略涉及移情分析与评价移情和反移情模式（Binder，2004）。

然而，在时限性动力学治疗中，越来越强调来访者在现实世界中的关系，并帮助来访者发展关系技能，使他们能够自己继续治疗工作。因此，许多人主张在动力学治疗中纳入主动的策略，包括认知行为治疗的干预措施（Magnavita，1997；Wachtel，1993）。

在短程人际取向动力学治疗中，治疗师可以在关系问题上充当教练或导师。这通常涉及教授和促进人际交往技能的使用。因而，有效的动力学治疗师通过对来访者的生活经历提出微妙的问题和评论来指导来访者获得一般的人际交往技能，这些问题和评论包含了微妙的结构元素（Wachtel，1993）。Binder（2004）描述了这样一种辅导策略：首先与来访者一起确定他们适应不良关系模式的核心主题；然后，治疗师清楚明确地鼓励来访者在特定的关系中寻找这一基本主题的证据；下一步是"冻结行动"(freeze the action)，其中来访者确认他（她）自己在适应不良的模式中；接着，帮助来访者考虑更健康的替代行为和思维方式；最后，鼓励来访者采取不同的行动。

实践是持久改变的必要条件。"如果治疗性改变被认为是发展或增强一般人际交往技能，特别是围绕核心问题的技能，那么实现这种改变的主要手段是通过实践来使用这些技能"(Binder，2004，p. 193)。治疗关系之外的关系体验成为来访者实践从治疗中获得的关系技能的主要重点。实践导致内化，并且"内化外部关系中出现的矫正性人际体验的累积效应，有望巩固患者一直试图实施的新的心理模型和相应的适应性人际关系模式"(Binder，2004，p. 196)。

> **小结**
>
> 有效且称职的心理治疗实践需要有能力利用符合来访者需求和期望的概念地图、治疗策略和干预措施。大概来说，这意味着治疗师偶尔会和这样的一些来访者工作，对这些来访者来说，动力性干预可能是主要治疗的辅助手段。出于各种原因，治疗师最好通过动力性干预来培养一定程度的胜任力。当前，只有精神病学培训项目要求毕业生达到最低限度的动力学治疗胜任力。而其他心理健康专业组织尚未要求、也可能不要求其受训者具备动力学治疗的特定胜任力，但这些专业组织可能会期待受训者对动力学干预稍有熟悉。

参考文献

［1］ Alexander, F., & French, T. (1946). *Psychoanalytic therapy: Principles and applications*. Ronald Press.

［2］ Bibring, E. (1954). Psychoanalysis and the dynamics psychotherapies. *Journal of the*

American Psychoanalytic Association, *2*, 745 – 770.

[3] Binder, J. L. (2004). *Key competencies in brief dynamic psychotherapy: Clinical practice beyond the manual*. Guilford Press.

[4] Binder, J. L. , & Betan, E. J. (2013). *Core competencies in brief dynamic psychotherapy: Becoming a highly effective and competent brief dynamic psychotherapist*. Guilford Press.

[5] Gabbard, G. (2004). *Long-term psychodynamic psychotherapy: A basic text*. American Psychiatric Press.

[6] Greenson, R. (1967). *The technique and practice of psychoanalysis* (Vol. 1). International Universities Press.

[7] Levenson, H. (1995). *Time-limited dynamic psychotherapy: A guide to clinical practice*. Basic Books.

[8] Levenson, H. (2004). Time-limited dynamic psychotherapy: Formulation and intervention. In M. Dewan, B. Steenbarger, & R. Greenberg (Eds.), *The art and science of brief psychotherapies: A practitioner's guide* (pp. 157 – 187). American Psychiatric Press.

[9] Levenson, H. (2017). *Brief dynamic therapy* (2nd ed.). American Psychological Association.

[10] Magnavita, J. J. (1997). *Restructuring personality disorders: A short-term dynamics approach*. Guilford Press.

[11] McWilliams, N. (2004). *Psychoanalytic psychotherapy: A practitioner's guide*. Guilford Press.

[12] Meissner, W. (1980). A note on projective identification. *Journal of the American Psychoanalytic Association*, *28*, 43 – 67.

[13] Moore, B. , & Fine, B. (1968). *A glossary of psychoanalytic terms and concepts*. American Psychoanalytic Association.

[14] Plakun, E. , Sudak, D. , & Goldberg, D. (2009). The Y model: An integrated, evidence-based approach to teaching psychotherapy competencies. *Journal of Psychiatric Practice*, *15*, 5 – 11.

[15] Shapiro, D. (1989). *Psychotherapy of neurotic character*. Basic Books.

[16] Strupp, H. , & Binder, J. (1984). *Psychotherapy in a new key*. Basic Books.

[17] Viamontes, G. , & Beitman, B. (2006). Neural substrates of psychotherapeutic change, Part II: Beyond default mode. *Psychiatric Annals*, *36*, 239 – 246.

[18] Wachtel, P. (1993). *Therapeutic communication: Principles and effective practice*. Guilford Press.

第9章

认知行为策略和干预

认知和行为取向的干预可能是当今心理咨询和治疗实践中最常用的干预措施。然而，调查发现，大多数心理治疗师都认为折衷主义是他们的主要理论取向，认知行为治疗（CBT）被确定为第二常用的（Norcross，2005）。此外，认同其他治疗取向的治疗师也利用认知和行为的干预。例如，一些动力学取向的理论家和治疗师主张在动力学治疗过程中纳入认知行为干预，以实现特定的治疗靶点，如行为改变和发展人际交往技能（Binder，2004；Frank，1999；Magnavita，1997；Wachtel，1993）。

本章将描述许多最常用的认知干预和行为干预。第一节将重点介绍常见的认知干预，还会介绍认知重构，这可能是认知方法中最关键的治疗策略。第二节将重点介绍常见的行为干预。第三节将重点介绍新发展的超简干预（ultra-brief intervention）。

认知干预

本节将描述一个基本的认知治疗策略和一些常见的认知干预。在CBT和非CBT的治疗情境下，这些干预措施都是有用的。

认知重构的认知策略

认知重构是基本的认知策略之一，用以帮助来访者识别、挑战和修正适应不良的和歪曲的信念，从而使这些信念变得更具适应性（Beck，2021；Meichenbaum，1977）。认知重构通常被认为是使用认知行为策略的第一步。它帮助来访者开始觉察到自动思维模式及其对自我和他人的影响，改变他们处理信息和行为的方式，并学会修正他们对自我、他人和世界的信念。有各种各样的技术用于重构这些信念，包括：苏格拉底式提问、检查证据（即利弊分析）、认知驳斥、重新归因（即修改归因风格），以及认知预演（cognitive rehearsal）（Wright，Basco，& Thase，2006）。

自我监测

来访者被教授记录他们问题情境下的想法、感受和行为。这个过程不仅提供了有用的信息，而且还帮助来访者通过持续纪录来掌控他们的生活情境（Kanfer，1970）。虽然有一些来访者很容易进行持续的记录，但仍有另外一些来访者则需要督促和鼓励。让来访者知道，这种个人持续进行的记录与治疗中发生的分析过程很相似，是很有用的。来访者不断地自我进行这个过程，这是他们可以成为自己治疗师的第一步。这种干预包括来访者对情境、自身想法、感受及由此产生的行为进行书面记录。

识别信念的强度

使用打分技术来确定信念的强度是一个简单且有价值的干预（Beck，1995）。治疗师可以要求来访者评估他们旧信念的强度，然后评估新信念的强度。例如，旧信念是因为我没有得到最大的加薪，所以我是不成功的（信念强度 55%）；新信念是金钱只是衡量成功的一种方式（信念强度 75%）。信念很少能完全被削弱，但强度评分低于 30% 通常就足够了。接下来，焦点转移为打造一些自我加强的想法，而自我加强的想法挑战自我挫败的想法，或者与自我挫败的想法不相容。这些可能包括情境的应对陈述或积极的自我陈述。

功能失调思维记录

功能失调思维记录（dysfunctional thought record），也称为思维记录，是一个四栏表，用于识别和评价来访者的功能失调思维（Beck, 1995, 2021; Beck, Rush, & Emery, 1979）。在某种程度上，思维记录结合了自我监测和识别信念强度这两种干预元素。在治疗小节中，治疗师教授来访者使用四栏表来识别情境、负性感受、负性自动想法和更具适应性的想法。鼓励来访者在治疗小节间隔期也每天记录和追踪相同的数据信息。思维记录可以成为诱导认知变化的有力干预手段。

1. **识别令人困扰的情境**：在第一栏中，来访者描述困扰他们的事件或问题，如"应对高级统计考试的学习"。

2. **识别负性情绪**：在第二栏中，来访者具体说明他们的负性情绪，如悲伤、愤怒、沮丧、焦虑、内疚、无望；然后，对负性情绪的强度进行评分，从1%（最轻）到100%（最强），如"我永远也掌握不了这些东西，这完全超出了我的理解范围（95%）"。

3. **识别负性想法**：在第三栏中，来访者具体说明负性想法或与负性情绪相关的想法，即来访者确认自己对问题的看法，然后在第三栏写下这些想法，并记录对每一个想法的相信程度，从0%（一点也不相信）到100%（完全相信），如"80%"。

4. **识别适应性想法**：在第四栏中，来访者明确指出针对情境的一个适应性反应或更理性的反应；然后，评估他们对想法的相信程度，从0%（一点也不相信）到100%（完全相信），如"我只需要通过考试就可以了，不是必须要得A，我只需要学习一些要点，不用为细节焦虑（70%）"。

认知驳斥

认知重构中的一个关键干预是认知驳斥（cognitive disputation），即驳斥非理性或适应不良的信念。这种干预涉及用一系列逻辑的和实证的反驳来挑战这些信念（Ellis，1962；Ellis & Ellis，2019）。在使用此种干预时，治疗师主动挑战来访者的非理性信念，并教他们在两节治疗之间挑战自己的非理性思维。这样的挑战有两种类型：逻辑辩论和使用外部证据对比这些信念来进行检验。例如，逻辑辩论通常用一个问题开始挑战，如"如果生活不完全是你想要的那样，那又怎么样呢？"；使用外部证据进行检验，对非理性信念的挑战始于这样的一个提问，即"这种信念有什么具体的证据吗？"通过一系列具有挑战性的问题和反驳性的陈述，治疗师帮助来访者发展更具适应性的信念和理性思维（Ellis & Ellis，2019）。当满足两个条件时，这种干预可能会有效：第一，积极而牢固的治疗联盟已经建立；第二，来访者具有后形式思维（post-formal thinking）或结果性思维（consequential thinking）的认知能力。

检查证据

检查证据是一种认知治疗干预措施，用以帮助来访者质疑和挑战他们的自动思维（Beck，1995；Beck et al.，1979；Leahy，2003）。这种干预措施通常以苏格拉底式提问为框架。例如，一位有抑制性焦虑和抑郁的来访者可能会说："我的情况永远不会变好。"治疗师不会试图说服来访者事情会变好或提供一个动力学的诠解，而是会询问这样的问题："有任何证据表明未来情况可能会变化吗？"或者"你有没有另外一种方式思考自己的未来？"可以给来访者证据检查表（examining the evidence form），以便其在两节治疗之间使用。该表格有两栏，用来检查特定的信念：支持的证据和反对的证据（Leahy，2003）。这种干预会相当有效，尤其在合作经验主义的情况下使用更是如此。合作经验主义是一种普遍的治疗立场，在这种立场中，治疗师将来访者视为平等的伙伴，一起去处理问题和从科学方法的角度促进改变（Beck, 2021; Beck et al., 1979）。最后，尽管"检查证据"与"认知驳斥"看似相同，但两者是不同的。在认知治疗中，治疗师不会直接挑战自动想法，因为这违反合作经验主义。相反，"治疗师和来访者一起检查自动想法、检测其有效性和（或）有用性，并发展一个更具适应性的反应"（Beck, 1995, p. 108）。

认知行为替代

重构适应不良的信念（和修正适应不良的行为）是用更具适应性、帮助性的想法、解释和行为（即更有可能实现来访者期望结果的想法或解释和行为），替代适应不良或无益的想法、解释、行为。对于许多对认知重构干预措施（如认知驳斥）没有反应的来访者，认知行为替代可能是一种有效的干预措施。它改编自心理治疗的认知行为分析系统，适用于广泛的来访者和表现（McCullough, 2000; McCullough, Schramm, & Penberthy, 2014; Sperry, 2010, 2021; Sperry & Sperry, 2016）。

想法停止

当功能失调的想法反复出现且不能轻易关闭时，它们就尤其成问题（Wolpe, 1990）。这些想法被称作反刍思维，它们不断反弹回来，像滚雪球般增大，或者变成一种不断循环、似乎不可阻挡的持续评论。这个重复模式不仅增加了来访者的痛苦，而且会进一步侵蚀他们的个人控制感，这会导致更多的痛苦、无助和无望。想法停止（thought stopping）是一种有效的认知干预，用以抑制这种进展。治疗师可以教授来访者各种策略，使来访者减少痛苦并重新建立自我效能感。治疗师指导来访者在治疗小节中发展和实践一种或多种治疗策略，当他们觉察到这种反刍模式时，也可以在治疗小节之间使用这些策略（Cautela & Wisocki, 1977）。有几种策略被发现是有效的，其中包括想象一个停止标志、说或想"停止"一词、听铃声或警笛声，或者绷断绑在手腕上的橡皮筋。据推测，这些策略通过破坏功能失调、反弹回来、不断被激活的神经回路来削弱反刍模式。帮助来访者找到一个让想法停止的战术，既可以有效增强来访者的自我效能感，也能增强他们对治疗师和治疗过程的信心。

行为干预

本节介绍一些比较常见的行为干预措施。这些干预措施在 CBT 和非 CBT 背景下都是有用的。

暴露

暴露是一种干预措施，包括有意和长时间地接触所害怕的对象，同时主动阻止不良的回避行为，即反应预防。它使来访者面对一种刺激，这种刺激以前曾在来访者身上引发过不想要的行为或情绪反应。来访者在短期内会感到焦虑增加，但从长期来看，重复和递增地暴露于实体（现场）或来访者想象的恐惧刺激，焦虑和回避反应会消除。可以采用各种各样的暴露技术，包括系统脱敏（systematic desensitization）、引导式意象（guided imagery）、满灌（flooding）、内爆（implosion）（Goldfried & Davison，1994）。

系统脱敏

系统脱敏是一种常用且有效的干预措施，用来帮助来访者处理引发焦虑的情境（Wolpe，1990）。它类似于帮助患者处理过敏的药物治疗。在行为方面，来访者对特定情境变得过敏，感到焦虑并试图回避这种情境。脱敏过程则通过让个体在放松状态下体验引发焦虑的情境来"接种疫苗"。此过程建立对引发焦虑情境的耐受性或免疫力。通过将自己暴露于恐惧和焦虑中，来访者被淹没在不舒服的症状中。然而，症状很快达到顶峰并逐渐消失。当它们消退时，来访者往往会感到兴奋，而不是与焦虑相关的丢脸和羞耻。系统脱敏的两种形式是想象脱敏和实体脱敏。

学会放松是系统脱敏过程的第一步。放松是基于这样的观察，即个体在放松肌肉时，就可能减轻焦虑。一个常见的放松程序是深度肌肉放松，在此过程中治疗师要求来访者保持舒适状态并闭上眼睛。然后，治疗师教来访者通过绷紧和放松肌肉来系统地放松每个肌肉群，从而使肌肉紧张得到释放。治疗师用平静的声音来创造一个安全的环境。一旦来访者认识到肌肉紧张和放松之间的差异，他们可以很快地学习去打造一种放松的状态。来访者还可以学习去利用呼吸和想象来进行放松。例如，通过缓慢深呼吸，来访者可以闭上眼睛，想象他们在一个特殊的虚构或真实的地方，这个地方是能让他们放松的地方，比如海滩、草地或山顶。

随着来访者在帮助下建立了一个恐惧等级（即让来访者的紧张越来越强的一系列情境列表），脱敏继续进行着。例如，对于害怕坐飞机的来访者，列表中焦虑最低的情境可能是他们听到自己必须去旅行，而位于列表中间的情境可能是开车去机场，列表上焦虑程度更高的情境可能是在登机口等待登机。一旦制订了等级列表，治疗师要让来访者放松下来，然后要求来访者想象等级列表中引发最轻焦虑的场景。在完全想象情境的同时，来访者被要求继续专注于放松。当来访者想象场景可以进行20~25秒钟而没有意识到焦虑时，这个过程就转到列表中下一个引发更强恐惧的场景。通过将放松与等级逐渐增加的情境配对，这个过程不断持续。脱敏过程的速度取决于来访者在想象引发焦虑情境时完全放松的能力，这个过程的最后一步是帮助来访者在引发焦虑的现实情境中放松下来。

实体脱敏涉及与想象脱敏相同的原则和过程，但直接在场景中进行体验，而不是想象场景。例如，帮助一个有学校恐惧症的孩子建立他的恐惧等级列表。然后，孩子会被要求实际地体验每一个场景，从引发恐惧程度最低的场景开始，然后进行到最恐惧的场景。通常，治疗师和

（或）一名家庭成员将陪同孩子，并提供支持和指导。

有时，来访者发现快速体验场景太痛苦了，尤其是那些接近恐惧等级最高的场景。因此，暴露和脱敏过程需要更加灵活和逐步地进行。这让他们可以在焦虑变得过于强烈时停下来并后退。尽管如此，不断挑战他们的恐惧会使他们脱敏。研究表明，系统脱敏对于减少恐惧反应是非常有效的干预措施（Paul，1969）。

眼动脱敏和再加工治疗

眼动脱敏和再加工（eye movement desensitization and reprocessing，EMDR）治疗是一种旨在帮助来访者处理创伤回忆的干预措施（Shapiro，1995，2018）。这是一个信息处理程序，它关注过去的创伤经历，以及触发功能失调的情绪、信念和感觉的当前情境，还有可能触发来访者的未来情境。EMDR 有助于促进增强未来适应性行为和整体心理健康所需的积极改变。在治疗过程中，各种技术和方案用于帮助处理存储在来访者心中和身体里适应不良的信息。一个关键技术是使用双侧眼球运动、听觉音调或轻拍的双重刺激。在再加工阶段，来访者暂时关注过去的记忆、当前的触发因素或预期的未来体验，同时专注于一系列外部刺激。正是在这个阶段，来访者通常会体验到出现内省力、记忆变化或新联想。在开始后续的每一组训练之前，治疗师帮助来访者专注于合适的材料。经过 EMDR 过程后，来访者经常报告情绪困扰减少，躯体症状减少，认知内省增加（Shapiro，2018）。

行为预演

行为预演（behavioral rehearsal）是一种干预措施，用来帮助来访者学习针对特定情况的新反应模式。这种干预使来访者有可能尝试他们想要在真实生活中实施的一组行为，这个治疗设置为新行为的实践提供了一个安全的氛围。在治疗小节中，角色扮演用来模拟问题情境，启动新的行为模式，然后预演或练习它们，直到来访者能够在真实生活情境中有效地实施它们。角色转换是一个不可或缺的成分，其中治疗师扮演来访者的角色，并示范期望的行为，而来访者扮演的角色是那个与他相处有问题的人（Lazarus，1966）。通过实践或模拟，可以培养出来访者的勇气，使其在被要求的情境中实施行为。

例如，一位害羞且回避的来访者需要增加她的社会支持系统，并希望结交几个新朋友。在治疗中，来访者参与行为预演。在治疗小节中，她将练习眼神接触、发起对话、进行简短的交谈，以及邀请另一个人加入来访者的一次规定活动。治疗师的角色是提供方向、示范、鼓励、支持及反馈，使来访者能够发展所需的技能。

社交技能训练

在发展或学习那些用于解决他们呈现的问题的技能时，来访者经常需要直接的帮助。技能缺陷可能体现在自信、问题解决、沟通、交友技能、感受的识别和表达、共情、谈判和冲突解决（Goldfried & Davison，1994）。技能训练基于三个假设。第一个假设是，人际行为建立在一组技能的基础上，这些技能主要是后天习得的行为。第二个假设是，社交技能根据具体情境而定。重要的是，要知道文化和情境因素决定了社会规范或在特定情境下对个人的期望。第三个假设是，需要强化对社交技能的有效使用。换句话说，它们需要在社会环境中有效发挥作用。有多种方式可以帮助来访者学习新的更具适应性的人际交往技能模式，如自信的沟通。可以在个体治疗和团体治疗中进行技能培训，通常采用多种干预措施，包括指导、角色扮演、示范、反馈、社交强化及实践（Alberti，1977；Goldfried & Davison，1994；Sperry & Sperry，2018）。

自信训练

自信训练（assertiveness training）通常包括自信的沟通和自信的行为。

目标清晰是自信训练的重要成分，也是自信行为的必要前提。一旦他们的目标或意图是清晰的，来访者需要学会如何要求反馈、如何给予反馈，以及如何表达对他人观点的接受。自信是指个体在不侵犯他人权利的情况下主张自己的权利。第一个步骤是评估来访者的实际行为；其次是治疗师和来访者需要确定所希望的反应或目标；然后治疗师创建一个可以为来访者示范新行为的模拟情境；紧接着让来访者对着治疗师实践新的行为，之后再将新知识带入现实生活（Alberti，1977）。

问题解决训练

这个训练旨在帮助个体来访者、伴侣和家庭，开发更具建设性的方法来定义和解决他们的问题（Goldfried & Davison，1994）。它涉及三个必要的技能：①接收技能，包括注意和准确感知人际情境的线索和情境要素；②处理技能，包括产生替代选择的反应、权衡每个替代选择的后果，并选择最佳选项；③发送技能，或是使用所选择的选项进行有效的社交反应，这个反应整合了语言和非言语的行为（Urbain & Kendall，1980）。治疗师的角色是帮助来访者识别问题领域，并发展一个更好的反应方式。在治疗小节中要经常实践新的反应，还要识别和讨论潜在的问题或障碍。来访者会被敦促进行实践并在随后的治疗小节中报告效果。

沟通技能训练

有效的沟通包括三个基本成分（Myers & Smith，1995）：给出理解性的陈述、承担部分责任、提供帮助。理解性的陈述是在讨论中引入感受，尤其是共情。承担部分责任的陈述表明来访者愿意接受在创造或解决一个具体问题中的角色。加强沟通的最后一个方式是通过提供帮助实现的。总之，这些成分传递了想要改变的信息，请求者愿意在这个过程中积极地支持。各种方法被用于给个体来访者、伴侣和家庭教授有效的沟通技巧。这些包括直接指导、辅导、阻止特定类型的沟通、任务设置、避免反击和防御性的谈话、对来访者的沟通模式记录日志（Sherman，Oresky, & Rountress，1991）。沟通训练的预期结果是减少防御，开放更多沟通渠道。

超简干预

超简干预（ultra-brief intervention）是一种临床方法，被设计在不超过10～20分钟的极短时间内使用，以实现特定的临床结果。这些超简干预措施起源于行为治疗或CBT。无论治疗师的理论取向如何，也无论治疗师提供的是长程的还是非常短时的治疗，它们都可以很容易地被合并入临床实践中。一些大学的课程项目已经开始成功教授这些超简干预，从而为心理健康专业的学生和实习生在心理健康和综合行为健康照护环境中的工作做好准备。

表9.1简要介绍了其中8种干预措施。关于适应证、临床实施策略和每种干预措施的案例的更多信息可以在Sperry和Binensztok（2019）的著作中找到。

表 9.1　超简干预措施及说明

干预措施	说明
行为激活	通过替代和激活健康行为来帮助来访者打破不活动和回避的循环
行为试验	帮助来访者在现实世界中使用计划好的活动来检验信念或预测
行为自我分析	帮助来访者根据ABC模型分析行为和情境：A是先于行为的先行事件或激活事件；B是行为；C是行为之后的结果或效果
呼吸控制	帮助来访者减缓呼吸和恢复有规律的呼吸节奏，以减轻与压力相关的症状
认知去融合（cognitive defusion）	帮助来访者远离有麻烦的想法，而不是去驳斥或重构它们

干预措施	说明
习惯消除 （habit reversal）	通过竞争性反应来帮助来访者减少抽搐、口吃、拔头发和抠皮肤，从而抑制不必要的行为
正念	帮助来访者不加评判地关注当下的干预，从而减少压力、焦虑、情绪症状和盲目的行动
刺激控制	帮助来访者识别在改变行为之前的因素（刺激），然后采取措施改变带来预期结果的因素

小结

　　本章概述了一些最常见的认知干预、行为干预和超简干预。这些干预措施已经被许多理论取向的治疗师广泛使用。

参考文献

［1］Alberti, R. （1977）. *Assertiveness: Innovations, applications, and issues*. Impact Publications.

［2］Beck, A., Rush, A., & Emery, G. （1979）. *Cognitive therapy for depression*. Guilford Press.

［3］Beck, J.S. （1995）. *Cognitive therapy: Basics and beyond*. Guilford Press.

［4］Beck, J.S. （2021）. *Cognitive behavior therapy: Basics and beyond* （3rd ed.）. Guilford Press.

［5］Binder, J.L. （2004）. *Key competencies in brief dynamic psychotherapy: Clinical practice beyond the manual*. Guilford Press.

［6］Cautela, J., & Wisocki, P. （1977）. The thought-stopping procedure: Description, application, and learning theory interpretations. *Psychological Record*, 1, 255－264.

［7］Ellis, A. （1962）. *Reason and emotion in psychotherapy*. Lyle Stuart.

［8］Ellis, A., & Joffe Ellis, D. （2019）. *Rational emotive behavior therapy* （2nd ed.）. American Psychological Association. https://doi.org/10.1037/0000134-000.

［9］Frank, K. （1999）. *Psychoanalytic participation*. Analytic Press.

［10］Goldfried, M., & Davison, G. （1994）. *Clinical behavior therapy* （expanded edition）. Wiley.

［11］Kanfer, F. （1970）. Self-monitoring: Methodological limitations and clinical applications. *Journal of Consulting and Clinical Psychology*, 35, 148－152.

［12］Lazarus, A. （1966）. Behavioral rehearsal vs. non-directive therapy vs. advice in effective behavior change. *Behavior Research and Therapy*, *4*, 209 - 212.

[13] Leahy, R. (2003). *Cognitive therapy techniques: A practitioners's guide*. Guilford Press.

[14] Magnavita, J. J. (1997). *Restructuring personality disorders: A short-term dynamics approach*. Guilford Press.

[15] McCullough, J. (2000). *Treatment for chronic depression: Cognitive behavioral analysis system of psychotherapy*. Guilford Press.

[16] McCullough, J., Schramm, E., & Penberthy, J. K. (2014). *CBASP as a distinctive treatment for persistent depressive disorder*. Routledge.

[17] Meichenbaum, D. (1977). *Cognitive behavior modification: An integrative approach*. Plenum.

[18] Myers, R., & Smith, J. (1995). *Clinical guide to alcohol treatment*. Guilford Press.

[19] Norcross, J. (2005). A primer on psychotherapy integration. In J. Norcross & M. Goldfried (Eds.), *Handbook of psychotherapy integration* (2nd ed., pp. 3 - 23). Oxford.

[20] Paul, G. (1969). Outcome of systematic desensitization. In C. Franks (Ed.), *Behavior therapy: Appraisal and status*. (pp. 29 - 62). McGraw-Hill.

[21] Shapiro, F. (1995). *Eye movement desensitization and reprocessing: Basic principles, protocols and procedures*. Guilford Press.

[22] Shapiro, F. (2018). *Eye movement desensitization and reprocessing: Basic principles, protocols and procedures* (3rd ed.). Guilford Press.

[23] Sherman, R., Oresky, P., & Rountress, Y. (1991). *Solving problems in couples and family therapy*. Brunner/Mazel.

[24] Sperry, J., & Sperry, L. (2018). *Cognitive behavior therapy in counseling practice*. Routledge.

[25] Sperry, L. (2010). *Highly effective therapy: Developing essential clinical competencies in counseling and psychotherapy*. Routledge.

[26] Sperry, L. (2021). *Pattern focused therapy: Highly effective CBT practice in mental health and integrated care settings*. Routledge.

[27] Sperry, L., & Binensztok, V. (2019). *Ultra-brief cognitive behavioral interventions: The cutting-edge of mental health and integrated care practice*. Routledge.

[28] Sperry, L., & Sperry, J. (2016). *Cognitive behavioral therapy of DSM - 5 personality disorders: Assessment, case conceptualization, and treatment* (3rd ed.). Routledge.

[29] Urbain, E., & Kendall, P. (1980). Review of social-cognitive problem solving interventions with children. *Psychological Bulletin*, *88*, 109 - 143.

[30] Wachtel, P. (1993). *Therapeutic communication: Principles and effective practice*. Guilford Press.

[31] Wolpe, J. (1990). *The practice of behavior therapy* (4th ed.). Pergamon.

[32] Wright, J., Basco, M., & Thase, M. (2006). *Learning cognitive-behavior therapy: An illustrated guide*. American Psychiatric Press.

第 10 章

系统性策略和干预

为什么一本表面上以个体心理治疗实践为导向的书有一章是关于系统性策略和干预的呢？原因有三：第一，在家庭治疗和个体治疗的背景中，焦点解决治疗（SFT）是最常用的系统性治疗形式。事实上，一些治疗师仅仅针对个体来访者使用 SFT。第二，许多主要接受个体治疗实践培训的治疗师，偶尔会与个体来访者的家人或其配偶进行商讨。通常，这是一次单独的会谈，以收集附带信息，争取伴侣或家庭成员对来访者治疗的支持，或者进行重点干预。某种程度上，对具备一些系统性干预能力的治疗师来说，他们在这样的商讨会谈中可能更有效、自信。第三，也是最重要的一点，许多系统性干预措施可以作为对个体来访者的有效辅助治疗。其中，有一种措施被称为干预性询问策略（interventive query strategy），在个体治疗和系统性治疗情境中同样有效。尽管最初它是在系统性治疗中开发和使用的，但它可以纳入任何治疗方法中并作为有效的辅助手段。例如，打分问题是询问策略的一种形式，通常被大多数理论取向的个体治疗师使用，但他们并没有意识到它是一种系统性的干预。

本章将首先讨论改变适应不良关系模式的六个相对常见的系统性策略。除了应用于伴侣治疗和家庭治疗（Montesano et al.，2014），这些特定的策略也可以用于个体治疗。本章还将描述干预性询问策略的临床应用和价值，并提供在个体治疗、伴侣咨询和家庭咨询中使用的八种介入式询问的临床概述和示例。

改变关系模式的干预措施

适应不良的关系模式会对个人、伴侣和家庭的幸福造成显著的损害。有时，通过一种适当的策略可以相对容易地改变这些习惯性关系模式，而在其他时候，模式比较难以改变（Gehart，2009）。以下是源自系统性取向的一些改变关系模式的策略。这些策略在个体治疗、伴侣和家庭咨询、治疗设置中都有一席之地。

- **重新构建框架** 是一种将呈现的问题置于不同视角的策略。事件的事实不会改变，但可以从新的角度看待情境的意义。一个事件或情境的原初意义被置于新的语境中，在新的语境中可能有一个同样合理的解释（Minuchin，1974）。家庭通常以一种似乎没有可行解决方案的方式看待问题。当他们使用了一个不同的方式或者从一个新的角度看待问题时，新的视角使得家庭可以有效地处理问题。这通常涉及给消极行为赋予积极的内涵。重新构建框架是一项重要的关系技能，因为每个行为都有利有弊。一般认为，通过接受一种行为，人们往往会减少这种行为（Madanes，1981）。重新构建框架并不会改变情境，但意义的变更却带来了改变的可能性（Piercy & Sprenkle，1986）。例如，当伴侣看起来心不在焉时，实际上他可能是在思考刚刚说的话；治疗师把被指责为唠叨的母亲重新定义为是有强烈兴趣和关心他人的母亲。治疗师以一种不同且积极的参照框架来反馈这种行为模式，这样来访者就会以不同的方式看待它。通过从另一个角度来看待当前的状况，让他们可能以不同的方式对此进行思考和感受。这可能会产生以不同的方式处理问题的必要动机。
- **重新贴标签** 包括用一个正面的形容词来代替许多功能失调家庭的

指责立场中使用的负面形容词。例如，妻子说丈夫控制欲强，而治疗师则重新贴标签说丈夫负担过重。这将丈夫的行为重新标签为家庭结构的一部分。然后，治疗师可以帮助家庭以更公平的方式划分家庭责任。这种策略与重新构建框架非常相似（Sherman, Oresky, & Rountress, 1991）。

- **造成不平衡**　是指在一段关系中制造不平衡的一种策略。就治疗而言，当治疗师利用他们的权威和权力通过支持冲突中的一方来打破僵局时，就会造成不平衡。这不是随机完成的，而是必须精准地运用以挑战规则、互动模式或其他使家庭陷入困境的倾覆因素。造成不平衡挑战的是系统而不是个体。这种策略的目标是改变子系统内成员的关系（Hanna & Brown, 1999）。一些治疗师可能难以接受这个概念，因为它代表着站队，与治疗师的中立背道而驰。然而，重要的是要注意，治疗师不是判断谁对谁错，而是使不健康的僵局失去平衡。

- **边界重组**　是一种通过增加接近度或距离来重新调整边界的策略。功能失调关系的特点是边界过于僵硬或弥散（Minuchin, 1974）。在非常亲密或高度纠缠的家庭中，治疗师加强子系统之间的边界，并试图提高家庭成员的独立性。例如，敦促家庭成员为自己说话，任何试图插话的人都会被阻止。当治疗师不得不帮助父母阻止孩子打断他们的对话时，这种情况就会出现。情感疏远或疏离的家庭回避冲突，以尽量减少彼此之间的互动。治疗师必须防止逃跑或回避，并帮助家庭成员学会面对彼此。这就涉及学习首先直接表达感受，然后通过积极的互动来解决问题（Minuchin & Fishman, 1981）。

- **悖论**　是一种策略，就是如果遵循它会导致与预期相反的结果。这是一种认知建构，它使家庭成员挫败或困惑，以至于他们寻找替代目前处境的办法，或者允许他们做已经在做的事情，目的是消除或减少阻抗（Haley, 1976）。例如，一对非常冲突的伴侣可能会被要求在一周中安排特定的争吵时间，或一对非常回避冲突的伴侣可能会被要求在一周内主动抵制向对方谈论负面感受。与个体治疗一样，当伴侣遵循这些建议时，他们可以获得对特定问题的驾驭感和掌控感；当他们抗拒遵循建议时，可能会产生积极的个人变化或关系变化。所以，如果让冲突的伴侣在一定程度上抵制安排冲突，他们可能会变得不那么冲突；而通过主动要求回避冲突的伴侣避免谈论消极感受，他们可能会开始谈论那些感受。毋庸置疑的是，使用悖论必须要小心谨慎。经验丰富的治疗师仅限于对他们认为会从中获益的个人、伴侣或家庭使用这种策略（Boscolo et al.，1987；Sherman et al.，1991）。

干预性询问策略

传统上，治疗被认为有两个阶段：诊断阶段和治疗阶段。诊断阶段的目的是获取信息，而治疗阶段的目的是利用这些信息来促进内省、改变信念和行为。此外，在诊断阶段完成之前，治疗阶段不会开始。现今，治疗更有可能被视为在两个阶段（实际上是在治疗的所有阶段）促进改变的过程。干预性询问策略，最初被称为干预性访谈（Tomm，1987a，1987b），是一种通过框定问题来促进治疗性改变的诊断和治疗策略，这些问题不仅能引出有用的信息，同时在来访者处理和回答这些问题时激发他们内在的变化。在回答治疗师问题的过程中，来访者内在开始发生各种变化。例如，通过循环问题来扩展或更改来访者的参考框架，通过赋权问题来触及个体的自我效能感，或通过反义疑问式问题（reflexive questions）来调动来访者解决问题的技能。

干预性访谈过程是短路径的，它不是花一两个治疗小节询问几个诊断性、寻求信息的问题，来作为建立构想和治疗计划的基础，然后在后续的治疗小节中跟进治疗性问题和干预措施；而是治疗师在询问一两个诊断性问题后，再问一两个适当的干预性问题。因此，在第一节治疗中，治疗性改变和进展可能会发生，并且应该是可以被预期的（Sperry，1997）。

尽管这种干预策略最初是在系统性治疗中发展起来并使用的,但它在个体治疗中也有相当大的价值。因此,接受过个体治疗取向培训的治疗师可以利用这种干预性提问策略来增强对个体来访者的治疗效果,并提高对伴侣或家庭进行咨询的有效性。

诊断性线性问题

在详细描述如何使用此干预性策略之前,治疗师有必要将其与传统的诊断策略区分开来,传统的诊断策略依赖于诊断性线性问题(diagnostic-linear questions)。如前所述,诊断性线性问题是寻求信息的问题而不是引发改变的问题,而干预性询问提的主要是引发改变的问题(Tomm,1987a)。诊断性线性问题的典型示例为:"你会如何描述你的抑郁?""用1~10分来打分,你会给你的抑郁打几分?"这两个问题都有诊断价值,但几乎没有治疗价值。相反,当这些诊断性线性问题与干预性问题相结合时,其临床和治疗价值则呈几何级数增长。

干预性询问策略的问题

与此类诊断性线性问题相反,本节将描述和说明八种不同类型的干预性提问或询问,而它们在个体治疗、伴侣和家庭咨询中非常有用。接下来将简要介绍这些问题及其功能,并举例说明它们在个体治疗、伴侣和家庭咨询中的应用。

- **循环提问**

说明:循环提问对于理解和绘制个体的关系世界地图相当有用。这类提问是基于对现实或因果关系的循环,而非线性观点。例如,在线性因果关系中,可以说事件A影响事件B,但不是反之亦然。然而,从因果关系的循环观点来看,可以说事件A影响事件B,但同时,事件B也影响事件A。

作用:这些提问最有助于引出把个体联系起来的关系模式的类型和程

度（Tomm，1987a）。它们是关于比较或差异的问题，并形成对具体生活环境和影响重新构建框架的基础。可以推测，在应对治疗师的循环提问时，来访者扩展了他或她以前对情境的负面看法。治疗师的作用是促使来访者以一种新的方式重新构建这种令人困扰的关系或症状。

临床示例

个体治疗："除了你，还有谁担心你女儿的抑郁症？谁更担心，是你还是你丈夫？当女儿抑郁时，你是如何应对的？你如何回应她的反应？你丈夫对此有何反应？"

伴侣和家庭咨询："当你开始用那种语气说话时，你的伴侣是怎么回应的？你如何回应她的反应？"（对伴侣）"你就是这样体验的吗？当你变得安静时，伴侣是向你靠近还是离得更远？你们对此的看法是相似的还是不同的？"

● **反义疑问式提问**

说明：与循环提问一样，反义疑问式提问也是基于现实的循环假设。这些问题要求听者从人物、地点或时间的角度转换到一个不同的参照点。因此，反义疑问式提问帮助个体产生新的观点和语境。

作用：这些提问是有用的，以一种间接或常规的方式影响来访者、伴侣或家庭（Tomm，1987b, 1988）。其目的是调动听者自己的问题解决过程。这些问题促使听者重建意义或转换语境。这类提问鼓励听者思考其当前观念或行为的含义，并考虑替代选择。治疗师的角色是引导来访者调动自己的智力资源或情感资源，来解决以前无法解决的问题。

临床示例

个体治疗："假设这个治疗是成功的，将来某一天你回忆它时，你会认为什么是转折点？""假设你想象自己摆脱了抑郁，那会是什么样子？"

伴侣和家庭咨询："假设你告诉他，你有多担心他及他的抑郁，你认为他会怎么想和怎么做？""仅仅假设他对你的家人很愤恨，但又害怕你注意到，你怎样让他相信谈论这件事是安全的呢？"

- **策略式提问**

说明：虽然策略式提问是策略性治疗方法的支柱（Haley，1976），但它们也是干预性访谈的重要成分。策略式提问本质上是指导性的，旨在对来访者、伴侣或家庭产生修正性影响。治疗师的指导性通常会被掩盖，因为修正性陈述以问题的形式被包装起来了（Tomm，1988）。虽然一些来访者可能会对被问到这种问题而感到愤怒，而另一些来访者则发现它与他们典型的互动模式非常兼容。与其他干预性提问不同，策略式提问本质上是线性提问。

作用：这些提问有助于在一个治疗方向上改变个体的行为。虽然这类提问是基于因果关系的线性假设，但它假设当治疗师发现功能失调时，他们可以继续修正或改变它。策略式提问是一种公开或隐秘地影响个体、伴侣或家庭的强有力模式。治疗师的角色是以间接的方式去面质来访者对改变的阻抗。

临床示例

个体治疗："你什么时候才会不再那么悲观地谈论你的未来？""这种找借口的习惯对你来说是新鲜事吗？"

伴侣和家庭咨询："你为什么不和丈夫谈论你的担忧，而是和女儿说这些？""如果你建议她下周每天早上做早餐，而不是在床上一直躺到中午，会发生什么？""你是更想确保她每天早上起床，还是与她面质你对她可能服药过量的恐惧？"

- **赋权式提问**

说明：赋权式提问对于找出来访者的优势并扩展他们过去在心理治疗内外取得的成功特别有用。Talmon（1990）、White 和 Easton（1990）已经说明了几个提问的类型，一旦来访者或家庭将他们的问题和担忧在某种程度上与他们自己分开来，这些问题可用于赋权和重建自我。在这方面，赋权问题类似于外化问题。

作用：通过利用来访者以前的知识、经验和在生活其他领域取得的成功，这些提问有助于激发来访者的自我效能感，并让他们承担起当前的治疗任务。治疗师的角色能激发出来访者的力量和自我效能感，让他们相信，尽管困难重重，但生活也许可以是不一样的。

临床示例

个体治疗："在那些你偶尔不抑郁的时候，你在想什么？""当你看到自己拒绝接受抑郁的生活方式时，那么这说明了你是个怎样的人呢？"

伴侣和家庭咨询："暂时想象一下，你可以完全控制女儿的行为，你会采取什么不同的做法？""如果你能想到在正确的方向迈出很小但很重要的一步，这一步会对你们的关系回到正轨带来一丝希望，那会是什么？"

● **打分式提问**

说明：这些需要隐喻性描述的问题必须被量化。临床经验表明，个体受益于把他们的问题看作是连续的，而不是二分法的。

作用：打分式提问有助于个体和治疗师对问题或解决方案各方面的强度进行评估（de Shazer, 1988; Quick, 2012）。问题的一般形式是，"在 1～10 的范围内，10 代表最糟糕的问题，1 代表最小的问题，你对目前的问题打多少分？"通过使用这种类型的提问，治疗师能够更准确地评估来访者对症状带来的痛苦、损害和进展到改变的感知程度，而不是通过问不那么聚焦的问题来评估。

临床示例

个体治疗："在 1～10 的范围内，10 意味着我会尽一切努力，1 意味着我什么都做不了，你今天对于解决这个问题的准备程度，你打几分？""什么会让你的准备度上升 1 分？或下降 1 分？"

伴侣和家庭咨询："如果我（治疗师）问你的妻子她怎么评价你对改变的准备程度，在 1～10 之间，她会怎么猜你的评分？你怎么解释这个差异？"

"在 1～10 的范围，10 表示你们已经完全实现了你来接受伴侣治疗的目标，1 表示你们还没有开始，你对自己今天的评分是多少？（这对伴侣说：5。）你们需要做什么才能从 5 变到 6？"

打分式提问也可以促进治疗过程，不断接近真正"以来访者为中心"或"来访者驱动"这个由来已久的理想（Berg，Sperry，& Carlson，1999）。这是因为打分式提问评估的是来访者的理想状态，而不是治疗师的理想状态，即什么才是充分解决来访者当前问题或担忧的方法。由于来访者在自己的标尺上评分，而不是在治疗师的专家标尺上评分，治疗师可以问"对于带着 6 分的情绪生活你感到满意吗？"如果来访者说"是的，目前情况已经很好了"，治疗师不必因为来访者没有把目标设定在 7 或 8 分而感到失望，这可能是治疗师对来访者的理想值。这种提问不仅是一种非常有效的干预方法，也是对来访者的一种尊重。治疗师可以对来访者说："我知道你清楚自己想要什么，我知道你明白什么对你有好处，所以你只要告诉我就行了。"由此可见，治疗师不必承担为来访者提供正确解决方案或答案的所有责任，因为大部分责任都交还给了来访者。这截然不同于说"我知道什么对你有好处，可以让你的情绪提高到 7 或 8 分。"

- **例外提问**

说明：这种类型的提问假设是在某些时间和情境下来访者的问题或症状没有出现，并试着了解那些时间和情境是否能成为进一步改变的基础。这种类型的提问强调来访者任何未识别的成功的行动，这些行动可以通过某种方式影响治疗的进展。

作用：例外提问有助于突出未被识别的来访者成功的努力（Berg & Miller，1992）。例外提问假设来访者自己可以且确实做出了改变，但是来访者可能会忽略这些改变，除非它们被治疗师注意到。它还假设重要的变化可能已经发生，甚至先于第一节治疗发生了。治疗师在利用这种提问时起到的作用是强调成功的努力，无论它有多小，这对于鼓励来访者继续艰难和痛苦的治疗过程是极其重要的。

临床示例

个体治疗："与你的症状不那么强烈或明显时的情形有什么不同？是什么可能导致这些例外情况？它们是如何发生的？""在过去的一周里，

有过没有出现问题的情形吗?""有没有几次问题差点出现了,但你成功地化解了?"

伴侣和家庭咨询:"有时候伴侣会注意到在他们打电话预约时和他们的第一节治疗之间他们的情况有变化。你们注意到有哪些变化吗?""你说,自从我们上次会面以来,你们的争吵和战斗没有什么变化。那么,为了不让情况变得更糟,你们可以做些什么呢?"

- **结果式(包括奇迹)提问**

说明:来访者过早地终止治疗的原因之一是他们对治疗不满意。通常,这意味着治疗师和来访者对治疗有不同的目标。当治疗目标没有被讨论和明确,而且治疗师和来访者之间几乎没有或没有统一目标,治疗就不可能成功和令人满意。"奇迹问题"(de Shazer,1988;Quick,2012)是一种结果式提问的类型。

作用:这些提问有助于引出和具体说明来访者的目标或改变的终点(Berg & Miller,1992)。治疗师使用这种提问形式的作用是帮助来访者澄清和明确他们对心理治疗结果的具体期望。

临床示例

个体治疗:"如果你没有对别人说,谁会注意到你在治疗方面取得了进展? 他们会注意到什么?"

假设在今晚的半夜,一个奇迹发生了,让你来接受治疗的问题解决了。但是,因为它是在你睡着的时候发生的,你对此没有意识到。当你明天醒来的时候,有哪些情况会让你知道问题已经解决了? 表明这种情况正在发生的第一个迹象是什么?

伴侣和家庭咨询:"当你们都从伴侣治疗中得到了想要的东西时,你们会怎样知道?""如果我们有摄像机可以把你们关系变好的时候都录下来,在录像带上我们会看到你们俩在做什么?"

- **应对式提问**

说明:在一些治疗的过程中,很明显,如果有例外,也很少存在有用的例外，或者来访者感到如此绝望以至于无法想象治疗的积极结果，所以无法回答结果的问题。相反，来访者可能会报告有自杀念头或计划。当情况看起来不妙，或者来访者对改变越来越绝望时，这就到了探索来访者应对策略的时候。在探索应对策略的过程中，从来访者有能力英勇地应对艰难的外部影响的角度，间接对来访者的生活重新构建框架（Berg & Miller，1992）。

作用：应对式提问探索了来访者的应对策略和他们过去在做出个人改变方面的成功。在使用这种提问形式时，治疗师的角色是帮助来访者去探索那些他们成功地做出并坚持改变的时刻，以及来访者在那些情形下采用的自我管理、解决问题和关系技能。

临床示例

个体治疗："你正在做些什么来防止你的抑郁真的击垮你？你做了些什么来克制伤害自己的冲动？你是如何设法阻止事情变得更糟的？"

伴侣和家庭咨询："考虑到你那么担心你儿子的癌症，你们俩是如何维持每天的生活的？有这些经济负担和孩子们的问题，你们是怎么做到维持婚姻的？"

利用干预性询问的策略

一些干预性提问，如结果式提问和打分式提问，特别有助于使治疗过程更加聚焦、更少模糊性。打分式提问可能是最常用于澄清治疗师与来访者互动的干预措施。当来访者和治疗师感觉似乎在谈论同一个现实，但双方又都不确定时，问一两个打分问题可以减少模糊感和不确定性。还有，双方对于改变状况都没有感到特别有希望或有力量时，可以连续进行打分式提问。例如："你对最近一周的情绪如何进行打分，1～10，1是最差，10是最好？"（来访者："4。"）"你能做些什么，可以把它提高到5或6？"这种提问可以引发一场非常具体且不同的讨论。然而，如果治疗师预测性地询问："你最近心情怎么样?"（来访者："相当糟糕。"）"你觉得为什么会这样?"（来访者："我不确定。"）这种提问则不会引发这种讨论。

治疗师对询问类型的选择通常是根据情境需求来决定的，例如：

（1）当来访者感到过于气馁和无助时，考虑使用应对、赋权和积极描述提问。

（2）当来访者对做出改变感到害怕或矛盾时，考虑使用外化和例外提问。

（3）当来访者出现停滞不前，并且抗拒向他们的结果目标前进时，考虑使用策略式提问，尤其是在治疗性面质和临床诠释并不是特别有效时。

（4）当需要获得内省或另一参考框架时，考虑使用循环提问和反义疑问式提问。

（5）最后，注意在治疗进程的任何时点使用打分式提问，以评估来访者对痛苦、损害、动机、对改变的准备，以及朝着治疗目标进展的感知程度（Sperry, Carlson, & Kjos, 2003）。

Tomm（1987a, 1987b, 1988）对干预性访谈治疗提供了更全面的陈述。

小结

系统性策略是打断和改变无效关系模式的有效方法，其中的一些策略也能有效地改变个体的模式。本章描述并举例说明了一些策略，不仅可以作为个体治疗中的辅助干预措施，也可以用于伴侣和家庭咨询。

参考文献

［1］Berg, I., & Miller, S. (1992). *Working with the problem drinker*. Norton.

［2］Berg, I., Sperry, L., & Carlson, J. (1999). Intimacy and culture: A solution-focused perspective. In J. Carlson & L. Sperry (Eds.), *The intimate couple* (pp. 33 - 40). Brunner/Mazel.

［3］ Boscolo, L., Cecchin, G., Hoffman, L., & Penn, P. (1987). *Milan system family therapy*. Basic Books.

［4］ de Shazer, S. (1988). *Clues: Investigating solutions in brief therapy*. Norton.

［5］ Gehart, D. (2009). *Mastering competencies in family therapy: A practical approach to theories and clinical case documentation*. Brooks/Cole.

［6］ Haley, J. (1976). *Problem-solving therapy*. Jossey-Bass.

［7］ Hanna, S., & Brown, J. (1999). *The practice of family therapy: Key elements across models*. Brooks Cole/Wadsworth.

［8］ Madanes, C. (1981). *Strategic family therapy*. Jossey Bass.

［9］ Minuchin, S. (1974). *Families and family therapy*. Harvard University Press.

［10］ Minuchin, S., & Fishman, H. (1981). *Family therapy techniques*. Harvard University Press.

［11］ Montesano, A., Feixas, G., Muñoz, D., & Compañ, V. (2014). Systemic Couple Therapy for dysthymia. *Psychotherapy*, *51*(1), 30 – 40.

［12］ Piercy, F., & Sprenkle, D. (1986). *Family therapy sourcebook*. Guilford Press.

［13］ Quick, E. K. (2012). *Core competencies in the solution-focused and strategic therapies: Becoming a highly competent solution-focused and strategic therapist*. Brunner-Routledge.

［14］ Sherman, R., Oresky, P., & Rountress, Y. (1991). *Solving problems in couples and family therapy*. Brunner/Mazel.

［15］ Sperry, L. (1997). The rediscovery of interventive interviewing. In J. Carlson & S. Slavik (Eds.), *Techniques in Adlerian Psychology* (pp. 107 – 110). Accelerated Development/Taylor & Francis.

［16］ Sperry, L., Carlson, J., & Kjos, D. (2003). *Becoming an effective therapist*. Allyn & Bacon.

［17］ Talmon, M. (1990). *Single-session therapy*. Jossey-Bass.

［18］ Tomm, K. (1987a). Interventive interviewing: Part Ⅰ. Strategizing as a fourth guideline for the therapist. *Family Process*, *26*, 3 – 13.

［19］ Tomm, K. (1987b). Interventive interviewing: Part Ⅱ. Reflexive questioning as a means to enable self-healing. *Family Process*, *26*, 167 – 183.

［20］ Tomm, K. (1988). Interceptive interviewing: Part Ⅲ. Intending to ask lineal, circular, strategic, or reflective questions? *Family Process*, *27*, 1 – 16.

［21］ White, M., & Easton, D. (1990). *Narrative means to therapeutic ends*. Norton.

第六篇

核心临床胜任力 V：
干预评估与结束治疗

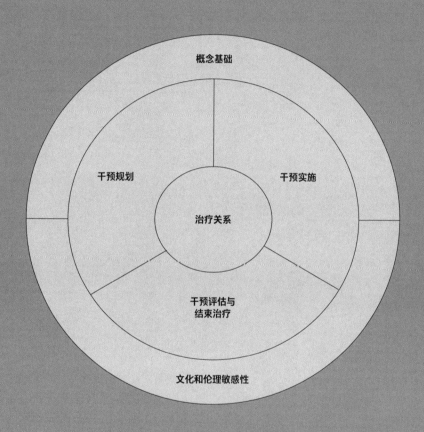

第 11 章

结果评估

在这个讲究问责的时代，治疗师被期待既提供有效的治疗，也要证明其有效性。有多少治疗师和受训者能达到这一期待呢？显然，并不是很多，因为大多数治疗师和受训者在监测和评估其工作质量和效果方面的培训和经验都相对较少。事实上，许多培训项目一直忽视和回避处理这一核心胜任力，即使它与其他核心胜任力密不可分。另一方面，非常称职且有效的治疗师在每一个治疗小节中会经常问自己："我现在做的干预对来访者有益处吗？"（Persons，2007）。

此外，研究结果越来越多地支持治疗监测和评估的重要性和必要性，尤其是持续的治疗监测。尽管本章后续部分会回顾几项研究，但有一项研究几乎说明了一切。根据一项荟萃分析的结论，相比于治疗师不监测结果，当治疗师在每个治疗小节中都收集并回顾测量结果时，来访者具有更好的治疗结果（Lambert et al.，2003）。这项研究和其他研究都在表明：有效且称职的心理治疗实践需要持续监测治疗结果。

本章将聚焦于两项胜任力——监测和评估治疗有效性。首先，在心理治疗实践各种形式评估的大背景下会介绍持续评估（治疗监测）和最终结果评估（治疗评估）。然后，将简要回顾过早终止，以及结果监测和来访者反馈在消除来访者脱落中的作用。接下来，将介绍可纳入临床实践的各种治疗结果测量和来访者反馈，并讨论如何在临床督导情境中使用治疗结果测量来加强督导者的反馈。最后，将回顾三种最常用治疗方法的治疗监测和评估观点，且同样会用一个案例来说明这些要点。

结果评估胜任力

本章讨论了包括结果评估在内的两项基本临床胜任力，它们都与干预评估和结束治疗这种核心胜任力相关。

监测进展情况并相应修正治疗

这项胜任力涉及有能力使用各种方法评估来访者的治疗进展，然后根据反馈适当修正治疗焦点和方向。

利用督导来监测和评估治疗进展

这项胜任力涉及有能力有效地利用临床督导来分享和接受关于来访者治疗进展的反馈，然后根据反馈适当修正治疗焦点和方向。

另一种评估：治疗监测

第5章介绍了三种评估类型，即诊断性评估、基于理论的评估和基于模式的评估。这些相当于所谓的初始评估。实际上，还有另外两种评估，即持续评估和最终结果评估。持续评估（也被称作形成性评估）是指在治疗过程中对特定治疗指标进行监测，通常是在每节治疗或其他规定的时间间隔（如每隔一节治疗或每三节治疗）进行评估。这类评估的目的是为治疗师提供信息；提供对既定指标的实时评估，如有关治疗联盟、特定症状、功能水平、其他进展或缺乏进展的指标，使治疗师能够对治疗目标、治疗焦点或干预措施做出适当的进程修正（Sperry,Carlson, & Kjos, 2003）。第五种评估，即最终结果评估，是对治疗过程中取得或未取得结果的总体评估（也被称为总结性评估）。这种评估可能涉及以前测和后测方式进行的标准化测量。例如，在以抑郁为主要问题的案例中，将治疗结束或接近结束时的贝克抑郁量表（Beck depression inventory）得分与治疗开始时的该量表得分进行比较。或者，这可能涉及从最初的治疗目的和目标的角度对治疗结果进行回顾。第 12 章将扩展对最终结果评估的讨论。本章的其余部分主要侧重于持续评估的各种类型。

从过早终止到积极的治疗联盟和治疗结果

令许多受训者感到惊讶的是，有些来访者提早终止了治疗并且他们的终止往往是突然的、计划外的（至少对治疗师而言是这样的），而且有违于治疗师建议的。据已发表的数据来看，来访者的脱落率估计在 30%～60% 之间（Reis & Brown, 1999）。对几项关于过早终止心理治疗的研究进行的系统分析表明，这是一个严重的问题，其平均脱落率为 47%（Wierzbicki & Pekarik, 1993）。另外一项对多研究的综述发现，至少 65%～80% 的来访者在第 10 次治疗前终止了治疗；在青少年和少数族裔来访者中，这一比例更高（Garfield, 1994）。过早终止治疗除了会对处于困境中的来访者造成潜在的有害影响外，也会限制受训者发展对心理治疗中期和后期胜任力的机会。那么为什么来访者会过早地离开治疗呢？最近，关于治疗脱落的几项研究发现了一些原因，包括虐待史、人际关系困难、共病精神疾病的诊断、认知功能障碍、法律问题、治疗师或治疗本身的问题（Aubuchon-Endsley & Callahan, 2009）。

在这些不同的原因中，治疗师有一些掌控和影响的是最后一个原因：治疗师或治疗本身的问题。就实际情况而言，来访者从治疗中脱落，要么是因为治疗对他们没有帮助，要么是因为来访者由于联盟问题而没有充分参与治疗过程（Miller et al.，2005）。因此，确定来访者对治疗的期望是否得到满足并让他们参与治疗过程是至关重要的。对治疗过程和结果进行监测是实现这两个目标的一种策略。

一些治疗师会非正式地监测治疗进展，并根据他们对来访者治疗反应的印象而做出治疗调整。然而，即使在治疗后期，治疗师做出准确的评估和临床判断的能力也是受到质疑的，尤其是对有恶化迹象的来访者的治疗（Lambert & Ogles，2004）。尽管研究表明，临床经验对治疗师的临床判断力几乎没有影响，但对于治疗的监测在很大程度上仍旧主要依靠直觉和临床经验。即便如此，

> 精神健康专家通常根据自己多年的经验来证明预测性判断的合理性。再加上研究证据所表明的治疗师不愿意承认来访者情况恶化，倾向于高估病情好转率……并倾向于贬低精算和（或）统计数据的价值，这种情况尤其令人担忧。
>
> （Hannan et al.，2005）

总之，监测治疗但不使用标准化结果测量的治疗师很可能低估负面结果和高估治疗进展，这通常对来访者不利。

另一种选择是使用标准化的结果和过程测量。有效治疗的基本前提是治疗师需要反馈。研究一致表明，当治疗师接收到来访者对治疗工作的反馈时，他们的治疗关系和治疗效果都会显著提高。一项研究表明，当治疗师能够获得关于治疗结果和治疗联盟的信息时，他们的来访者较少可能从治疗中脱落，也较少可能出现病情恶化，并且更有可能实现临床上的重大改变（Whipple et al.，2003）。另一项研究对有出现负面结果风险的来访者-治疗师关系进行了评估。研究发现，与没有得到正式反馈的治疗师相比，得到正式反馈的治疗师取得积极治疗结果的可能性要高出 65%（Lambert et al.，2001）。第三项对 6 000 名来访者的研究发现，采

用持续、正式的反馈措施的治疗师比未采用此类反馈措施的治疗师具有明显更高的治疗保留率，总体积极效果翻了一倍（Miller et al.，2006）。简言之，当治疗师和来访者都知道来访者对治疗关系和治疗结果的评价时，有三件事是可以预见的：①有效的治疗关系更有可能得到发展和维持；②来访者将继续接受治疗；③积极的治疗结果。因此，对治疗过程和结果进行持续监测似乎是有效治疗的必要条件。

培训和使用结果衡量工具

一个显而易见的问题是：为什么没有更多的治疗师在日常临床实践中使用正式的结果测量？他们没有接受过使用此类测量的培训吗？如果他们接受过使用此类测量的培训，他们在培训完成后会使用吗？针对这些问题的研究相当发人深省。最近的调查结果显示，只有大约47%的美国心理学会认证实习基地，如APPIC（Association of Psychology Postdoctoral and Internship Centers），使用结果测量来指导他们的治疗决策和临床实践。更令人费解的是，接受结果评估培训的实习生比例与实习后独立实践中使用结果评估的比例之间存在巨大差异。数据显示，只有29%～37%的治疗师报告在实践中使用结果评估（Mours et al.，2009）！

在问责制的时代，令人烦恼的是只有不到一半的经认证的实习基地似乎认真对待过早终止治疗的问题，并为来访者提供有效治疗。更令人痛心的是，接受过结果评估培训的治疗师很少能够利用这一基本胜任力。目前，研究人员和评论员还没有对这些令人不安的发现提供合理的解释。

治疗结果和过程评估量表

市面上有许多结果和过程的测量工具，下面简要介绍一些最知名、最受好评的测量工具。

Polaris MH 量表

Polaris MH 是一个综合性的结果和诊断系统。与它的前身 COMPASS-OP（Howard et al., 1986; Howard et al., 1993; Sperry et al., 1996）一样，Polaris MH 也是一个基于计算机的、复杂的心理测量评估系统。Polaris MH 除了提供一系列诊断和关键指标外，还提供治疗过程和结果反馈。与其他综合性治疗结果测量一样，Polaris MH 也提供以下结果信息和指标：建议的治疗焦点；治疗进展；来访者对治疗的满意度；治疗联盟。此外，Polaris MH 还提供以下信息和指标：患者症状的严重程度和性质；患者的问题对其生活功能的影响；目前存在的共病情况（如化学物质依赖、精神病和双相情感障碍）；存在的危急情况（如自杀倾向、精神病和暴力）。

Polaris MH 测量了三个领域：主观幸福感、症状和功能损害。症状量表是由有关抑郁、焦虑、创伤后应激障碍（post traumatic stress disorder, PTSD）、强迫、躯体化、惊恐、恐惧的分量表和症状困扰总量表组成的综合量表。功能损害的三个分量表分别是个人、社会、职业和整体的功能量表。Polaris MH 还评估一般健康问题、物质滥用、精神病和双相情感障碍。此外，它还测量了复原力（resilience）、意义、治疗动机、对治疗的满意度，以及治疗联盟或联结。

Polaris MH 包括三种测量或问卷。患者入院表（patient intake form）为制订治疗计划提供详细信息。患者更新情况表（patient update form）提供治疗中有关患者状况、治疗进展和满意度的信息。简明患者更新情况表（brief patient update form）提供总体精神健康状况指标和抑郁症状严重程度。Polaris MH 还提供报告为临床决策提供支持（个体患者报告），以及为结果评估（项目级别的汇总数据）提供信息。

OQ–45 量表

OQ–45 量表（Lambert et al.，2004）可能是目前最常用的商用治疗结果测量工具。它是一个简短的 45 个条目的自我报告结果和跟踪工具，旨在反复测量来访者在治疗过程中和治疗终止后的进展情况。它测量来访者在三个领域的功能：症状困扰、人际功能和社会角色。它可以评估功能水平及其随时间推移而发生的变化，从而使治疗师可以根据记录的变化对治疗进行修改。OQ–45 还包含对自杀可能性、物质滥用和工作中的潜在暴力进行风险评估。它已被翻译成十多种语言并以常模数据为基础，具有足够好的信度和效度。它能够以电子或纸质形式进行施测和评分。

治疗小节评定量表

治疗小节评定量表（session rating scale，SRS）（Duncan et al.，2003）是一种简便易用的测量治疗联盟的工具，由 4 个条目组成，使用说明简单明了。来访者会得到一张纸，上面印有四条 10 厘米长的横线。在第一条横线上，来访者评价自己在刚刚结束的治疗小节中感到被理解和尊重的程度。在第二条横线上，来访者评价自己和治疗师在治疗小节中就其想讨论的话题进行工作的程度。在第三条横线上，来访者评价治疗方法与其的"适配度"。在第三条横线上，来访者还评价自己的社交和工作生活。在第四条横线上，来访者评价自己对该节治疗的满意程度。来访者在一节治疗结束后立即完成这个量表。心理健康个体从业者可以在 www.talkingcure.com 网站上通过许可协议免费使用 SRS。本量表有手机应用程序版和电子版。

结果评定量表

结果评定量表（outcomes rating scale，ORS）（Miller & Duncan，2000）是一个简短易用的结果测量方法，由 4 个条目组成，可用于成人和儿童

（Casey et al.，2019），使用说明简单明了。来访者会得到一张纸，上面印有四条 10 厘米长的横线。要求来访者用笔在每条横线的某处标出过去一周的情况。在第一条横线上，来访者标出自己的感受。在第二条横线上，来访者评价自己的关系。在第三条横线上，来访者评价自己的社交和工作生活。在第四条横线上，来访者对自己的幸福感进行评价。尽管是在第一次会谈后对该量表进行管理，但通常要求来访者在治疗开始之前完成填写。心理健康个体从业者可以在 www.talkingcure.com 网站上通过许可协议免费使用 ORS。

心理咨询中心心理症状评估

心理咨询中心心理症状评估（counseling center assessment of psychological symptoms，CCAPS）是一个由 34 个条目组成的多维评估工具，在美国各地大学的心理咨询中心都有使用（Locke et al.，2012）。CCAPS 评估美国大学生最常见的社会心理问题。它最初由密歇根大学心理咨询与服务部门于 2001 年开发。CCAPS 能够满足心理咨询中心的临床、科研和管理需要，并为大学生心理健康科学提供有价值的信息。它是线上管理的，因此治疗师可以很方便地审查数据并将其整合入来访者的档案中。完成该问卷需要 2~3 分钟，并且来访者需要在每节治疗开始前完成，也可以要求来访者每隔特定的时间完成一次问卷。分量表涉及抑郁、广泛性焦虑、社交焦虑、学业困扰、进食问题、敌意及酒精滥用。

利用督导评估治疗进展

乍一看，这项胜任力似乎与本章甚至本书格格不入。把这项胜任力放在一本关于督导胜任力的书或培训手册中似乎更好，但实际上，由于督导是培养和评估心理治疗胜任力的主要手段，许多人认为受训者有效利用督导是一项基本的干预胜任力（Haynes，Corey，& Moulton，2003）。

因此，本章将讨论这项胜任力。

　　临床督导的主要目的是帮助受训者成为更有效的治疗师。虽然大家都同意具体的反馈是有效督导的关键因素，但关于反馈及其对来访者结果影响的研究相对较少（Freitas, 2002）。幸运的是，一种新的基于反馈的督导模式已经出现，它有很好的研究支持。该模式基于对来访者结果的跟踪，并利用这些数据来指导督导工作。

　　由于在整个过程中跟踪来访者的治疗结果和治疗关系是目前治疗师的推荐做法（Lambert & Ogles, 2004），所以一项临床研究项目调查了如果从来访者那里获得的数据被提供给督导师用于督导中，那么这种实践方法是否可以扩展到受训者身上（Reese et al., 2009）。在一个教学年度中，受训者被分配到一个持续反馈组（与来访者一起接收数据并回顾ORS 和 SRS）或无反馈组（接收数据但不回顾）。结果表明，两组受训者在实习培训结束时都比开始时取得了更好的来访者结果，但反馈组受训者的改善幅度是无反馈组的两倍。值得注意的是，这一结果与对经验丰富治疗师的研究结果一致，这些治疗师都使用这两种来访者反馈测量方法（Anker, Duncan, & Sparks, 2009; Reese, Norsworthy, & Rowlands, 2009）。什么因素可以解释在这些受训者中的两倍改善幅度呢？在反馈组中，督导师使用来访者的反馈数据来组织督导会谈，使进展较慢的来访者在督导中得到更多的关注。受训者和督导师都认为来访者反馈很有用处，督导师认为来访者反馈有助于他们向受训者提供具有挑战性的反馈，并有助于识别在督导中需要更多关注的来访者（Reese et al., 2009）。

　　在督导中始终使用结果数据可以让受训者对自己的能力有一个更准确的认识，并可以激励他们分享关于来访者的信息，尤其是在治疗进展不顺利的时候。据推测，如果受训者能够获得他们的来访者正在改善的具体证据，那么他们作为治疗师的自信心和自我效能感就会增强。此外，最近的研究发现督导师和来访者结果有显著关系，因此培训项目应该定期跟踪来访者的结果，以此作为质量监督的客观指标（Callahan et al.,

2009）。总之，在督导中使用来访者结果数据有望促进这些培训项目的结果。

三种治疗方法的治疗监测

认知行为治疗

在所有治疗方法中，CBT 似乎是最能认识到规范的价值。除了有助于改善结果和照护质量外，认知行为治疗师使用客观工具来进行持续评估的第二个原因是这可以提升对于治疗改变机制的理解（Persons, 2007）。这种对临床工作的科学视角可能使 CBT 比其他方法更容易转化为对临床结果的正式监测。此外，CBT 中有许多正式的基于理论的测量方法，它们对治疗小节之间的变化非常敏感。其中包括贝克抑郁量表（Beck depression inventory）、贝克无望感量表（Beck hopelessness scale）和贝克焦虑量表（Beck anxiety inventory）（Beck, 1995, 2021）。另外一种常用的测量方法是主观痛苦感觉单位量表（subjective units of distress scale, SUDS），它是一种来访者对焦虑和痛苦的自评量表，分值为 1～100 分（Wolpe, 1969），治疗师可以在各节治疗间对其进行监测。对认知治疗实践者来说，各节治疗间例行监测一个或多个贝克量表的得分并不少见。

关于治疗监测在 CBT 中的研究应用方面，几项研究报道了正式的基于理论的测量方法的使用情况。例如，Kuyken（2004）在各节治疗间监测了抑郁患者的贝克无望感量表得分，他发现如果无望感症状在前 4 节治疗中没有得到改善，那么贝克无望感量表可预测到不良的治疗结果，与通过贝克抑郁量表分数衡量出的治疗结果一致。Persons（2007）报告了一些类似的研究。

动力学治疗

除研究用途外，标准化的结果测量似乎未被应用在各种动力学治疗的临床实践中。在研究中，常用的测量方法包括症状自评量表（symptom check list, SCL－90）（Derogatis & Cleary, 1977）和各种测量治疗联盟的工具，如工作联盟量表（working alliance inventory, WAI）（Horvath & Greenberg, 1989）在内的一些测量方法被普遍运用。由于治疗联盟是许多动力学治疗的核心，所以动力学治疗研究中常用的结果测量是使用 WAI 进行治疗前后的评估，这并不让人感到意外。

在实际的临床实践中，似乎也没有太多的非标准化的结果测量。不过，时限性动力学心理治疗师可以就治疗焦点来监测治疗进展。研究表明，追踪治疗焦点（如突出的适应不良的人际关系主题）有助于取得积极的治疗结果，因此 Binder（2004）提出了"追踪结构化内容焦点的策略，同时结合新信息的出现灵活修改内容，并根据情况所需偏离最初的治疗焦点"（Binder, 2004, p. 100）。另一种非标准化的结果测量是由来访者的矫正性情感体验所展示出来的移情活现的解决。

系统性治疗

一般来说，特定的系统性治疗（如结构性家庭治疗、策略性治疗和叙事治疗）都不主张使用规范的标准化测量方法来评估治疗进展。然而，至少有一本家庭治疗教科书建议使用 OQ－45、SRS 和 ORS、SCL－90 或类似的测量方法来监测正在发生的变化或整体的变化（Gehart, 2010）。

另一方面，非标准化的结果测量通常用在某些系统性治疗中，尤其是焦点解决治疗。它是打分制或是打分问题（de Shazer, 1994）。打分制是一种由来访者打分的量表（1～10，其中 1 代表最糟糕或最低评分，10 代表最好或最高评分）。治疗师策略性地要求来访者对某种情况、他们的反应或一个症状、他们的进展进行打分。作为衡量进展的一种测量方法，打分问题邀请来访者去识别朝向目标实现的一小步。例如，如果来访者对自己进步的打分是 4 分，治疗师可能会问，"要使你在下节治疗时对此的打分是 5 分，那么你身上需要发生什么？""持续在各节治疗中对此进行打分的前提是改变，并对家庭成员之间的差别提供反馈"（Carlson，Sperry，& Lewis，2005，p. 38）。

总之，这些以理论为基础的方法很少或根本不强调对治疗结果的监测和评估，至少不是使用标准化的测量工具。CBT是个例外，这可能反映了它在临床实践中的科学视角。表11.1总结了临床实践中治疗监测的使用情况。请注意本表不包含涉及治疗监测和评估的研究工作。

表 11.1　三种治疗方法临床实践的治疗监测

理论取向	重点考虑因素
动力学治疗	观察和访谈评估的是治疗焦点或由矫正性情感体验引出的移情活现的解决
认知行为治疗	特定的测量工具，如主观痛苦感觉单位量表、贝克抑郁量表、贝克焦虑量表，被用于监测来访者在各节治疗间的进展
系统性治疗	观察和访谈评估，使用打分问题来监测来访者在治疗小节内及各节治疗间的进展情况

示范案例

我们再回到 Geri 的案例来说明在第一节治疗中使用治疗小节评定量表（SRS）和结果评定量表（ORS）进行的治疗监测。

Geri 对 ORS 的社交量表评分为 1 分，个人量表评分为 5 分，人际量表评分为 2 分，总评分为 3.5 分。她的社交量表评分非常低，这可能反映出她对批评极其敏感，也反映出她认为自己在一个不了解和不信任的工作环境中（其他辅助人员）与新上司共事几乎是不可能的。治疗师反映了 Geri 的担忧，并建议与 Geri 及其主管一起处理升职和工作调动问题将是治疗的优先事项。在 SRS 测量治疗联盟的量表中，Geri 对每个关系量表都评了 3 分，对其他量表评了 6 分。随后，就 Geri 在评定关系量表时的想法进行了简短的讨论。她说与新认识的人相处非常困难。她还补充说，起初她打算给关系量表评 1 分或 2 分，但后来她改变了主意，因为她觉得自己并没有想象中那么尴尬和焦虑。治疗师预测过于热情和过于积极会很快地激活 Geri 的回避模式（就好像治疗师对 Geri 的低评分感到惊讶，也许还有点失望），治疗师于是点点头，微微一笑，说可以理解。

- **案例评论** SRS 和 ORS 评分非常有助于治疗师从 Geri 处获取反馈，同时不以评价的方式做出反应，而不这样可能会意味着治疗师无法通过他们关系的第一场"信任"测试。因为治疗师预测到了 Geri 的"测试"态度和行为，并预计可能需要 3~4 个或更多的治疗小节才能建立起足够的信任，评分也会大幅上升。

小结

在当前这个要求心理治疗师证明其治疗有效性的问责制时代，治疗监测这项临床胜任力仍然被忽视，这十分可悲，因为只有不到一半的美国心理学会认证的实习项目提供结果评估的培训。这种忽视的后果是多方面且影响深远的。第一个后果是过早终止治疗的有害影响，这被归因于未能识别来访者对治疗的期待（Callahan et al.，2009）。另一个后果是，由于过早终止治疗，受训者在培养治疗中期和后期所涉及的必要胜任力方面经验较少。一个不太明显但非常真实的后果是公众对心理治疗的信心危机。在一项由美国心理学会委托进行的关于不寻求心理专业人士帮助的原因的全国性调查中，77% 的被调查者说他们不会寻求心理治疗，因为他们对这种形式的治疗结果缺乏信心（Penn，Scheon，& Berland Associates，2004）。

除了被太多的培训项目忽视之外，这一核心胜任力和其他核心胜任力之间相互依存的关系也几乎没有被明显认识到。例如，如果受训者没有被教授如何监测和寻求来访者对治疗联盟、个案概念化和实施干预的反馈，那为何还有必要教授受训者如何建立治疗联盟、个案概念化和治疗规划或实施干预呢？因此，本章提倡在日常临床实践中培训和运用持续评估。强调使用规范和标准化的治疗过程评估（治疗联盟评估）和结果评估（临床结果评估）。最后，本章还提倡将持续评估纳入临床督导中。

参考文献

[1] Anker, M., Duncan, B., & Sparks, J. (2009). Using client feedback to improve couple therapy outcomes: A randomized clinical trial in a naturalistic setting. *Journal of Consulting and Clinical Psychology*, 77, 693 - 704.

[2] Aubuchon-Endsley, N., & Callahan, J. (2009). The hour of departure: Predicting attrition in the training clinic from role expectancies. *Training and Education in Professional Psychology*, 3, 120 - 126.

[3] Beck, J. (1995). *Cognitive therapy: Basics and beyond*. Guilford Press.

[4] Beck, J. S. (2021). *Cognitive behavior therapy: Basics and beyond* (3rd ed.). Guilford Press.

[5] Binder, J. L. (2004). *Key competencies in brief dynamic psychotherapy: Clinical practice beyond the manual*. Guilford Press.

[6] Callahan, J. L., Aubuchon-Endsley, N., Borja, S. E., & Swift, J. K. (2009). Pretreatment expectancies and premature termination in a training clinic environment. *Training and Education in Professional Psychology*, 3, 111 - 119.

[7] Carlson, J., Sperry, L., & Lewis, J. (2005). *Family therapy techniques: Integrating and tailoring treatment*. Routledge.

[8] Casey, P., Patalay, P., Deighton, J., Miller, S. D., & Wolpert, M. (2019). The Child Outcome Rating Scale: Validating a four-item measure of psychosocial functioning in community and clinic samples of children aged 10 - 15. *European Child & Adolescent Psychiatry*, 29(8), 1089 - 1102.

[9] Carroll, K. M. (1996). Relapse prevention as a psychosocial treatment: A review of controlled clinical trials. *Experimental and Clinical Psychopharmacology*, 4, 46 - 54.

[10] Derogatis, L., & Cleary, P. (1977). Confirmation of the dimensional structure of the SCL - 90: A study in construct validation. *Journal of Clinical Psychology*, 33, 981 - 989.

[11] de Shazer, S. (1994). *Words were originally magic*. Norton.

[12] Duncan, B., Miller, S., Parks, L., Claud, D., Reynolds, L., Brown, J., & Johnson, L. (2003). The Session Rating Scale. Preliminary properties of a "working" alliance measures. *Journal of Brief Therapy*, *3*, 3 – 12.

[13] Freitas, G. (2002). The impact of psychotherapy supervision on client outcome: A critical examination of two decades of research. *Psychotherapy: Theory, Research, Practice, Training*, *39*, 354 – 367.

[14] Garfield, S. (1994). Research on client variables in psychotherapy. In A. E. Bergin & S. L. Garfield (Eds.), *Handbook of psychotherapy and behavior change* (pp. 190 – 228). Wiley.

[15] Gehart, D. (2010). *Mastering competencies in family therapy: A practical approach to theories and clinical case documentation*. Brooks/Cole.

[16] Hannan, C., Lambert, M., Harmon, C., Nielsen, S., Smart, D., & Shimokawa, K. (2005). A lab test and algorithms for identifying clients at risk for treatment failure. *Journal of Counseling Psychology*, *50*, 155 – 163.

[17] Haynes, R., Corey, G., & Moulton, P. (2003). *Clinical supervision in the helping professions: A practical guide*. Thomson-Brooks/Cole.

[18] Horvath, A., & Greenberg, L. (1989). Development and validation of the Working Alliance Inventory. *Journal of Counseling Psychology*, *36*, 223 – 233.

[19] Howard, K., Kopta, S., Krause, M., & Orlinsky, D. (1986). The dose-effect relationship in psychotherapy. *American Psychologist*, *41*, 159 – 164.

[20] Howard, K., Lueger, R., Maling, M., & Martinovich, Z. (1993). A phase model of psychotherapy: Causal mediation of outcome. *Journal of Consulting and Clinical Psychology*, *61*, 678 – 685.

[21] Kuyken, W. (2004). Cognitive therapy outcome: The effects of hopelessness in a naturalistic outcome study. *Behavior Research and Therapy*, *42*, 631 – 646.

[22] Lambert, M., Morton, J., Hatfield, D., Harmon, C., Hamilton, S., & Reid, R. (2004). *Administration and scoring manual for the Outcome Questionnaire-45*. American Professional Credentialing Services.

[23] Lambert, M., & Ogles, B. (2004). The efficacy and effectiveness of psychotherapy. In M. Lambert (Ed.), *Bergin and Garfield's handbook of psychotherapy and behavior change* (5th ed., pp. 139 – 193). Wiley.

[24] Lambert, M., Whipple, J., Hawkins, E., Vermeersch, D., Nielsen, S., & Smart, D. (2001). The effects of providing therapists with feedback on patient progress during psychotherapy: Are outcomes enhanced? *Psychotherapy Research*, *11*(1), 49 – 68.

[25] Lambert, M., Whipple, J., Smart, D., Vermeersch, D., Nielsen, S., & Hawkins, E. (2003). Is it time for clinicians to routinely track patient outcomes? A meta-analysis. *Clinical Psychology: Science and Practice*, *10*, 288 – 301.

[26] Locke, B. D., McAleavey, A. A., Zhao, Y., Lei, P.-W., Hayes, J. A., Castonguay, L. G., Li, H., Tate, R., & Lin, Y.-C. (2012). Development and initial validation of the Counseling Center Assessment of Psychological Symptoms-34. *Measurement and Evaluation in Counseling and Development*, *45*(3), 151 – 169. https://doi.org/10.

1177/0748175611432642.

[27] Miller, S., & Duncan, B. (2000). *The Outcomes Rating Scale*. Author.

[28] Miller, S., Duncan, B., Brown, J., Sorrell, R., & Chalk, M. (2006). Using outcome to inform and improve treatment outcomes: Making ongoing, real-time assessment feasible. *Journal of Brief Therapy*, *5*, 5 – 23.

[29] Miller, S., Duncan, B., Sorrell, R., & Brown, J. (2005). The partners for changer outcome management system. *Journal of Clinical Psychology*, *61*, 199 – 208.

[30] Mours, J. M., Campbell, C. D., Gathercoal, K. A., & Peterson, M. (2009). Training in the use of psychotherapy outcome assessment measures at psychology internship sites. *Training and Education in Professional Psychology*, *3*, 169 – 176.

[31] Penn, Scheon, & Berland Associates. (2004). [Survey for the American Psychological Association]. Unpublished survey.

[32] Persons, J. (2007). Psychotherapists collect data during routine clinical work that can contribute to knowledge about mechanisms of change in psychotherapy. *Clinical Psychology: Science and Practice*, *14*, 244 – 246.

[33] Reese, R., Norsworthy, L., & Rowlands, S. (2009). Does a continuous feedback system improve psychotherapy outcome? *Psychotherapy: Theory, Research, Practice, Training*, *46*, 418 – 431.

[34] Reese, R., Usher, E., Bowman, D., Norsworthy, L., Halsted, J., Rowlands, S., & Chisholm, R. (2009). Using client feedback in psychotherapy training: An analysis of its influence on supervision and counselor self-efficacy. *Training and Education in Professional Psychology*, *3*, 157 – 168.

[35] Reis, B., & Brown, L. (1999). Reducing psychotherapy dropouts: Maximizing perspective convergence in the psychotherapy dyad. *Psychotherapy: Theory, Research, Practice, Training*, *36*, 123 – 136.

[36] Sperry, L., Brill, P., Howard, K., & Grissom, G. (1996). *Treatment outcomes in psychotherapy and psychiatric interventions*. Brunner/Mazel.

[37] Sperry, L., Carlson, J., & Kjos, D. (2003). *Becoming an effective therapist*. Allyn & Bacon.

[38] Whipple, J., Lambert, M., Vermeersch, D., Smart, D., Nielsen, S., & Hawkins, E. (2003). Improving the effects of psychotherapy: The use of early identification of treatment and problem-solving strategies in routine practice. *Journal of Counseling Psychology*, *50*, 59 – 68.

[39] Wierzbicki, M., & Pekarik, G. (1993). A meta-analysis of psychotherapy dropout. *Professional Psychology: Research and Practice*, *24*, 190 – 195.

[40] Wolpe, J. (1969). *The practice of behavioral therapy*. Pergamon.

第 12 章

结束治疗

结束治疗是治疗的最后阶段，它既是一个事件，也是一个过程。作为一个事件，结束意味着来访者-治疗师之间的接触结束了；作为一个过程，它意味着来访者所肩负的责任随着来访者-治疗师关系性质的改变而增加了。促进结束治疗的过程并使来访者为此做好准备，是治疗师在治疗最后阶段的主要焦点。对来访者来说，为结束治疗做准备是指在这段时间中去表达一些关于治疗过程和治疗师对于他们的意义的想法和感受，也是一个机会去回顾自己在实现治疗目标方面取得的进展。同时，在这段时间中也要去计划如何维持治疗收获，预测不可避免的失误和退步。最后，为结束治疗做准备还指在这段时间中去反思来访者未来还需要完成哪些治疗任务，以及需要与治疗师进行哪些额外的治疗接触或进行其他的治疗。

在培训项目和教科书中，为结束治疗做准备这项临床胜任力往往被忽视或低估。30 年前，培训项目被批评道："不仅没有教授和讨论结束治疗的标准和技术，而且结束治疗作为一个宝贵的治疗性机会也无疑被忽视了"（Weddington & Cavenar，1979，p. 1303）。自那时以来，情况还是没有明显改善。反映这种忽视的一个指标就是心理治疗的高脱落率。如第 11 章所述，过早终止治疗的比例约为 50%（Clarkin & Levy，2003；

Wierzbicki & Pekarik，1993），而在培训项目中似乎还要高得多。最近的一项研究发现，在一家培训门诊部观察到的过早终止率为77%（Callahan et al.，2009）。

然而，有效且称职的心理治疗实践必须具备有效处理结束治疗这个议题的能力。因此，本章将讨论这一胜任力，以及与其相关的胜任力——维持治疗收获。在讨论结束治疗这一胜任力之前，本章将先讨论维持治疗收获和预防复发的问题，然后将介绍三种心理治疗方法对结束治疗的考虑。最后，通过一个案例说明为结束治疗所做的准备工作。

结束治疗的胜任力

这一章将阐述涉及结束治疗的两项基本临床胜任力，它们与干预评估和结束治疗这种核心胜任力相关。

维持治疗收获

这项胜任力涉及协助来访者维持他们在治疗中取得的治疗收获的能力。它还包括协助来访者制订并实施预防复发计划的能力，以进一步确保维持治疗收获。

为结束治疗做准备

这项胜任力涉及为来访者按计划结束正式治疗做好准备的能力。这个准备是从第一节治疗开始一直持续到最后一节治疗的过程。

维持治疗收获

在治疗中取得进展通常包括获得内省、症状减轻、感觉更好、思考更积极或以更适应的方式行事的组合。这种进展或治疗收获是否会维持下去是无法被保证的。治疗中的进展可能是累加的，但也经常会出现倒退。来访者面临的挑战是坚持到底并继续实践和运用在治疗中学到的技能和策略。这种持续的努力对于维持治疗收获（治疗性改变）是非常重要的。下一节将简要回顾有关治疗收获的一些研究，并介绍预防复发和自我治疗。预防复发和自我治疗是治疗早期和中期阶段的重要组成部分，也是治疗最后阶段当来访者为结束治疗做准备时的关键组成部分。

关于维持治疗收获的研究

治疗师通常期望他们的来访者在结束治疗后还会继续改善。然而，一项对研究的荟萃分析表明，随着时间的推移，治疗效果通常会降低（Smith，Glass，& Miller，1980）。治疗师还可能期望来访者将会维持他们的治疗收获或效果。但是，研究表明，来访者并不能经常维持治疗收获。几项研究表明，长期的治疗收获取决于多种因素，包括治疗方式（个体治疗、药物、团体等）、治疗方法（CBT、动力学治疗、系统性治疗等）、治疗时长（短程或长程）、呈现的问题（焦虑、抑郁、PTSD 等），以及是否采用了防止复发或退步的措施。CBT 强调维持治疗收获和预防复发，因此它被认作是一种有效且持续性的心理治疗方法。研究证据一直支持这一观点。例如，对几项荟萃分析的综述得出的结论是，CBT 对以下问题确实是一种有效的治疗方法：成人抑郁症、青少年抑郁症、广泛性焦虑症、惊恐障碍、社交恐惧症、儿童抑郁症和焦虑症（Butler & Beck，2000）。另一个荟萃分析纳入了选用 CBT 或药物治疗的 8 项研究，在结束治疗一年后，治疗收获出现了差异。在接受药物治疗的患者中，约 60%的人出现了复发，而接受 CBT 的患者中，只有 30% 的人出现了复发（Gloaguen et al.，1998）。CBT 似乎是可以帮助来访者做出更持久的改变，而最初由药物产生的改变会在停药后减弱。简言之，当来访者具有防止复发的计划和技能、有动力、有持续发展的计划时，治疗效果有可能被维持甚至提高。显然，预防复发是维持治疗收获的关键因素。

规划和预防复发

预防复发是一种自我掌控策略，用于帮助来访者预测和应对复发或者症状或问题行为复现（Daley，1989）。虽然它最初是作为成瘾行为的辅助治疗手段而开发的（Marlatt & Gordon，1985），但现在已被应用于戒烟、疼痛控制、体重管理、睡眠障碍及大多数精神障碍（Sperry et al.，2003）。总之，预防复发是一种预测和减少复发可能性的策略。

预防复发规划（Marlatt & Gordon，1985），首先要评估来访者在人际、内在（内心）、环境、生理方面可能存在的复发风险，以及可能激发复发的特定压力源和情境。一旦确定了这些潜在的触发因素和高风险情境，就会实施认知和行为技术，并纳入这两种技术中的具体干预措施，以便预防它们或在它们确实发生时进行处理。干预还会包括更为全面的策略讨论，以处理生活方式的平衡、渴求和认知歪曲等问题，而这些问题会使来访者面临最可能出现复发的高风险情况。这样的预防复发计划很可能会增强来访者的自我效能感，提高其维持治疗收获的有效性（Carroll，1996）。

自我治疗

人们常说，治疗的最终目标是帮助来访者成为自己的治疗师。但来访者如何成为自己的治疗师呢？Beck（1995，2021）回答了这个问题，并对来访者如何逐渐开展所谓的"自我治疗"项目提供了建议。在自我治疗中，来访者负责实施自己的治疗，就像一位认知行为治疗师与其进行的治疗小节一样。也就是说，他们会设定一个议程，回顾过去的家庭作业，提出某个问题并处理它，确定新的家庭作业，并安排下一节自我治疗。成为自己的治疗师，始于治疗的最后阶段。在这个阶段，当问题或议题出现时，来访者被敦促应用自我治疗，然后在安排好的下一节治疗中与治疗师讨论他们的努力。这样，在结束治疗后，来访者已经有了进行自我治疗的经验，能够自己处理大多数问题、复发或退步。

> 如果她没有成功，至少她有机会再次使用自己的技能。如果她确实需要再预约治疗，治疗师可以帮助发现是什么阻碍了她独立处理退步或问题，他们还可以计划今后可以采取哪些不同的做法。
>
> （Beck，1995，p. 278）

为结束治疗做准备

虽然让来访者为结束治疗做准备通常被认为是治疗最后阶段的关键任务，但有些治疗（如认知治疗）认为这是一项应该更早开始的任务（Beck，1995, 2021）。如前所述，个案概念化的治疗构想部分既是对治疗结果进行具体说明的指南，也是对实现这些结果的障碍和挑战进行预测的指南。更具体地说，它帮助治疗师预测特定来访者在结束治疗时可能遇到的特定困难。因此，当某一特定来访者因为曾经多次遭受丧失或者因具有黏附或依赖他人的模式而难以结束治疗时，治疗师就不会感到惊讶了（Cucciare & O'Donohue，2008）。

准备结束治疗的指标

不同的治疗方法有特定的理论标准，用以确定何时需要结束治疗。不过，这些不同的治疗方法也有一些共同的一般指标，可用于评估来访者是否准备好结束治疗。这些指标包括：

（1）来访者目前的问题基本得到解决，或者症状已经减轻或缓解。

（2）来访者有足够的内省力来理解导致其治疗的问题和模式。

（3）来访者的应对技能得到充分提高，能够应对生活环境。

（4）来访者更有能力进行规划和富有成效地工作（Heaton，1998）。

讨论结束治疗的典型场景

在规划结束治疗的过程中，通常会观察到几个活动和过程。这些包括："回顾治疗是如何进行的，优化来访者未来在没有治疗师的情形下的生活计划，讨论可能的回来再次预约，以及来访者和治疗师相互表达感谢"（Good & Beitman, 2006, p. 211）。

治疗师最好在开始的时候让来访者叙述在治疗过程中做出的最重要改变。"与患者一起回顾进展可以使他们更清楚地看到治疗收获的意义，潜在地激励他们继续维持治疗收获，并进一步扩展他们在治疗期间已经取得的进展"（Dobson & Haubert, 2008, p. 314）。还有一个必然要讨论的内容是他们在治疗中已经学到的技能。

三种治疗方法对结束治疗的考虑

动力学治疗

在各种动力学治疗方法中，结束治疗涉及的议题有些不同，这往往受到治疗时长的影响。例如，在高强度（长程）精神分析性心理治疗和精神分析中，过早终止治疗的发生率很高，尤其是在那些"脱落率最高的受训者中，超过三分之一的首个案例过早终止治疗，而且往往是出乎意料的"（Frayn, 2008, p. 50）。该研究人员发现，在最初的评估中，这些受训者总是低估受分析者（来访者）的精神病理程度。与长程动力学治疗相比，短程动力学治疗的结束对来访者和治疗师来说都是特别困难的。如果处理不当，结束治疗可能会破坏之前的治疗收获（Levenson, 1995, 2017）。丧失议题尤其困难。幸运的是，对于人际取向的短程动力学治疗（如 TLDP），丧失议题是在整个治疗过程中进行处理的，而不仅仅是在治疗结束时处理。

随着结束的临近，我们预期可以看到特定患者以其 CMP（译者注：cyclical maladaptive pattern，即循环的适应不良模式）的特征性方式去处理焦虑。给 TLDP 治疗师的最佳建议是坚持动力学的焦点和治疗目标，同时检查这些模式在丧失和分离问题最突出时是如何表现的。

（Levenson，1995，p. 204）

在为结束治疗做准备时，如果结束治疗关系对来访者来说可能是有问题的，那么治疗师自己为结束治疗所做的准备需要包括以下考虑：首先，要回顾作为治疗焦点的核心治疗主题和议题；接下来，确认来访者是如何理解和想象结束治疗关系的；然后，考虑来访者的性格风格会如何影响其对结束治疗的反应（Binder，2004）。例如，来访者一直在处理依赖性、对拒绝的敏感性、冲动控制和信任问题，她认为结束治疗是一种她预期到的来自重要他人的拒绝，并且她在情感上依赖治疗师。毫不奇怪，这样的来访者很可能会以一种特征性的防御方式来做出反应，可能会付诸行动以自伤威胁。

相应地，治疗师将会提前讨论她的结束——拒绝的预期和恐惧，可能在移情活现的背景下，希望能够产生一种矫正性的情感体验和更大的信心。这样，来访者不仅能够忍受治疗结束，而且能够在这种体验中获得成长。治疗师需要明确说明 TLDP 的时间限制性这一本质，并且

如果要在治疗初期设置结束日期，那么治疗师必须先评估来访者的心理资源和人际支持网络，并制订治疗工作的焦点，之后才可以设置结束治疗的日期，且需要获得来访者的接受。

（Binder，2004，p. 239）

有五个标准可用于 TLDP 中确定治疗结束的时机：①来访者在与重要他人的互动中表现出积极的变化，这是最重要的标准；②来访者有一次或多次矫正性情感体验；③来访者-治疗师的关系水平发生变化；④治

疗师对来访者的反移情发生了转变；⑤来访者对自己的关系动力学和在维持关系动力中所扮演的角色表现出一定的内省。满足这些标准中的大部分，尤其是第一个标准，可能表明结束治疗是可行的（Levenson，1995）。

认知行为治疗

因为 CBT 是一种有时间限制的治疗，治疗师和来访者必须从治疗的一开始就考虑结束问题（Beck，1995，2021）。这意味着治疗师必须为治疗过程设立一个明确的终点，并让来访者在时间限制的背景中意识到这个终点。有了这样一个终点，就会推动来访者在特定的时间内做出改变。来访者不再将治疗看作一个无限期且期待缓慢稳步进展的过程，而是意识到只剩下 3、4 节治疗来做出所需的改变了。将这个终点记在心中，会推动治疗师不断重新评估治疗构想，并判断干预计划是否有效。每节治疗都是结构化且以目标为导向的，"每一节治疗一定会影响后一节治疗，实际上是在创建一条通往结束的路径"。每节治疗后，治疗师都应该问自己："为了实现治疗目标，我接下来需要做什么？"（Ledley，Marx，& Heimberg，2005，p. 196）。

CBT 的最终终点是让来访者成为自己的治疗师，这样来访者可以运用他们新获得的理解和技能来自行处理问题和担忧。随着治疗结束的临近，有必要引出来访者对于结束治疗的自动思维，然后对其进行处理（Beck，1995）。"当治疗师和来访者都确信来访者知道如何成为自己的治疗师时，可能就到了结束治疗的时候了"（Ledley et al.，2005，p. 201）。这可能意味着治疗可以在到达时限（如 12 节）的时候结束，也可能意味着治疗协议需要进行修订，需要增加所需的治疗小节，以达到最终的终点。

一旦来访者症状减轻并学会了基本的 CBT 工具，"治疗就逐渐减少，尝试从每 2 周一次减到每 3 或 4 周一次"（Beck，1995，p. 269）。此外，在结束治疗后的第 3、第 6 和第 12 个月会安排增效治疗，主要是为了促进治疗收获的维持。在结束治疗之前，可以讨论一个自我治疗计划，从而为退步做好准备（Beck，1995）。在 CBT 中，这种为退步做准备的过程通常被称为预防复发计划。

在所有这三种治疗方法中，CBT 在临床实践和研究的基础上不断研究和完善其对于预防复发和结束治疗的建议（Antony，Ledley，& Heimberg，2005；Cucciare & O'Donohue，2008）。研究针对各种精神障碍（如惊恐障碍、PTSD、抑郁症、双相情感障碍等）提出了特定的预防复发建议。例如，对于高风险的抑郁来访者，治疗结束后的维持治疗（即类似于常规治疗的间隔治疗）被发现比增效治疗更能减少复发（Rowa，Bieling，& Segal，2005）。

系统性治疗

与个体治疗完全不同的是，结束治疗不被看作治疗进程中的一个主要治疗议题或特殊事件。这一点在较短程的系统性治疗中尤其明显，这种方法认为治疗是"间歇性的"（在需要时进行），而不是"持续性的"（每周定期进行）。在间歇性视角中，治疗小节是根据即时需要来实施的，而治疗师的作用像是一位家庭医生，只在有医疗需要时才会见来访者（Cummings & VandenBos，1979）。从这个角度来看，"结束治疗并不会被看作是一个特殊事件"（Quick，2008，p. 135）。

在策略性治疗中，关于结束治疗的讨论通常会被治疗师在治疗小节结束时的一般性评论所替代。例如，治疗师可能会建议来访者"慢慢来"并且暂时不要做进一步的改进，或者可能会预测一次"复发"并提供处理复发的建议，抑或会建议回来再进行"增效治疗"（Fisch，Weakland，& Segal，1991）。

在 SFT 中，结束治疗同样也不作为重要议题。相反，当来访者呈现的问题得到满意解决时，治疗师会提供两种治疗选项。第一种是不安排后续治疗，第二种是如果出现同样的问题或其他问题，可以选择重新开始治疗（de Shazer，1991）。

来访者被要求考虑他们现在的状况并去判断："如果事情还是这样，对你来说足够好吗？""充分"或"刚刚好"地应对困境可能已经足够了。接纳自己的状况被认为是解决问题的一个重要部分。SFT实践者把每节治疗要么看作是第一节治疗，要么看作是最后一节治疗（Walter & Peller，1992）。

要么治疗师本质上是在说，"继续做奏效的事情，慢慢进行额外的改变，如果你需要我的话，你知道我在哪"（"最后一节治疗的信息"），要么治疗师正在澄清问题，探索被期望的解决方法，并询问尝试过的解决方法（"第一节会谈的行为"）。

（Quick，2008，p. 138–139）

表12.1概述了这三种治疗方法对结束治疗的考虑因素。

表12.1 三种治疗方法对结束治疗的考虑因素

治疗方法	考虑因素
动力学治疗	结束过程因方法和时间框架（短程或长程）而异；在TLDP中，挑战通常是对那些难以与重要他人结束关系的来访者进行工作；策略是回顾与治疗焦点相关的主题和核心议题，考虑其人格风格并探索来访者对结束治疗的看法；结束治疗的主要标准是来访者是否在与重要他人的互动中表现出积极的变化
认知行为治疗	在第一节治疗时开始规划结束问题，CBT的时间限制本质推动来访者和治疗师共同合作进行改变；治疗的终点是来访者准备好成为自己的治疗师，这样他们就可以运用治疗中所学的东西来解决出现的问题；制订预防复发计划对于为结束治疗做准备是至关重要的
系统性治疗	相比于大多数个体治疗，系统性治疗的结束治疗不那么正式和结构化；在某种程度上，治疗被视为间歇性而非连续的，每节治疗都可以被视作是第一节或最后一节治疗；在SFT中，停止治疗的标准是来访者确定自己应得"刚刚好"，或者"接纳"是应对困境的充分解决方法

注：TLDP，时限性动力学心理治疗；CBT，认知行为治疗；SFT，焦点解决治疗。

结束治疗的案例说明

最后，我们再来回到 Geri 这个案例。她接受了联合治疗，包括药物治疗、个体治疗和团体心理教育。她的药物由初级保健医生负责监测，她还签署了一份 16 节个体认知行为治疗和 6 节团体治疗的协议。鉴于 Geri 的害羞和回避的风格，她先进行了 4 节个体治疗，这为她过渡到心理教育团体做了准备。她在继续进行个体治疗的同时，还参加了 6 节团体治疗，随后又继续参加了额外的 6 节个体治疗。个体治疗聚焦于减轻症状、对适应不良的图式进行认知重构、重返工作岗位，而团体治疗聚焦于增加社会联结和交友技能训练。因为治疗是认知行为取向的，所以在第一节治疗中就简短地讨论了结束治疗并为此做准备。个案概念化预测 Geri 对于结束治疗会有困难，因为她的社交网络局限，而且她倾向于过度依赖少数她可信任的人，治疗师也是其中之一。为了减少难以结束治疗的可能性，治疗很早期就聚焦于扩大她的社交网络和增强交友技能。在第 12 节个体治疗中，由于只剩下 4 节预约的治疗，讨论聚焦于为结束治疗进行规划。那时，Geri 已经回去工作 5 周了。因为治疗师对 Geri 的上级进行了宣教，Geri 仍然与那个她认识且感觉安全的副总裁高级行政助理在同一个办公室。前任高级行政助理同意搬到了新上任的副总裁办公室。

在这节治疗中，治疗师回顾了 Geri 在个体治疗、团体治疗和家庭作业方面取得的进展。Geri 同意，她通过恢复与姨妈的关系以及结交另一位"亲密"朋友，扩大了自己的社交网络，并且在坚定自信地交流方面也有进步。尽管如此，当治疗师引出她关于结束治疗的自动思维时，Geri 还是很焦虑，她说："这真的很可怕，我觉得我承受不了；我就是想继续参加这些治疗。"在处理了这些想法和相关感受后，治疗师和 Geri 制订了一个预防复发计划，而 Geri 也同意将第 13 节和第 14 节治疗之间

的间隔设为 2 周，然后第 15 节和第 16 节治疗之间相隔设为 4 周。在第 16
节治疗中，Geri 感到更有信心并更愿意为分阶段的结束计划做准备，即
在接下来的 12 个月中，每隔 2 个月安排一次维持治疗。决定采用维持治
疗而不是增效治疗，是基于对高复发倾向的未婚抑郁女性的随访照护研
究的建议（Rowa et al.，2005）。

　　鉴于 Geri 的回避型人格，建议她接受维持治疗而不是增效治疗似乎
是最合理的。每 2 个月一次的维持治疗持续了一年，在这期间 Geri 停用
了抗抑郁药物。之后的一年，安排了每隔 4 个月一次的增效治疗，之后
双方都同意只在需要时再安排治疗。在结束治疗 24 个月后，Geri 报告
说，她在没有正式治疗的情况下"恢复良好"。

> **小结**　　本章的重点是维持治疗中取得的收获、预防复发和结束治疗。
> 如前所述，这些策略在临床培训中常常被忽视。然而，有效的心
> 理治疗实践要求受训者和有经验的治疗师都展现出这些胜任力。

参考文献

［1］Antony, M., Ledley, D., & Heimberg, R.（Eds.）.（2005）. *Improving outcomes and preventing relapse in cognitive-behavioral therapy*. Guilford Press.

［2］Beck, J.（1995）. *Cognitive therapy: Basics and beyond*. Guilford Press.

［3］Beck, J. S.（2021）. *Cognitive behavior therapy: Basics and beyond*（3rd ed.）. Guilford Press.

［4］Binder, J.（2004）. *Key competencies in brief dynamic psychotherapy: Clinical practice beyond the manual*. Guilford Press.

［5］Butler, A., & Beck, J.（2000）. Cognitive therapy outcomes: A review of meta-analyses. *Journal of the Norwegians Psychological Association*, 37,1－9.

［6］Callahan, J., Aubuchon-Endsley, N., Borja, S., & Swift, J.（2009）. Pretreatment expectancies and premature termination in a training clinic environment. *Training and Education in Professional Psychology*, 3,111－119.

［7］Carroll, K.（1996）. Relapse prevention as a psychosocial treatment: A review of controlled clinical trials. *Experimental and Clinical Psychopharmacology*, 4,46－54.

［8］Clarkin, J. F., & Levy, K. N.（2004）. The influence of client variables on psychotherapy. In M. J. Lambert (Ed.), *Bergin and Garfield's handbook of psychotherapy and behavior change* (5th ed., pp. 194 - 226). Wiley.

[9] Cucciare, M., & O'Donohue, W. (2008). Clinical case conceptualization and termination o f psychotherapy. In M. O'Donohue & W. Cucciare (Eds.), *Terminating psychotherapy: A clinician's guide* (pp. 121 - 146). Routledge.

[10] Cummings, N., & VandenBos, G. (1979). The general practice of psychology. *Professional Psychology: Research and Practice*, *10*, 430 - 440.

[11] Daley, D. C. (1989). *Relapse prevention: Treatment alternatives and counseling aids*. Blaze TAB Books.

[12] de Shazer, S. (1991). *Putting differences to work*. Norton.

[13] Dobson, K. S., & Haubert, L. C. (2008). Termination with persons with degressive disorders. In M. O'Donohue & W. Cucciare (Eds.), *Terminating psychotherapy: A clinician's guide* (pp. 303 - 324). Routledge.

[14] Fisch, R., Weakland, J., & Segal, L. (1991). *The tactics of change*. Jossey-Bass.

[15] Frayn, D. (2008). Premature termination issues involving psychoanalytic therapy. In M. O'Donohue & W. Cucciare (Eds.), *Terminating psychotherapy: A clinician's guide* (pp. 33 - 52). Routledge.

[16] Gloaguen, V., Cottraus, J., Cucharet, M., & Blackburn, I. (1998). A meta-analysis of the effects of cognitive therapy in depressed patients. *Journal of Affective Disorders*, *49*, 59 - 72.

[17] Good, G., & Beitman, B. (2006). *Counseling and psychotherapy essentials: Integrating theories, skills, and practices*. Norton.

[18] Heaton, J. (1998). *Building basic therapeutic skills: A practical guide for current mental health practice*. Jossey-Bass.

[19] Howard, K., Kopta, S., Krause, M., & Orlinsky, D. (1986). The dose-effect relationship in psychotherapy. *American Psychologist*, *41*, 159 - 164.

[20] Lambert, M., Whipple, J., Smart, D., Vermeersch, D., Nielsen, S., & Hawkins, E. (2001). The effects of providing therapists with feedback on patient progress during psychotherapy: Are outcomes enhanced? *Psychotherapy Research*, *11*(1), 49 - 68.

[21] Ledley, D., Marx, B., & Heimberg, R. (2005). *Making cognitive-behavioral therapy work*. Guilford Press.

[22] Levenson, H. (1995). *Time-limited dynamic psychotherapy: A guide to clinical practice*. Basic Books.

[23] Levenson, H. (2017). *Brief dynamic therapy* (2nd ed.). American Psychological Association.

[24] Marlatt, G., & Gordon, J. (1985). *Relapse prevention: Maintenance and strategies in the treatment of addictive behaviors*. Guilford Press.

[25] Quick, E. (2008). *Doing what works in brief therapy: A strategic solution focused approach* (2nd ed.). Academic Press.

[26] Rowa, K., Bieling, P., & Segal, Z. (2005). Depression. In M. Antony, D. Ledley, & R. Heimberg (Eds.), *Improving outcomes and preventing relapse in cognitive-behavioral therapy* (pp. 204 - 245). Guilford Press.

[27] Smith, M., Glass, G., & Miller, T. (1980). *The benefits of psychotherapy*. Johns Hopkins Press.

[28] Sperry, L., Lewis, J., Carlson, J., & Englar-Carlson, M. (2003). *Health promotion and health counseling: Effective counseling and psychotherapeutic strategies*. Allyn & Bacon.

[29] Walter, J., & Peller, J. (1992). *Becoming solution-focused in brief therapy*. Brunner/Mazel.

[30] Weddington, W., & Cavenar, J. (1979). Termination initiated by the therapist: A countertransference storm. *American Journal of Psychiatry*, *136*, 1302 - 1305.

[31] Wierzbicki, M., & Pekarik, G. (1993). A meta-analysis of psychotherapy dropout. *Professional Psychology: Research and Practice*, *24*, 190 - 195.

第七篇

核心临床胜任力Ⅵ：
文化和伦理敏感性

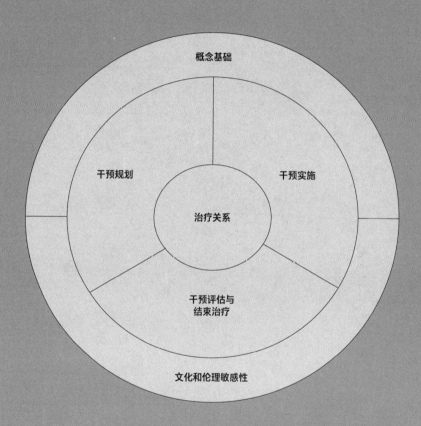

第13章　　　　　　　　　　　　　　　　　　　**文化敏感性**

　　在过去的 20 年里，精神健康培训项目中越来越多地包含了多样性和文化意识。这一点在以文化意识和责任为焦点的必修培训中尤为明显。虽然文化意识是一个必要的条件，但绝对不是有效治疗的充分条件。充分条件包括文化敏感性和文化能力。文化能力体现在有能力实现对文化敏感的治疗联盟、文化构想、治疗计划，以及积极的治疗结果。那么，受训者和治疗师的文化敏感性和文化能力如何呢？针对这一问题的现有数据有些发人深省。一项针对执业心理治疗师的研究发现，绝大多数心理治疗师认为最重要的是形成文化构想，同样重要的还有使用这些具有文化敏感性的个案概念化来指导他们的临床实践。换句话说，他们有很高的文化意识。然而，只有约 14% 的极少数治疗师报告说他们实际是发展或使用这些构想来指导临床实践的（Hansen et al.，2006），这表明治疗师的文化敏感性和文化能力都很低。受训者的情况看起来也是类似的（Neufield et al.，2006）。由于对心理健康专业人员的文化敏感性和文化能力的期望越来越高，对于这种核心胜任力进行培训的需求也变得越来越迫切。本章将解决这一需求。

　　文化敏感性在干预规划的核心胜任力中发挥着关键作用，尤其是在个案概念化和治疗规划方面。因此，本章聚焦的临床胜任力是文化构想和对文化敏感的干预措施。本章首先简要定义与文化敏感性和文化能力相关的基本概念，然后介绍这两项对文化敏感的基本临床胜任力及其在心理治疗实践中的应用，并通过临床案例加以说明。

文化敏感性胜任力

本章将讨论两项对文化敏感的基本临床胜任力，它们与文化和伦理敏感性这种核心胜任力相关。

形成有效的文化构想

这项胜任力涉及有能力在文化因素起作用时，对来访者呈现的问题和适应不良的模式做出令人信服的解释。

规划文化敏感性治疗

这项胜任力涉及有能力制订治疗计划，并在文化因素起作用和有指征时，融入对文化敏感的治疗。

定义

文化知识、文化意识、文化敏感性、文化胜任力等术语常常被当作同义词使用。尽管这些概念之间有一些相似之处，但它们之间也存在差异，而且这些差异可能非常显著。例如，拥有文化知识而不具备文化意识或文化敏感性是可能的，也可能具有文化敏感性而不具备文化胜任力。因此，了解其本义和具体含义非常重要。从文化知识到文化胜任力，其含义是逐步递进的，牢记这一递进过程有助于准确地使用这些术语。让我们从文化知识开始，它是指熟悉特定的文化特征，如另一种文化传统的历史、价值观、信仰和行为。接着是文化意识，即对另一种文化传统的理解和某种程度的开放。文化意识是后一梯度——文化敏感性的前提。文化敏感性是对不同民族、种族、宗教或文化背景的来访者及其他人的态度、感受和状况做出适当反应的能力。这里的关键词语是"适当反应的能力"。最后是文化胜任力，是指将文化敏感性转化为对来自另一种文化传统的个体产生积极影响的亲社会行为或行动的能力。在临床情境中，文化胜任力就是将治疗师的文化敏感性转化为行为的能力，从而产生有效的治疗关系和治疗过程，并取得积极的治疗结果（Paniagua，2005）。

还应注意的是，文化胜任力通常会导致所谓的"达成可信度"（achieved credibility）（Okazaki，2000；Sue & Zane，1987）或本书所说的治疗师的可信度。治疗师的可信度是指不同文化背景的来访者认为他（她）的治疗师是有效的和值得信赖的，这基于治疗师如何向来访者传达关于治疗过程与治疗结果的信念、信任和信心。表 13.1 总结了本章中出现的这些定义及其他定义。

表 13.1 对文化敏感且胜任的治疗：一些关键术语

文化敏感性：治疗师对自身和来访者身上可能影响治疗关系和治疗过程的文化变量的认识

文化胜任力：将治疗师的文化敏感性转化为行为的能力，从而产生有效的治疗关系和治疗过程，并取得积极的治疗结果，还包括获得治疗师的可信度

治疗师的可信度：不同文化背景的来访者认为治疗师是否是有效且值得信赖的，这取决于治疗师如何向来访者传达对治疗过程与治疗结果的信念、信任和信心

文化身份认同（cultural identity）：个体对特定文化或原籍地的自我认同和归属感

文化适应（acculturation）：个体将新的文化模式融入其原有文化模式的程度

简明文化适应量表（brief acculturation scale）：一种根据来访者的语言（母语相对于英语）、世代（从第一代到第五代）、社交活动（对朋友的偏好：本地的相对于主流的）来对文化适应的三个等级（低、中、高）进行测量的工具

解释模式（explanatory models）：来访者对导致自己的问题的原因、症状和功能损害给予的个人解释，类似于治疗师的个案概念化

疾病认识量表（illness perception inventory）：一种评估来访者对其疾病的信念的工具，包括疾病特性或诊断标签、病因、影响、时间线，以及症状的控制和康复，可以很好地衡量来访者的特定文化信仰和针对呈现的问题所进行的文化干预实践

文化评估

要在文化上称职需要有能力进行准确且综合的文化评估。这种评估将包括以下内容：文化身份认同、年龄、民族和种族、性别和性取向、宗教、移民或原籍国、社会经济地位、文化适应程度、语言、解释模式和对疾病的认识、饮食的影响及教育情况（GAP Committee on Cultural Psychiatry，2002，p. 20‑47）。通常情况下，治疗师只会引出并报告这 12 个因素中的 3 个，即年龄、性别和种族。例如，临床报告中"身份识别信息和主诉"部分的第一句话通常以陈述种族、年龄和性别开头："这是一位 34 岁的非裔美国女性……"虽然性别被说明了，但是性取向很少被表明。其他的 3 个，即语言、教育情况和社会经济地位，要么被假定，要么在报告的其他地方进行说明。这意味着，大部分治疗师根本没有引出或提到文化的 12 个维度中剩下的 5 个维度。获取这些文化因素信息大概需要 7~8 分钟。这些信息对理解来访者的应对情况和社会资源很有价值，对规划和实施干预措施也很有价值（Ridley & Kelly，2007）。

本节将重点讨论这些经常被遗忘的因素：文化身份认同、文化适应程度、对疾病的认识和解释模式，以及对治疗的期待。本节还包括人格动力学和相关的社会心理因素，因为这些因素与上述文化因素互相作用，从而影响来访者所呈现的问题。本节将结合临床实践对上述每个因素进行简要描述。

- **文化身份认同** 是指个人对特定文化或原籍地的自我认同和归属感

（Paniagua，2005）。这种身份认同可以反映个体的种族或原籍地，也可以反映个体当前的文化背景。同一核心家庭成员之间的文化身份认同可能有所不同，通常反映了家庭成员个体的文化适应程度。

- **文化适应**　是移民适应新文化的过程，反映了个体将新文化模式融入其原有文化模式的水平或程度（Dana，1993）。有多种评估文化适应的方法。简明文化适应量表是一种简短且对临床有用的方法。该量表根据来访者的语言（母语相对于英语）、世代（从第一代到第五代）、社交活动（对朋友的偏好：本地的相对于主流的）来对文化适应的三个等级（低、中、高）进行测量（Burnam et al.，1987）。该量表及其三个等级（低 = 1.0～1.75；中 = 1.76～3.25；高 = 3.26～5.0）的评分系统见Paniagua 的著作（Paniagua，2005，p. 11‑12）。

- **解释模式**　是来访者对病因的看法，即对自己患病原因或状况的解释（Kleinman，1988；Sperry，2009；Sperry & Sperry，2020）。这一观念产生于大约 50 年前的文化和医学人类学，旨在帮助研究人员对一个人生活中事务（尤其是躯体或心理疾病）的因果关系形成其个体的信念。解释模式是通过访谈问题引出的，例如：你认为是什么导致了你的状况？如何解释你的疾病？为什么你现在会体验到这些症状（冲突等）？诸如压力、"神经"、大脑化学失衡或早期童年创伤等回答，符合主流文化中的科学思维模式。另一方面，文化适应程度较低的来访者可能会给出诸如恶魔影响、鬼魂、巫术或咒语、上帝的考验或惩罚等回答。后续的问题使治疗师有可能进一步探索通常表达在临床表现中的文化信仰对来访者生活的影响。

- **对疾病的认识**　疾病表征或认识是解释模式的延伸或迭代（Leventhal，Diefenbach，& Leventhal，1992）。对疾病的认识除了引发对因果关系的信念之外，还引发来访者对于其身份认同、时间线、后果，以及当前疾病疗愈和状况掌控的信念与认识（Weinman et al.，1996）。它们在临床上是有用的，可以帮助治疗师理解来访者的文化信念，这个文化信念是关于何种治疗方法或实践预期可以治愈他们。可以通过访谈或 80 个条目的疾病认识问卷（illness perception questionnaire）来引出来访者对疾病的认识（Weinman et al.，1996）。一个更简短的版本被称为简明疾病认识问卷（brief illness perception questionaire）（Broadbent et al.，2006），可以快速评估对疾病的认识并监测治疗进展。它由 9 个条目组成，可在 2～3 分钟或更短的时间内完成，并已被翻译成 30 多种语言。

● **治疗期望**　是关于来访者想从治疗中获得什么及他们在治疗过程中的参与度如何的预期（Sperry，2009）。这些期望通常受到文化因素和规范的影响。例如，在一些西班牙裔来访者中，家庭成员陪伴来访者参加治疗小节是很常见的，并且一种不言而喻的期望是家庭成员也会被纳入治疗过程中。同样的，对所采用的干预类型也可能存在无声的期望。一些文化背景的来访者可能期望采用行动取向的方法或更多的类似于教育的治疗，如 CBT，而不是谈话取向的治疗。在其他文化中，相关的期望可能是治疗需要一定程度的触摸或接触（Sperry，2006）。来访者对改变的期望可能很高、很低或很矛盾，而这些期望可能是现实的，也可能是不现实的。比起对改变抱有不切实际或极小期望的来访者或者对改变几乎不承担责任的来访者，对改变抱有中度到高度且现实期望的来访者确实体验到更多的改变（Sotsky，Galss，& Shea，1991）。因此，称职的治疗师会引发这种对治疗的期望。

● **人格动力学和社会心理因素**　人格动力学是指来访者的人格风格和个人倾向。在形成文化构想过程中的一个核心考虑因素就是要识别文化因素和人格动力学在来访者身上的影响的区别。社会心理因素是指除文化因素之外的那些会对来访者造成影响的所有情境和社区因素。

形成有效的文化构想

有效的文化构想是基于准确且完整的文化评估的。正如第 5 章所述，文化构想是个案概念化四个组成部分中的第三个部分。本节将介绍文化构想的目的和结构，并简要讨论文化构想的两种模型。然后，介绍文化构想的五个维度，并提供一个此类构想的例子。由于文化构想是基于一个整合的文化评估，所以我们首先要讨论评估的基本方面。

文化构想

文化构想是对临床构想的支持，并且可以提示治疗焦点和所选的干预措施类型。文化构想是系统回顾一个临床案例报告的"社会史和文化因素"部分所描述的文化因素和文化动力学。它回答了"文化扮演了什么角色"这个问题。更具体地说，文化构想描述了来访者的文化身份认同和文化适应程度。它从文化角度解释了来访者的状况，以及文化因素对来访者人格和功能水平的影响。此外，它还涉及可能影响来访者和治疗师之间关系的文化因素，以及是否需要进行文化干预或文化敏感性干预（GAP Committee on Cultural Psychiatry, 2002）。关于是否应该实施文化干预、文化敏感性治疗或文化敏感性干预的决定是复杂的，这超出了本章的讨论范围。

文化构想的模型

有两种模型用于形成文化构想。第一种模型从两个维度对个案进行概念化：文化因素"导致"来访者呈现的问题的程度，以及文化因素被整合入治疗的程度；即对文化敏感的干预措施是有效治疗所需的（Constantine & Ladany, 2000）。第二种模型从五个维度来看待文化构想，这些维度被评估并整合入指导治疗的构想陈述中。这五个维度分别是：来访者的文化身份认同、来访者对疾病的文化解释、来访者的社会心理环境、可能影响来访者和治疗师之间关系的文化因素，以及可能在治疗过程中发挥作用的文化因素（GAP Committee on Cultural Psychiatry, 2002）。由于五个维度模型更加简单明了，尤其对于受训者更容易掌握，所以下面会对其进行描述和说明。

形成一个文化构想

以下是一个形成文化构想的策略，利用五个维度作为这一构想的结构。本章在末尾处会提供三个关于文化构想表述的案例。

- **来访者的文化身份认同和文化适应程度**　在诊断评估过程中，文化构想就开始有所成型了。作为对"社会和文化史"评估中的一部分，治疗师可能会收集到足够的信息来说明来访者的文化身份认同和文化适应程度。

- **来访者对疾病的文化解释和期望**　来访者对他们遇到的问题或担忧的原因的解释，以及他们用于表达痛苦的词语和短语都是非常具有启发性的（Bhui & Bhugra，2004）。治疗师应定期询问来访者的解释模型和对疾病的认识，因为它们必然反映了来访者的主要文化信仰。此外，还应了解来访者对治疗的期望和偏好，如果有需要，还应了解来访者过去在其文化背景中的治疗经历。

- **来访者社会心理环境中的文化因素**　来访者的社会心理环境包含与来访者文化背景相关的压力源和支持源。它还包括帮助个体应对这类社会心理压力源的文化信仰和习俗。

- **治疗关系中可能发挥作用的文化因素**　对来访者的文化信仰和习俗的觉察可以让治疗师在个案概念化的时候考虑到这些信仰。这些因素包括来访者与他人相处的方式、沟通的难易程度、移情活现的可能性、治疗师的性别和年龄，而且当文化问题超出治疗师的专业范围时，需要进行转介。

- **可能在治疗过程中发挥作用的文化因素**　治疗过程包括评估、诊断、干预和结束。具有文化敏感性的治疗师会识别文化因素的作用程度，并据此制订治疗方案。通过评估文化因素与生物学因素、人格动力学、环境因素的相互作用，治疗师可以计划并实施文化干预或文化敏感性干预。或者，治疗师可以说明文化因素不会对治疗过程产生负面影响或干扰。

规划文化敏感性治疗

有效的治疗师具备在需要时进行文化敏感性治疗的能力，这是被期望的。问题在于：治疗师如何决定是否、何时，以及如何使用文化干预、文化敏感性治疗或文化敏感性干预，而不是传统的西式干预？遗憾的是，研究生培训和专业文献几乎没有提供可以回答这个问题的指导或具体的指南。本章为选择此类治疗提供了一种临床实用的策略。首先将简要区分文化干预、文化敏感性治疗和文化敏感性干预，然后会提供做出此类决定的一般指导原则。

文化敏感治疗的种类

- **文化干预**　是一种干预或疗愈的方法或活动，它与来访者对于疗愈的信念体系相一致并且可能有助于实现特定改变。例如，疗愈圈（healing circles）、祈祷或驱魔，还有源自来访者文化的传统疗愈师的参与。有时，文化干预的使用需要与疗愈师或其他专家合作或转介（Paniagua，2005）。尽管如此，治疗师可以通过聚焦于核心文化价值观，如呼吸（respito）和个人主义（personalismo），来开始治疗过程，以努力提高"治疗师的可信度"，即某个文化背景中的来访者认为治疗师是值得信赖且有效的。

- **文化敏感性治疗**　是一种心理治疗性的干预，直接针对不同来访者的文化特征，即信仰、习俗、态度、社会经济状况及其历史背景（La Roche & Christopher，2008）。由于这些方法利用传统的疗愈方法和途径，所以对某些来访者很有吸引力。例如，民间故事治疗（Cuento therapy）通过使用民间故事（Cuentos）来处理与文化相关的因素，如家庭主义（familismo）和个人主义（personalismo），已在波多黎各儿童中使用（Costantino，Malgady，& Rogler，1986）。同样，森田治疗起源于日本，目前在世界各地广泛用于治疗从害羞到精神分裂症等多种疾病（Li & He，2008）。这些类型的治疗似乎对文化适应程度较低的来访者格外有效。

- **文化敏感性干预**　西方的心理治疗性干预已经被改编或改良，以适应特定来访者的文化特征。由于 CBT 的干预方法是结构化的，且以教育为重点，因而被很多文化所接受，也最常被改良为文化敏感性干预（Hays & Iwanasa，2006）。例如，特别是在来自多种文化的文化适应程度较低的来访者中，对适应不良的信念进行驳斥和认知重构通常不是 CBT 的首选干预措施，而问题解决、技能训练或认知替代则可能是更合适的选择（Sperry，2010；Sperry & Sperry，2020）。

选择文化敏感性治疗的策略

以下是一个由六个部分组成的策略，有助于治疗师决定何时以及是否规划和实施文化敏感性治疗。该策略假定来访者和治疗师都愿意讨论治疗选项。如果已经完成了文化敏感性评估和文化构想，治疗师可以从第三部分开始。

- **第一部分**　引出或识别来访者的文化身份认同、文化适应程度、解释模型，即对疾病原因的观念（如运气不好、鬼神、病毒或病菌、遗传、早期创伤经历、大脑化学失衡等），以及对治疗的期望。

- **第二部分**　将来访者呈现的问题纳入其文化身份认同、文化适应程度、解释模型、治疗期望、文化与人格动力学之间的相互作用的背景中，发展出一个文化构想。

- **第三部分**　如果来访者主要认同（文化身份认同）主流文化，文化适应程度较高，且没有明显的偏见、种族主义或相关偏向，可考虑将传统干预作为主要治疗方法。然而，治疗师也应要意识到，随着治疗过程的发展，可能（也）需要采用一种文化敏感性治疗。

- **第四部分**　如果来访者很大程度上认同主流文化且文化适应程度较高，但有偏见、种族主义或相关偏向，则应针对来访者关注的文化方面考虑文化敏感性干预或文化干预。此外，对于与此相关的非文化问题，如人格动力学，采用常规的干预措施也是有用的。

- **第五部分**　如果来访者很大程度上认同自己的种族背景且文化适应程度较低，可以考虑文化干预或文化敏感性治疗。这可能需要与专业人士合作或进行转介，和（或）对核心文化价值观进行初步讨论。

- **第六部分**　如果来访者的文化身份认同是主流的并且文化适应程度较高，但是其家庭的文化认同程度较低，因而出现的问题很大程度上是文化差异造成的，那么可以考虑对来访者及其家庭进行文化干预。但是，如果有迫在眉睫的危机，则应考虑采取常规干预措施来减少危机。在危机减小或消除后，考虑引入文化干预或文化敏感性治疗。

文化构想和治疗选择的案例示范

案例 1：Geri

以下是正在进行的 Geri 案例的文化构想，它强调了五个维度。

Geri 认同自己是一名中产阶级的非洲裔美国人，但与自己的种族根源联系甚少，并且看上去 Geri 和她父母的文化适应度很高。她认为自己的抑郁症是工作压力太大和脑中"化学失衡"的结果。没有明显的迹象表明她有偏见、冲突性的文化期望或其他文化因素。相反，Geri 的人格动力学似乎在她目前的临床表现中起着重要作用。鉴于 Geri 和父亲紧张的关系以及一直以来她很少与男性接触，所以性别动力学可能会影响 Geri 和她的非洲裔美国男性治疗师之间的治疗关系。不过，预计其他文化动力学不会对治疗关系产生负面影响。鉴于她的害羞和回避风格，她可能要花一段时间才能适应并参与到团体治疗中，但文化因素不太可能在这个由白人女性带领的并由不同种族背景中年女性组成的团体中产生作用。总体来说，在 Geri 目前的临床表现中，她的回避型人格动力学似乎比文化因素更具有作用，而且文化因素似乎不会对治疗过程或结果产生负面影响或干扰。此外，治疗进展似乎并不依赖于文化干预，甚至也不依赖于文化敏感性干预。

● **案例评论**　本案例的文化构想表述说明了做出关键干预决策时涉及的五个维度。很明显，该来访者人格动力学的重要性高于文化动力学。因此，至少在制订治疗计划时似乎没有进行文化敏感性治疗的指征。但是，如果治疗进展甚微或毫无进展，就需要重新考虑文化敏感性治疗的问题。

案例 2：Carlos

下面的案例说明了基于五个维度的文化构想，而文化构想遵循了该案例的一些背景信息。

Carlos 是一名 35 岁的未婚男性，墨西哥裔美国人的后代，最近因为未婚妻车祸去世而出现情绪低落、失眠和悲伤。他在工作中认识了一位白人女性，并与她交往了两年多，事故发生前他们已经订婚了 4 个月左右。Carlos 是家里四个孩子中的老二，他有一个哥哥、一个妹妹和一个弟弟。父母都建在，父亲刚刚退休。他大约在 32 年前随家人来到了美国并在这里完成了小学到高中的教育。Carlos 是一名熟练机械师，在一家制造船内外发动机的公司工作了 9 年。在此之前，他高中毕业后立即就应征入伍了，在德国服满 3 年兵役后光荣退伍。他否认曾经被捕或有法律纠纷。尽管他被天主教徒抚养长大，但他报告说他并不像"父母那样信仰天主教"。他认为自己是直男。Carlos 认同占主流的中产阶级文化，而他的兄弟姐妹和父母则"非常坚持传统的墨西哥方式"。虽然这些家庭成员会说两种语言，但他们仍然居住在主要讲西班牙语的社区，并且"坚持着旧的价值观"。Carlos 虽然会说两种语言，但他更喜欢说英语，而且不像父母和哥哥妹妹那样活跃在墨西哥社区中。尽管他所在的工厂还有两名西班牙裔机械师，但他主要与白人同事来往。他认为他的抑郁与失去未婚妻有直接关系，并认为他很可能会对抗抑郁药物有良好的反应，因为他的一位朋友对此类药物有过正性的体验。他以前没有接受过治疗，但愿意联合短程治疗和诊所精神科医生的药物治疗。

以下是文化构想表述：

Carlos 认同主流的白人文化且文化适应程度很高。他对自己的悲伤和抑郁症状的解释模型和疾病认识是现实的，看起来他的解释模型几乎没有受到文化的影响，文化因素似乎也没有影响其症状和功能水平。相反，人格动力学和情境因素在起作用。虽然 Carlos 和家人在文化适应程度上有明显的差异，但这不会影响干预计划，因为自从他入伍离开家以后，家人对他的影响很小或者没有影响，也因为从那以后他与家人的联系也相对较少。预计文化动力学不会对 Carlos 和他的白人女性治疗师之间的关系产生负面影响；事实上，它可能会促进治疗过程。

~~~~~~~~~~

- **案例评论**　与 Geri 的案例很相似，人格动力学是突出的影响因素，而文化动力学似乎没有起作用。与 Geri 情况不同的是，Carlos 和其他家庭成员之间的文化适应程度存在差异。但如前所述，由于家庭对他的影响可以忽略不计，所以这一点没有实际意义。与之大不同的是，当家庭的影响很大时，通常需要某种文化敏感性治疗来处理文化适应的差异。简言之，对 Carlos 将采用常规的治疗干预，而不是文化干预措施。

案例 3：Ivette

　　Ivette 是一名 23 岁的单身、第一代海地裔美国女性。她来到精神健康诊所就诊，主诉是感到悲伤。她的情绪很低落，她也承认越来越体验到社交隔离和嗜睡。Ivette 还提到她难以处理"棘手的状况"。她表现得害羞、被动，同时情绪是带着情感压抑的悲伤。她是家里三个兄弟姐妹中的老大，自从海地移民过来后，她和母亲、妹妹一起生活在一个以海地人为主的社区。

　　她认为她的抑郁（解释模型）是由离开法学院的痛苦和悲伤造成的，她离开法学院是因为她在情感上被主要的白人学生群体所孤立，而且她无法维护自己。具体来说，没有一个一年级的学习小组邀请她参加，而且学生们评论说她被录取是因为学校需要满足种族多样性而不是因为她的成绩，这让她非常难受。现实情况是，她的本科平均绩点为 4.0，并且她的法学考试（LSAT）成绩排在前 10%。她还认为她不能回去上学，因为她害怕再次经历种族歧视。Ivette 透露说，11 岁那年她刚到一所以欧美学生为主的新学校。开学第一天，其他白人学生毫不留情地嘲笑她的黑皮肤和卷曲的头发，以至于她一直在哭泣，直到母亲来接她回家。这种明显的种族歧视现象很快就结束了，因为校长和母亲快速地将她转学到了一所艺术特许学校，里面有很多种族的学生群体。自此以后，Ivette 似乎回避了一切对抗，因此她拒绝面对法学院的情况也就不足为奇。取而代之的是，她默默地退出了。她对治疗的期望是少受批评的困扰，以及能在"棘手的状况"中更坚定、自信些。Ivette 认同自己是"海地出生的中产美国人"，并展示出高度的文化适应。在征得 Ivette 的同意后，治疗师访谈了她的母亲和妹妹。她们也认为 Ivette 的抑郁源于她从法学院退学。

　　以下是包括治疗计划在内的文化构想表述：

Ivette 非常认同主流文化并且具有高度的文化适应，她的母亲和兄弟姐妹也是如此。她解释自己的抑郁是由于被迫从法学院退学和在那种情况下无法维护自己。因此，她日益加重的抑郁症状和社交隔离似乎是由她遭遇种族歧视导致退学而触发和加剧的。此外，Ivette 的依赖型和回避型人格动力学似乎也在她的临床表现中发挥了作用。简言之，她的抑郁和社交隔离似乎是由人格和文化因素共同驱动的。白人女性治疗师要建立和维持治疗联盟，将需要具有相当的敏感性。挑战在于如何在治疗小节中和治疗小节间的电话等交流中培养出信任、关爱和非评价性的氛围。性别和年龄的动力学都不会有太大的影响。因此，最终的干预计划既包括常规干预，也包括文化敏感性干预。

这个双方相互同意的计划包括 4 个治疗目标。第 1 个目标是抑郁症状，这将通过 CBT 来处理。考虑到使用抗抑郁药物，安排了一次药物评估。第 2 个目标是回避行为，这是受文化影响的，对此将采取文化敏感性干预，来更有效地应对"棘手的状况"，如偏见或种族歧视。诊所的海地籍女性治疗师将参与这一治疗目标和第 3 个治疗目标，即她将在团体治疗中作为 Ivette 的白人治疗师的联合治疗师。这第 3 个治疗目标涉及 Ivette 回避风格的人格成分，因此冲突解决和坚定自信的沟通技能培训将是团体工作的核心部分。第 4 个目标涉及职业探索，包括在法学院复学的可能性。她的治疗师将与学校的少数族裔事务主任（一位非洲裔美国男性）进行咨询，并让他参与其中。

~~~~~~~~~~

● **案例评论**　与前两个案例不同，本案例有明确的文化动力学在发挥作用，因此文化敏感性治疗将是治疗和干预计划的一部分，并会采用文化敏感性干预。然而，如果 Ivette 对抑郁症的解释模型和对治疗的期望更多是以文化为基础，那么就会考虑采用文化干预或文化敏感性治疗。同样，如果 Ivette 与其母亲和妹妹的文化适应程度存在差异，文化干预可能会在治疗计划中发挥更突出的作用。事实上，对此案例采用了对文化敏感的治疗性干预（目标 2）和倡导性咨询（advocacy consultation）（目标4），这可以被认为是文化敏感性组织干预。鉴于 Ivette 符合《美国残疾人法案》（Americans for Disability Act，ADA）的残疾标准，治疗师的倡导工作很可能会取得成功。根据 ADA，Ivette 必然有权利获得"合理的便利"，除了重新入学之外，可能还包括参与一个包容、接纳和非虐待性的学习小组中。

小结

那些对心理治疗受训者和（或）应届毕业生稍有指导经验的人应该不会对研究发现的这种情况感到惊讶，即相对较少的治疗师会发展出文化构想并用来指导自己的治疗。大多数受训者甚至是经验丰富的治疗师，在发展有效的文化构想方面几乎没有或根本没有接受过任何培训，在决定适当使用文化敏感性治疗方面也可能没有接受过任何正规培训。现实情况是，称职的治疗师需要对来访者表现出文化敏感性，包括发展和运用文化构想，尤其是在规划和实施文化敏感性治疗时。

参考文献

［1］ Bhui, K., & Bhugra, D. (2004). Communication with patients from other cultures: The place of explanatory models. *Advances in Psychiatric Treatment*, 10, 474 - 478.

［2］ Broadbent, E., Petrie, K., Main, J., & Weinman, J. (2006). The Brief Illness Perception Questionnaire (BIPQ). *Journal of Psychosomatic Research*, 60, 631 - 637.

［3］ Burnam, M., Hough, R., Karno, M., Escobar, J., & Telles, C. (1987). Acculturation and lifetime prevalence of psychiatric disorders among Mexican Americans in Los Angeles. *Journal of Health and Social Behavior*, 28, 89 - 102.

［4］ Constantine, M., & Ladany, N. (2000). Self-report multicultural counseling competence scales: Their relation to social desirability attitudes and multicultural case conceptualization ability. *Journal of Counseling Psychology*, 47, 155 - 164.

［5］ Costantino, G., Malgady, R.G., & Rogler, L.H. (1986). Cuento therapy: A culturally sensitive modality for Puerto Rican children. *Journal of Consulting and Clinical*

Psychology, *54*, 639 - 645.

［6］ Dana, R. (1993). *Multicultural assessment perspectives for professional psychology*. Allyn & Bacon.

［7］ GAP Committee on Cultural Psychiatry (2002). *Cultural assessment in clinical psychiatry*. American Psychiatric Press.

［8］ Hansen, N., Randazzo, K., Schwartz, A., Marshall, M., Kalis, D., Fraziers, R., Burke, C., Kerscher-Rice, K., & Norvig, G. (2006). Do we practice what we preach? An exploratory survey of multicultural psychotherapy competencies. *Professional Psychology: Research and Practice*, *337*, 66 - 74.

［9］ Hays, P., & Iwanasa, G. (Eds.). (2006). *Culturally responsive cognitive-behavioral therapy: Assessment. Practice, and supervision*. American Psychological Association.

［10］ Kleinman, A. (1988). *Rethinking psychiatry: From cultural category to personal experience*. Free Press.

［11］ La Roche, M., & Christopher, M. (2008). Culture and empirically supported treatments: On the road to a collision? *Culture and Psychology*, *14*, 333 - 356.

［12］ Leventhal, H., Diefenbach, M., & Leventhal, E. (1992). Illness cognition: Using common sense to understand treatment adherence and affect in cognitive interactions. *Cognitive Therapy and Research*, *16*, 143 - 163.

［13］ Li, C., & He, Y. (2008). Morita therapy for schizophrenia. *Schizophrenia Bulletin*, *34*(6), 1021 - 1023. https://doi.org/10.1093/schbul/sbn124.

［14］ Neufield, S., Pinterits, E., Moleiro, C., Lee, T., Yang, P., & Brodie, R. (2006). How do graduate student therapists incorporate diversity factors in case conceptualizations? *Psychotherapy: Theory, Research, Practice, Training*, *43*, 464 - 479.

［15］ Okazaki, S. (2000). Assessing and treating Asian Americana: Recent advances. In I. Cuellar & F. Paniagua (Eds.), *Handbook of multicultural mental health: Assessment and treatment of diversion populations* (pp. 171 - 193). Academic Press.

［16］ Paniagua, F. (2005). *Assessing and treating cultural diverse clients: A practical guide*. Sage.

［17］ Ridley, C., & Kelly, S. (2007). Multicultural considerations in case formation. In T. Eells, (Ed.), *Handbook of psychotherapy case formulation* (2nd ed., pp. 33 - 64). Guilford Press.

［18］ Sotsky, S., Galss, D., & Shea, M. (1991). Patient predictors of response to psychotherapy and pharmacotherapy: Findings in the NIMH treatment of depression collaborative research program. *American Journal of Psychiatry*, *148*, 997 - 1008.

［19］ Sperry, L. (2006). *Psychological treatment of chronic illness: The biopsychosocial therapy approach*. American Psychological Association.

［20］ Sperry, L. (2009). *Treatment of chronic medical conditions: Cognitive-Behavioral therapy strategies and integrative treatment protocols*. American Psychological Association.

［21］ Sperry, L. (2010). *Highly effective therapy: Developing essential clinical competencies in counseling and psychotherapy*. Routledge.

［22］ Sperry, L., & Sperry, J. (2020). *Case conceptualization: Mastering this competency with ease and confidence* (2nd ed.). Routledge.

[23] Sue, D. , & Zane, N. (1987). The role of culture and cultural techniques in psychotherapy: A critique and reformulation. *American Psychologist*, *42*,37 - 45.

[24] Weinman, J. , Petrie, K. , Moss-Morris, R. , & Horne, R. (1996). The illness perception questionnaire: A new method of assessing illness perceptions. *Psychology and Health*, *11*, 431 - 446.

第 14 章   **伦理敏感性**

　　称职且有效的心理咨询和治疗实践是对伦理敏感的实践。这意味着
没有伦理敏感性就不可能是称职的实践。这也意味着称职的治疗师不仅
要了解伦理和法律规则，还要对可能影响来访者福利、福祉的情况和环
境保持敏感。这包括个人、文化、社区及制度层面的因素和动力学。虽
然看起来受训者和治疗师的伦理敏感性一直很高，但事实并非如此。一
项研究综述发现，25% ～33% 的心理学、心理咨询、社会工作的受训者
和临床医生通常无法识别临床设置下的伦理议题（Fleck-Hendersen,
1995）。有两个原因可以解释这一发现：其一是受训者和执业临床医生被
其工作的技术和临床方面所困扰并"遗漏了"明显的伦理议题，其二是
这些受训者和从业者由于缺乏共情而无法具备伦理敏感性（Duckett &
Ryden, 1994; Rest, 1994）。因此，Rest（1994）建议既要扩展共情的培训，
也要扩展伦理的教育。虽然受训者和治疗师很可能已经接受过某种类型
的职业伦理培训，但这些培训不太可能特别强调心理治疗实践中的伦理
敏感性，本章会体现这个重点。
　　本章会首先定义伦理敏感性，并介绍三种伦理视角。然后，将聚焦
于伦理敏感性实践中的两项胜任力：做出符合伦理的决定和以对伦理敏

感的方式提供专业服务。接着，将描述一种用于做出伦理敏感性治疗干预决定的方法。此外，还将提供一个整合的决策模型，用于决策治疗师经常面对的其他职业伦理实践的考虑，如边界问题、双重关系和礼物，并在最后用一个案例来说明关键要点。

伦理敏感性胜任力

本章将讨论两项对伦理敏感的基本临床胜任力，它们与文化和伦理敏感性这种核心胜任力相关。

做出符合伦理的决定

这项胜任力涉及在做出对伦理敏感的治疗干预决策和对伦理敏感的专业实践决策时，有能力参与有意识的决策过程。做出符合伦理的决定包括：持续的伦理敏感性，以及识别问题、收集信息、分析、决策和执行伦理决策的技能。

以对伦理敏感的方式进行实践

这项胜任力涉及以对伦理敏感的方式为来访者和其他人提供专业服务的能力。伦理敏感性实践包括：有能力去称职地执行工作、确保保密性、确保知情同意，还有将利益冲突降至最低。

背景考虑因素：伦理敏感性和伦理视角

伦理敏感性

伦理敏感性，也被称作道德敏感性，被定义为：

> 觉察到我们的行为如何影响他人。这包括觉察到不同的行动路

线和每种行动路线如何影响相关的各方。这涉及富有想象地构建可能的情景，了解现实世界中事件的因果关系链；还涉及共情和角色承担技能。

（Rest，1994，p. 23）

此外，有人说"那些能共情并可以站在他人角度看问题的人，以及那些关心他人（甚至关心与自己截然不同的他人）的人，都可能展现出高度的道德敏感性"（Duckett & Ryden，1994，p. 60）。由此看来，具有共情能力（如第 1 章所述），即共情性理解、共情性技能（包括换位思考）和共情性立场（关心他人），是伦理敏感性胜任力的组成部分。正如第 1 章中所指出的，在心理健康各学科中，相当大比例的受训者和治疗师没有展示出基本的伦理敏感性，更不用说高度的伦理敏感性了（Fleck-Hendersen，1995）。然而，高度的伦理敏感性与非常有效且称职的实践相关联，因此渴望称职实践的治疗师必须提高自己的伦理敏感性。

伦理敏感性培训

新手治疗师在其专业培训过程中可能没有认识到潜在的伦理议题。回过头看，通常是在与督导讨论时，受训者可能会理解到专业实践中某些事件的伦理含义，但受训者在那时采取合乎伦理的行动可能为时已晚。因此，应该在培训开始和整个培训过程中都提供学习和提高伦理敏感性的机会。近期，Moffett、Becker 和 Patton（2014）提出了一种切合实际的教授伦理敏感性的方法，其以项目伦理课程开始，且在整个实习项目和实习培训中一直持续着。他们建议使用他们的 DCBA 清单和相关的简短助记符号来提醒受训者注意伦理问题。例如，D 代表危险（danger）、职责（duty）、记录（documentation），C 代表知情同意（consent）、保密（confidentiality）、能力（competence）、咨询（consultation），B 代表界线（boundaries），A 代表采用决策模型（apply decision-making model）、行动

（act）、评估（assess）。这种方法为受训者提供了一系列伦理行动的优先级排序（Moffett et al.，2014）。

三个伦理视角

除去缺乏共情或被临床工作的技术方面所困，受训者和治疗师还可能因为另一个原因而表现出受限的伦理敏感性。那就是他们对临床实践的基本伦理观点和看法。目前的心理治疗实践有三个视角（Sperry，2007a）。这三个视角分别被称为视角Ⅰ、视角Ⅱ和视角Ⅲ。视角Ⅰ和视角Ⅲ是对立的，而视角Ⅱ基本上是一种中间立场。

● **视角Ⅰ** 在这个视角中，伦理思考的重点仅限于伦理守则、伦理标准和法律法规。强调的是能够执行的规则和标准。他们关注的是不当行为问题和伦理困境。专业人员在执业时间内确定具体的被禁止的活动和避免不当行为的方法；风险管理是伦理行为的目标。它基于这样一个信念，即对不当行为必须进行制裁的信念。它通常对伦理议题的讨论很有限。现在，健康专业人员认为条例准则、政策和法律是彼此独立的；在个人生活和职业生活的大部分时间里，个人道德和职业伦理是分开的。

● **视角Ⅱ** 这一视角是视角Ⅰ和视角Ⅲ之间的中间地带。对许多人来说，它是向视角Ⅲ的过渡。它代表了遵守伦理标准和规则的努力，但同时也表达了一些去考虑自我反思、情境和自我关照的意愿。持有这种观点的个体体验到的认知与情感上的失调程度，受到他们对视角Ⅰ的相信程度的影响，即相信程度越高，失调越少，反之亦然。虽然这些个体可能会对整合个人的和专业的价值观表示出一定的兴趣，但他们很少投身于这种努力。

● **视角Ⅲ** 这个视角提供了一个综合的关注点，在该点上有可能将专业守则及其他伦理传统与个人的伦理进行整合。在这里，美德和价值观被视为与伦理守则、标准和规则同等重要。这种观点的主要关注点是积极的行为和美德、道德理想、性格发展，以及将个人的生活哲学与专业目标和职业志向进行整合。从这个视角来看，自我关照是很重要的，并被看作是必不可少的，因为人们相信专业人员在关照好自己时才可以更好地照护他人。在这个重视预防的视角中，风险管理与个人的和专业的发展整合起来了。伦理决策涉及专业、情境和伦理的领域，以及个人、关系和组织方面的考虑。在这个视角中，伦理敏感性是非常重要的，因为它是治疗师的个人和专业伦理价值观的整合。

表 14.1 总结了视角 I 和视角 III 的一些关键特征。

表 14.1　不同的伦理实践视角的关键特征

视角 I	视角 III
伦理和专业实践是切线性关联的	伦理和专业实践是整合性关联的
主要关注基于规则的伦理，即标准和法规	主要关注美德和关系的关照伦理，同时也在意标准和法规
伦理是附加的，仅限于特定的伦理议题和困境	伦理被整合进了专业实践和个人福祉的所有方面
具有法律敏感性，并积极主动聚焦于风险管理	以关系和发展为焦点的伦理敏感性，同时注意将风险最小化
专业伦理与个人伦理分开	专业伦理最好与组织和个人的伦理整合起来
更多是受训者、新手治疗师和咨询师的特征	更多是成熟治疗师和咨询师的特征
传统心理咨询和治疗的特点	心理咨询和治疗实践中新兴趋势的体现

对伦理敏感的治疗干预决定

许多人认为伦理实践领域基本上涉及保密、知情同意、治疗师的能力和利益冲突等议题（Pope et al.，2021；Sperry，2007a）。这些考量因素固然重要，但其重要性次于善益（beneficence）和不作恶（non-maleficence）的基本伦理原则，因为基本伦理原则对做出伦理治疗干预决定来说是至关重要的（Sperry，2021）。善益原则首先意味着所选择的治疗干预将促进来访者的福祉，即安全、有效和恰当，而不作恶原则意味着它们不会对来访者造成伤害。因此，在做出对伦理敏感的治疗干预决定时，三条伦理标准非常关键。这三条伦理标准是有效、安全和恰当。这意味着治疗师在做治疗干预决定时，需要提出并回答三个问题（Sperry，2018）：①它有效吗？②安全吗？③对这位来访者来说恰当吗？

例如，假设一名治疗师正在与一名有复发抑郁病史的来访者工作，并在考虑使用"慈爱"（loving kindness）治疗（一种流行的正念干预）。考虑到执业伦理，治疗师在做出治疗干预决定时提出了这三个问题。这通常涉及信息收集，在这个案例中需要搜索研究文献。治疗师了解到虽然研究表明这种干预对临床抑郁症有效（问题1）；但对于复发性抑郁的患者，其安全性（问题2）和恰当性（问题3）却严重令人担忧（Segal，Williams，& Teasdale，2013）。简言之，虽然这种正念干预对很多人都是有效和安全的，但对于某些人（包括这位来访者），它既不安全也不恰当。在这种干预方法（也许）不适合特定来访者的情况下，做出使用它的决定不仅是无效且不伦理的，而且可能会造成医疗和心理上的严重后果。总之，当这三个决定标准得到肯定的回答时，善益的伦理原则就得到了维护。

此外，这三个伦理决定标准优先于根据个人的专业经验或偏好、督导或导师的建议和个人的理论取向所做出的决定。值得注意的是，在过去十年中，越来越少的人认为基于理论取向的临床治疗决定和建议是合理的。例如，Sookman（2015）坚称，"所有治疗师，无论其是何理论取向，在做出治疗推荐时都有伦理责任以当前的实证研究以及他们自己的专业能力、经验和局限为指导"（p. 1295）。

对伦理敏感的专业实践决定

治疗师经常面临专业实践上的伦理困境，如转介、接受礼物、处理边界问题、双重关系、费用拆分等（Zur，2017）。做出明智且符合职业伦理的专业决定涉及一组特定的技能（Jonsen，Siegler，& Winslade，1986；Roberts & Dyer，2004）。这组技能包括：伦理敏感性、问题识别、信息收集和分析、做出决定、执行决定。每种技能的能力对于有效的伦理决定都是必不可少的，而这些技能在做决定的过程中是有先后顺序的。

伦理敏感性

伦理敏感性是做出符合伦理决定的必要条件（sine qua non）。它既是对临床实践的一种看法，也是一种预测伦理挑战或解释其伦理和道德含义的能力，与是否出现伦理困境无关。它是一种普遍且持续的能力，也是一种应对特定情况的能力。当治疗师掌握了这个技能，通常在各种专业和伦理的挑战成为问题或困境之前，治疗师往往更容易预见和积极主动地应对它们。

问题识别

这个技能涉及有能力识别临床中具有伦理重要性、负载价值和潜在有问题的方面。它包括对潜在或实际的冲突或困境以及可能的不良结果的敏感性和识别能力。它还包括对问题进行充分概念化和定义的能力。非常重要的是，去澄清问题主要是有关伦理、法律、专业方面的，还是几个方面混合的。有时，问题主要是专业方面的，并涉及伦理或法律的考量因素。其他时候，问题首先且主要是一个伦理困境，还有法律和专业方面的考量因素。显然，这个技能需要并建立在伦理敏感性的基础上。

信息收集和分析

这个技能涉及收集和分析专业、情境、伦理、法律信息的能力，可以澄清和阐明问题情境。专业信息包括来自理论、学术、研究文献和循证研究中的相关发现，以及直接影响情境的最佳实践。情境信息包括在情境中起作用的有关文化、社区、机构及个人的动力学（Sperry，2007a）。这些信息包括家庭、亚文化、社区的规范和价值观输入，以及机构（即代理机构或诊所）的规范、成文政策和程序。伦理和法律信息包括代理机构和诊所的价值观输入、伦理审查的结果、专业伦理守则和法律法规、朋辈和督导的意见，以及可以澄清具体伦理、法律、宗教、个人动力学的专家咨询意见，即治疗师自己的个人价值观、伦理、需求及反移情可能会如何影响做决定的过程。

收集这些信息是为了更全面地理解所确定的问题和备选解决方案。除了收集相关信息外，这个技能还包括以有用且有意义的方式分析和整合信息的能力。

做出决定

这个技能包括通过系统决策模型考虑和权衡各种选项和备选行动方案的能力。有各种伦理决策模型（Cottone & Tarvydas，2003；Kitchener，1984；Sperry，2007a），但所有这些都强调了对决策的明确理由进行清晰阐述的价值和重要性。做出决定还包括记录决策、决策过程和选择行动方案的基本原则的能力。

执行决定

这个技能涉及执行已确定的行动方案的能力。这涉及协力合作，以实现来访者和相关利益方对行动方案的承诺。它还涉及对整个决策过程的评估，包括决策对来访者的短期和长期影响。由于决策过程会对治疗师的发展产生影响，所以用各种伦理测试方式（如公开性、普遍性、道德追溯性和公正性）来审查决策和决策过程可能是有用的，以考虑治疗师在类似情况下是否会做出同样的反应（Sperry，2007a）。

以对伦理敏感的方式实践

第二项胜任力涉及以对伦理敏感的方式提供专业临床服务。治疗师在日常临床实践中面临的大多数职业伦理问题都涉及保密、知情同意、利益冲突和能力问题，尤其是执业范围的问题。因此，这项胜任力涉及以下四个领域的知识和各项技能。

专业能力

专业能力是指治疗师在其专业实践范围内提供最低质量服务的能力（Sperry，2007b）。实践范围是指专业实践中公认的专业领域，涉及通过适当的教育和体验获得的特定能力、熟练度和技能。来访者期望他们咨询的治疗师是称职的。临床能力可定义为参照外部标准的充分性，这里的充分性是指在个人的实践范围内负责任且熟练地提供咨询和临床服务的能力，而外部标准包括法律法规、规章制度和专业行为准则（Falender & Shafranske，2004）。

能力远远不只是完成研究生培训和获得专业认证或执照。相反，能力是一种持续发展的过程，在这过程中要达到并保持初始的能力水平，然后随着新发展的产生、行业与专业的成长和变化而不断更新、提高。能力的不足可能涉及不称职和能力受损，这可能会反映在失职上。

提供称职的临床服务这项胜任力，包括以下知识和技能：①根据教育、培训、督导和专业经验、地区和国家专业证书要求，将自己的专业实践范围限制在自己能力范围之内的能力；②只寻求和接受自己通过教育、培训、督导和专业经验、地区和国家专业证书证明能够胜任的职位的能力；③持续监测自己的专业有效性和在必要时采取措施加以改进的能力；④保持专业水平、对新干预措施和方法持开放态度的能力，以及对治疗师所服务的不同和（或）特殊人群的发展保持同步的能力；⑤当自己的身体、精神或情绪问题可能对来访者或他人造成伤害时，限制提供或不提供专业服务的能力；⑥对自己的功能受损迹象保持警觉、为自己的问题寻求帮助，并在必要时限制、暂停或终止专业职责的能力；⑦在经过适当的教育、培训和受督导经验后扩大自己执业范围的能力；⑧通过实践专业和自我关照的策略来培养和提升胜任力的能力。

保密性

保密性是指治疗师有责任尊重来访者的隐私，不向他人透露来访者在临床治疗过程中向其传达的信息（Sperry，2007b）。换句话说，这是一种在基于信任的关系中的保密义务。信任在心理咨询和治疗中是必不可少的，因为违反保密性可能且通常会削弱甚至破坏治疗关系。保密也有一定的限制，如虐待、忽视或剥削等法规要求必须上报的情况，或者有责任警告或保护可能伤害自己（如自杀）和他人（如暴力）的情况。在这些情况下，可能需要打破保密性，以确保来访者和他人的安全性。在必须打破保密性的情况下，临床的挑战是要去解释为何需要上报或警告，让来访者参与这一过程，并尝试保护和维持治疗关系。

这项胜任力包括以下知识和技能：①了解和理解关于强制上报的法规，以及警告和保护义务的法规；②了解和理解自杀风险与伤害自己或他人的威胁；③识别打破隐私和保密性的例外情况；④在治疗关系中建立并维护隐私和保密性的能力；⑤强制上报虐待、忽视或剥削的能力；⑥警示和保护目标受害者的能力；⑦在需要强制上报或警告时，继续与来访者合作并维持治疗关系的能力。

知情同意

知情同意是指治疗师以来访者可以理解的方式充分描述将提供的服务后，来访者决定是否参与治疗的权利（Sperry，2007b）。知情同意并不仅仅是一份签字和见证的文件，它是治疗师和来访者之间的一种关系过程，其过程通常包含五个部分。第一部分涉及来访者阅读知情同意书。第二部分中，治疗师介绍知情同意的意义和目的。然后，治疗师询问并回答来访者就知情同意书中的任何内容可能提出的问题。第三部分涉及治疗师讨论计划治疗过程中的具体细节。不同于讨论诊所知情同意书（详细介绍诊所操作的总体性质和治疗过程的一般信息），这一讨论涉及治疗选择的具体信息、风险和益处，以及来访者可以期望的结果。此过程的第四部分涉及来访者在知情同意书文件（具体治疗考虑因素的描述附录在后或被添加在图表注释中）上签字，以证明其对知情同意书的一般和具体内容的理解。该过程的第五个部分是治疗师在治疗过程中持续告知来访者治疗的进展和可选项。这个由五个部分组成的过程是治疗师有效实践的关键，因为它强调了治疗师和来访者之间持续的合作关系，尤其是合作做出决定。

要让来访者在知情的情况下同意接受治疗，必须向来访者告知所计划的具体干预内容，如治疗的潜在风险和益处、替代的治疗方案、治疗师在这些干预中的能力，以及健康信息的保密性。来访者必须知道他们有权利拒绝或中断治疗且不会受到惩罚，他们也不会被强迫去接受所建议的治疗。很明显，来访者必须具备足够的认知能力来充分理解并自愿做出知情同意。因此，治疗师需要对这种能力进行评估和记录。

提供知情同意这项胜任力包括以下知识和技能：①有能力去评估来访者的决策能力；②有能力去评估来访者的自愿能力（即自主决策能力）；③有能力去分享、回答问题和讨论相关信息，这些信息包括风险和益处、来访者做出知情决定和同意治疗所需的信息；④有能力去发展、调整和补充一个可以充分说明治疗考量的一般和具体因素的知情同意书；⑤有能力提供持续的信息和反馈，而这些信息和反馈在治疗规划与实施过程中，随着治疗进行会不断修正和变化。

利益冲突

当治疗师与来访者之间存在利益竞争时，可能会妨碍治疗师在对来访者工作中准确地运用专业判断和能力，就会发生利益冲突（Sperry，2007b）。由于治疗师与来访者之间的独特关系，潜在的利益竞争尤其容易产生问题。心理治疗通常涉及来访者单向地向治疗师分享内心的想法和感受，治疗师也被认为是个人福祉和人际关系方面的专家。因此，在专业知识方面，来访者和治疗师之间存在着固有的权力不平衡，即权力差异。

在出现利益冲突时，伦理中的善益原则（即要求治疗师以来访者的最佳利益行事）和不作恶原则（即要求治疗师不伤害来访者）就会受到损害。例如，当治疗师为诊所管理者的家属提供咨询时，就会出现这种利益冲突。治疗师希望管理者对自己有正面评价的愿望可能会与有效评估和治疗管理者家属的愿望相竞争，因此治疗师的专业判断可能会受到损害。如果治疗师将自己的需求和利益（如让上司对自己有正面的评价）置于来访者的需求或利益之上，那么利益冲突就存在了，而这可能会对来访者造成伤害。

当存在双重或多重关系时，即治疗师既扮演专业角色，又扮演一个或多个额外角色，如朋友、雇主和房东，那么就会涉及利益冲突。这些不同的角色可能会产生利益冲突，因为这些额外的角色会增加和复杂化边界问题，从而可能干扰治疗师的专业判断。跨越边界（boundary crossings）是指治疗师的行为偏离传统的临床实践，这通常是良性的，如治疗师接受或赠送小礼物给儿童来访者。侵犯边界（boundary violations）是剥削性的或有害的临床实践，如与来访者发生性关系，这代表着最根本的利益冲突。因此，治疗师需要注意权力差异和边界，以避免利益冲突和侵犯边界。在个人生活和职业生活之间保持一个较高的幸福感和平衡，可以减少发生侵犯边界和其他利益冲突的风险。

称职地处理利益冲突问题，涉及以下知识和技能：①了解和理解有关利益冲突、多重关系的职业伦理守则，以及法律法规；②有能力去客观评估存在治疗师与来访者之间权力差异的特定状况；③有能力去识别和最小化跨越边界和侵犯边界；④当存在或可能出现潜在利益冲突时，有能力去寻求督导或咨询；⑤在做出涉及来访者的临床决定时，有能力去评估额外的影响因素，如情感需求和财务上的担忧；⑥有能力去实施自我关照策略，以确保治疗师的健康和福祉，并尽可能减少侵犯边界和其他利益冲突的风险。

伦理方面的考虑和视角

到目前为止，对这四项基本伦理考虑的描述似乎是客观和绝对的，即要么保障保密性，要么不保密。实际情况要复杂一些，因为对于什么构成了保密性及其他方面，存在着不同的看法或视角。表 14.2 描述了视角 I 和视角 III 的每个基本考虑因素。

表 14.2　从两种视角比较关键伦理议题

伦理议题	视角 I	视角 III
利益冲突、权力和边界	认为边界是僵硬和不灵活的；跨越边界导致侵犯边界，这助长了剥削性、伤害性和性方面的双重关系；这些都是不符合伦理的，并且是未达到照护标准和（或）非法的，因此应该被避免，也应该不惜一切代价避免利益冲突（这反映了风险管理视角和分析性的治疗实践）	更灵活地看待边界；认为跨越边界与有害的侵犯边界不同；如果合理利用可以增强治疗联盟和治疗结果；在一些场所中双重关系是不可避免的，除非出现了伤害或剥削，即利益冲突，否则并非不符合伦理或未达到照护标准；一直需要避免性方面的双重关系

伦理议题	视角Ⅰ	视角Ⅲ
能力	被视为至少达到最低标准的能力，并通过完成最低要求的继续教育来保持它；认为造成损害需要承担法律责任；目标是避免法律责任和谴责	被视为寻求获得专业知识的一种持续的发展过程；终身学习者，不断监测自己的能力水平，并且寻求必要的督导、咨询和继续教育；目标是拓展和提升自己的临床能力
保密性	从狭义的法律义务角度看，是去警示或保护、强制性报告、HIPPA法规，即保护记录和治疗特权；目标是避免法律责任和（或）职业谴责	被视为咨询关系的基石，其中矫正性的安全依恋关系和积极的治疗改变可以而且很可能会达成；源自善益、不作恶、尊重隐私和照护的伦理
知情同意	主要被视为涉及来访者签署的书面文件；因为目标是降低风险和责任，所以与来访者讨论签署文件的内容，并将讨论记录在来访者的记录中；可以不披露全部信息	从书面文件和与来访者就最佳治疗考虑因素进行的持续讨论的角度来看待，目的是为了在来访者的能力范围内充分披露信息；目标主要是促进治疗关系、来访者福祉和治疗结果

从伦理守则到伦理实践指南

职业伦理守则的用意是为了指导恰当的职业行为。然而，由于这些守则通常在本质上是比较笼统的，治疗师往往需要更具体的指导来建立和维护其专业工作中的伦理实践。因此，专业组织提供了澄清恰当专业行为的实践指南。虽然这些指南旨在对伦理守则进行补充并促进伦理决策，但许多治疗师并不熟悉这些实践指南，而且更少的治疗师会在伦理决策中使用这些指南。Bush（2019）描述了将专业组织的实践指南补充到伦理守则中来作为伦理决策的基本资源的重要性。

伦理与循证实践

另一个考虑因素是循证实践。循证实践越来越成为临床设置的核心。在讲座、工作坊和专业出版物中，对此都有讨论。一些第三方支付机构，如保险公司和 HMO，甚至要求使用循证干预并记录在案才能报销。治疗师可能会质疑在循证实践中是否涉及伦理含义。然而，职业伦理与循证实践之间有着不可分割的联系。许多人认为伦理实践的范围仅限保密性、知情同意和利益冲突等议题。然而，这些考虑因素虽然重要，但其重要性次于善益和不作恶这两个基本伦理准则，它们对于做出伦理的治疗干预决定非常重要（Sperry，2021）。善益意味着所选择的治疗干预和治疗过程本身是安全无害的。

案例示范：对伦理敏感的治疗和专业实践决定

下面的案例描述了一名称职的治疗师如何处理既要做出伦理上敏感的治疗决定又要做出伦理上称职的专业实践决定的挑战。它涉及有效性、安全性和恰当性的伦理准则，以及确保保密性与知情同意，同时最小化利益冲突。

Kara 是一名 24 岁的未婚女研究生，她 3 周前开始做越来越可怕的梦和梦魇。她说自己以前从未接受过任何心理咨询，但在读《时代》杂志上的一篇关于儿童性虐待的文章时，她惊讶地发现，诸如她做的那些令人不安的梦可能提示了早年的性虐待。她想要通过心理咨询来帮助处理她所认为的童年早期的性虐待问题。Jillian 是一位有执照的心理健康咨询师，是一家小型社区心理健康诊所的四名治疗师之一，该诊所位于一个距离中等城市约 40 英里的农村社区。她已经在这里工作了两年，对女性问题、伴侣和家庭问题特别感兴趣。作为一名认真负责的治疗师，她倾听了 Kara 对治疗的期望，然后进行了一个综合的初步评估，包括家庭、文化、健康状况和发展史，还进行了精神状态检查。完成评估后，Jillian 与 Kara 达成了一个后续预约，将讨论治疗目标和建议。在随后的一周里，Jillian 逐渐意识到 Kara 的临床、文化和伦理方面的复杂问题会让她很难满足来访者对创伤问题的治疗期望，至少在一开始是这样的。

Jillian 的结论是基于前文所述的决策过程。在问题识别方面，鉴于来访者的临床表现和病史，Jillian 认为来访者想要的治疗方式可能是过于退行和有风险的。在信息收集和分析这一步，Jillian 回顾了以下专业、背景和伦理的考量因素。

- **专业的考量因素**　Jillian 刚刚阅读了一篇文章，该文章回顾了有关治疗性虐待和创伤问题的文献，得出的结论是：在选择干预措施时，来访者的准备程度和心理复原力是重要的考虑因素。具体来说，文章指出，即使是准备度和复原力相对较高的来访者，即心理功能水平相当高的来访者，也经常被发现需要处理创伤记忆，包括痛苦、令人沮丧和某些退行的记忆。她的研究生导师在这方面有相当多的经验。在与导师的交谈中，她了解到许多最佳实践指南建议治疗师拒绝或推迟对"脆弱"的来访者开始此类工作，因为这样的来访者不具备足够的心理复原力，且极有可能在处理极其痛苦的记忆（尤其是涉及早年性虐待的记忆）时出现明显的退行。对于功能处在中低水平的边缘型人格障碍个体，在治疗还未进入后期阶段及来访者的心理复原力还未增加时，不鼓励直接聚焦于创伤问题。

- **背景的考量因素**　这里的背景是指任何起作用的文化、机构、社区、人际及个人动力学。治疗师评估了 Kara 的成长史，以及个人的应对和功能水平。据报告，她在 6～11 岁期间曾遭到一位父系家族中叔叔的性虐待，她的心理复原力是有限的，这些意味着她应对应激压力的能力很低，而这种应激压力会在处理创伤和虐待问题时出现。她符合边缘型人格障碍的诊断标准，她还报告了长期动荡和不稳定的人际关系史。其他关键的背景因素包括文化动力学，即 Kara 是第二代穆斯林，而且性议题是家庭中的一个禁忌话题。向外人（如治疗师）谈论该议题也是被禁止的。在这种文化和其他以家庭为导向的文化中，个人的需求和愿望得服从于家庭和社区的需求和习俗。在机构动力学方面，有趣的是，Jillian所在诊所的一位新治疗师正在招募性暴力和家庭暴力的女性受害者作为团体治疗的来访者。尽管她的同事在实习时曾在这类项目中担任过合作治疗师而有一些经验，但这将是她第一次作为主带的团体治疗师与作为合作治疗师的Jillian一起工作。将Kara转介入这个团体，对Jillian来说很方便，也会为她赢得诊所管理者的好评，因为后者很希望在本地提供这种团体治疗，而不是因为不得不将这类来访者转介给市区的私人专科诊所而损失收入。因此，管理者希望所有员工都能定期将所有这类来访者转介给他们最新的团体项目。

- **伦理的考量因素**　在这个案例中涉及的是伦理原则和自主价值观、善益和不作恶，并且它们之间存在冲突。自主权涉及尊重来访者的意愿和自主决定权，在本案例中，它意味着同意Kara对咨询的期望。善益涉及做好事、帮助来访者、使来访者受益，而不作恶涉及专业人员有不伤害来访者的责任。因此，Jillian基于对有效性、安全性和恰当性的分析，决定对Kara运用以复原力为焦点的治疗。从专业角度考虑，相当大的可能是最初将焦点主要放在虐待问题上会对Kara造成伤害，因此Jillian觉得有必要进行一个正式决策过程。通过聚焦于善益和不作恶原则，以及支持Kara的家庭取向而非自主性，三种价值观的冲突得到了合理的解决。此外，从一开始就处理关于禁止讨论性虐待问题的文化禁忌也至关重要。

在接下来的步骤中，Jillian做出了决定，然后进行了实施。尽管她很想在诊所新成立的女性治疗团体中作为合作治疗师对Kara进行工作，但她决定不这样做。相反，想要提供对伦理敏感且有效的照护将意味着Jillian准备把Kara转介到一位在城里工作的Wentworth医生那里，后者专长于对有早年性虐待史的"脆弱"来访者进行个体治疗而非团体治疗。在随后的两节治疗中，Jillian与Kara讨论了一些事宜，从文化议题开始，再到如果同意Kara的请求所涉及的风险，以及转介给专家的事宜。Jillian强调，在开始与Wentworth这样的专家进行创伤治疗之前，提高Kara的心理复原力的必要性和明智性。Jillian 主动提出提供此类咨询并进行转介。这一过程的结果是 Kara 同意并承诺与 Jillian 一起努力提高心理复原力，随后被转介给了 Wentworth 医生。

事后，Jillian 反思发现，这个案例对她的挑战使她在专业上成长了，也提升了她的伦理和文化敏感性。她还认识到，在研究生时期学到的、对她来说意义重大的临床学问的核心信条"跟随来访者的引领"（即同意来访者对治疗的期望）或许并不适用于每个案例，并且在 Kara 的案例中很可能是不专业的。

在接受了 12 节聚焦复原力的治疗后，Kara 开始接受 Wentworth 医生的强化个体治疗。在此期间，她一直与 Jillian 保持着联系。大约两年后，Kara 表示她已经完成了与 Wentworth 医生的治疗，完全没有了症状，而且还订婚了。

Jillian 也展现了提供称职的临床服务、确保保密性和知情同意、尽量最小化利益冲突方面的胜任力。虽然并非所有的临床案例和状况都涉及前述四个基本的伦理和法律领域，但这个案例确实如此。

就提供称职的临床服务这项胜任力而言，Jillian 表现出了进行综合评估、形成个案概念化和规划治疗的能力，这是整合了各种重要的专业、背景和伦理的考量因素。在此过程中，她做出了专业且符合伦理的决定，部分是基于专家资源的有效咨询，并且她最终认为 Kara 的治疗期望是有问题的。因此，她决定，无论是作为个体治疗师还是作为合作治疗师，处理 Kara 的创伤问题都超出了她的实践范围，需要转介给专家。取而代之的是，她会通过社交技能训练来提高 Kara 的心理复原力，而这是她实践范围内的干预策略。

关于提供确保知情同意的临床服务这项胜任力，Jillian 充分地讨论了各种治疗方案的风险和益处。促进这一讨论，使 Kara 同意了随后的治疗方法，但如果 Jillian 没这么做，而仅仅是同意 Kara 的立即开始以创伤为焦点的治疗期望，那么 Kara 可能会受到伤害，而且 Kara 也无法通过两个阶段的治疗（Jillian 的复原力治疗和 Wentworth 医生的专业创伤治疗）取得积极的结果。

关于提供利益冲突最小化的服务这项胜任力，Jillian 经受住了诊所管理者和主要临床治疗师的期望，他们想将 Kara 转介到新成立的性虐待和家暴女性受害者治疗团体。由于 Jillian 是该团体的合作治疗师，让自己的一位来访者参加该团体且同时能"取悦"诊所管理者，这符合 Jillian 的最大利益而不是 Kara 的。在这种情况下，治疗师可能不得不鼓起勇气，坚决反对行政期望或甚至是"要求"，将来访者需求放在诊所需求之前。

最后是关于提供确保保密性的临床服务这项胜任力，Jillian 用笼统而非具体的措辞回答了诊所管理者关于她为什么没有将 Kara 转介到新成立的团体治疗中去的问题，从而保护了 Kara 的隐私。该管理者是一名工商管理硕士，并没有受过临床培训也没有执照。他曾在前台的预约记录中看到，Kara 希望预约一名治疗师"讨论童年性虐待问题"。当他要求查看 Jillian 给 Wentworth 医生的转介信和 Kara 的初步评估报告时，Jillian 表示因为这些信息过于敏感，所以他可能不适合接触这些信息。

小结

　　读完本章后，读者可能会倾向于得出这样的结论：提供对伦理敏感且称职的心理咨询与治疗并不是很容易。这并非是一个不合理的结论，因为统计数据显示，1/4~1/3 的受训者以及经验丰富的心理健康临床工作者缺乏足够的伦理敏感性而无法称职地履行职责。遗憾的是，要提供非常称职的心理咨询与治疗，所涉及的远不止是发展和拓展知识基础和先进的技术技能。再次强调，治疗师在处理任何伦理考量时都面临着胜任力的态度维度。态度维度不仅涉及伦理敏感性与共情性立场，而且也是从视角Ⅰ向视角Ⅲ发展的核心。第 15 章将继续聚焦于态度成分和成为一名非常称职的心理治疗师的发展过程。

参考文献

［1］ Bush，S.S.（2019）. Use of practice guidelines and position statements in ethical decision making. *American Psychologist*，74（9），1151‐1162.

［2］ Cottone，R.，& Tarvydas，V.M.（2003）. *Ethical and professional issues in counseling* (2nd ed.). Pearson.

［3］ Duckett，L.，& Ryden，M.（1994）. Education for ethical nursing practice. In J. Rest & D. Narcvaez (Eds.)，*Moral development in the professions: Psychology and applied ethics* (pp.51‐70). Lawrence Erlbaum.

［4］ Falender，C.，& Shafranske，E.（2004）. *Clinical supervision: A competency-based approach*. American Psychological Association.

［5］ Fleck-Hendersen，A.（1995）. Ethical sensitivity: A theoretical and empirical study. *Dissertation Abstracts International*，56，2862B.

［6］ Jonsen，A.，Siegler，M.，& Winslade，W.（1986）. *Clinical ethics: A practical approach to ethical decisions in clinical medicine* (2nd ed.). MacMillan.

［7］ Kitchener，K.（1984）. Intuition，critical evaluation，and ethical principles: The foundation for ethical decisions in counseling psychology. *Counseling Psychologist*，12，43‐55.

［8］ Moffett，L.，Becker，C.，& Patton，R.（2014）. Fostering the ethical sensitivity of beginning clinicians. *Training and Education in Professional Psychology*，8（4），229‐235.

［9］ Pope，K.S.，Vasquez，M.J.，Chavez-Dueñas，N.Y.，& Adames，H.Y.（2021）. *Ethics in psychotherapy and counseling: A practical guide* (6th ed.). John Wiley & Sons.

［10］ Rest，J.（1994）. Background: Theory and research. In J. Rest & D. Narcvaez (Eds.)，*Moral development in the professions: Psychology and applied ethics* (pp.1‐26). Lawrence Erlbaum.

［11］ Roberts，L.，& Dyer，A.（2004）. *Concise guide to ethics in mental health care*. American Psychiatric Press.

［12］ Segal，Z.，Williams，M.，& Teasdale，J.D.（2013）. *Mindfulness-based cognitive therapy for depression* (2nd ed.). Guilford Press.

［13］ Sookman，D.（2015）. Ethical practice of cognitive behavior therapy. In J.Z. Sadler，W. (C.W.) van Staden，& K.W.M. Fulford (Eds.)，*The Oxford handbook of psychiatric ethics* (pp.1293‐1305). Oxford University Press.

［14］ Sperry，L.（2007a）. *The ethical and professional practice of counseling and psychotherapy*. Allyn & Bacon.

［15］ Sperry，L.（2007b）. *Dictionary of ethical and legal terms and issues: The essential guide for mental health professionals*. Routledge.

［16］ Sperry，L.（2018）. Mindfulness，soulfulness，and spiritual development in spiritually oriented psychotherapy. *Spirituality in Clinical Practice*，5（4），291‐295.

［17］ Sperry，L.（2021）. *Pattern focused therapy: Highly effective CBT practice in mental health and integrated care settings*. Routledge.

［18］ Zur，O.（Ed.）.（2017）. *Multiple relationships in psychotherapy and counseling: Unavoidable，common，and mandatory dual relations in therapy*. Taylor & Francis.

第八篇

总结

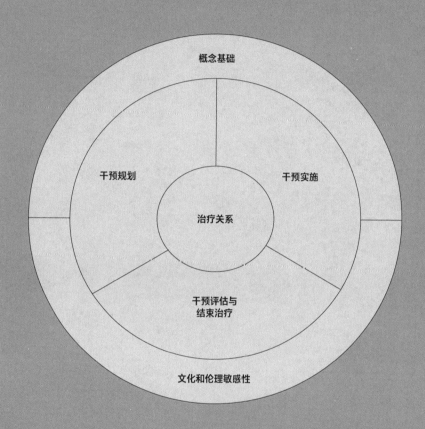

第 15 章   **成为一名非常称职且有效的治疗师**

最后一章将重点从核心心理治疗胜任力本身转移到成为一名非常称职的治疗师所涉及的一些过程。你可能还记得，在第 1 章中，胜任力被定义为将知识、技能和态度整合起来的能力，这种能力体现在使他人受益的临床实践中，它可以通过专业标准来评估，并通过专业培训和反思来发展与提高。胜任力包括三个组成部分：知识、技能和态度。在本章中，我们会强调胜任力的两个特点：通过培训和反思可得到发展和提升的态度部分（即治疗师对来访者和治疗过程的基本态度），以及他们成为治疗师的动机。

本章将首先描述与非常称职的治疗相关的三个因素：工作定位、专业发展阶段和实践模式。需要指出的是，工作定位中的使命和职业、专业的发展阶段、反思性的实践模式往往是高效和称职的心理治疗实践者的态度、价值观和愿望的特征。本章将通篇强调成为一名高效、称职的治疗师的发展过程和态度要素，也将提供两个案例来说明这些要点。

工作定位

电影《穿越宇宙》（*Across the Universe*）中有一场关于不同工作态度

的激烈但发人深省的讨论。主人公 Max 断言，"你是什么，你就做什么"，意思是一个人的身份认同决定了他选择什么类型的工作；这与他叔叔对此的迅速反驳——"不，Max，你做什么，你就是什么"的意思恰恰相反，即一个人的身份认同是由他的工作决定的。Max 赶紧询问朋友 Jude 的意见，试图压制叔叔的意见。Jude 不想卷入这件事，他巧妙地回答道："嗯，重要的不正是你如何（以及为何）做你所做的事吗?"基本上，这些观点反映了三种不同的工作定位。

工作定位（work orientation）是指一个人对工作的看法和态度，由内在价值观、愿望和工作经历决定（Bellah et al.，1985）。北美的专业人士研究了三种工作定位：工作（job）、职业（career）和使命（calling）（Wrzesniewski et al.，1997）。每一种定位都反映了不同的价值观和行为。

工作取向

在工作取向（job orientation）中，个体将其专业工作仅仅视为一份工作。他们工作的主要价值在于工作带来的物质利益，而将其他意义和成就感相对排除在外。换句话说，对于这些人，工作只是达到经济目的的一种手段，使他们能够享受工作之外的时间。必然地，工作取向者的兴趣和抱负是表现在工作领域之外的（Wrzesniewski et al.，1997），并且涉及的是一些业余爱好和工作之外的兴趣。

职业取向

相比之下，职业取向（career orientation）的个体更看重在学校、诊所、机构或专业组织中的工作晋升所带来的回报。对于此类带有自我导向工作定位的人，升职和晋升所带来的薪酬、声望和地位的提高是他们工作的重点。晋升会带来更高的自尊、更大的权力和更高的社会地位（Bellah et al.，1985）。

使命取向

使命取向（calling orientation）的个体去工作，既不是为了经济回报，也不是为了晋升，而是为了工作所带来的目标感和意义感。不同于工作取向和职业取向主要聚焦于自我，使命取向更多是聚焦于他人的，即工作主要是为他人或社会服务。在过去，"使命"一词通常特指来自上帝的感召而从事道德或社会意义重大的工作（Weber，1958）；而如今，该词语被更普遍地用于指代从事有助于他人福祉或使世界变得更美好的工作，无论是基于精神还是其他方面（Davidson & Caddell，1994）。判断工作是否真的有助于做出改变，很大程度上是由专业人员决定的。例如，一位把自己的工作视为令人舒适的六位数收入来源的外科医生并没有使命感，而一位把自己的工作视为让世界变得更干净、更健康的街道清洁工则可能有使命感。

天职取向

职业取向和使命取向有明显的区别，其区分标准是工作努力要么将他人导向的价值观作为工作的主要动机，要么将提供目的感和意义感作为工作的主要动机。然而，"使命"（calling）和更常用的术语"天职"（vocation）之间的区别并不那么明显。事实上，许多人将这两个术语当作同义词使用。但也有人发现区分使命和天职是有用的。最近，研究人员为这两个概念提出了一个有用的工作定义。他们区分了两类人：

> 一类人将自己的工作与为了他人的整体意义感联系起来，但这样做纯粹出于内在原因（天职），另一类人将这种工作动机归因于外部来源，如上帝、家族遗产或迫切的社会需求（使命）。
>
> （Dik，Duffy，& Eldgridge，2009，p. 625）

因此，虽然天职和使命取向的人都将工作体验为服务他人并为其生活带来意义，但其原因却有所不同，分别是内在原因和"至高无上的召唤"（Dik et al.，2009）。天职取向（vocation orientation）究竟是第四种工作定位还是使命取向的一种变体，这还有待确定。至少，这种差异是值得注意的，并可能具有临床和研究意义。

研究将工作定位与生活满意度、成就感和个人幸福感联系起来，发现与工作取向和职业取向的人相比，具有使命取向的人报告的工作满意度和生活满意度更高（Wrzesniewski et al.，1997）。有趣的是，这类专业人员从工作中获得的满意度也高于从休闲中获得的满意度，而那些有工作取向和职业取向的人从休闲（即业余爱好和朋友）中获得的满意度则高于工作满意度。越来越清楚的一点是，对于使命取向的专业人员，工作是他们的激情所在，而对于其他取向的专业人员，他们更深层次的满足感来自休闲或工作之外的人际关系。对所谓天职取向的研究也有类似的发现。研究发现，那些具有以他人为导向的工作价值观的人表现出更高程度的帮助行为、合作精神，以及更好的工作表现（Bing & Burroughs，2001），而那些在工作中找到了超越经济收益或职业晋升意义感的人则具有更高的工作满意度和工作表现、更低的工作相关压力和更长的任职期（Claes & Ruiz Quintanilla，1994）。

大规模的调查研究数据显示，超过 40% 的本科生认为他们对某一特定行业有一种使命感（Duffy & Sedlacek，2010），从事各种职业的雇员中有 1/3～1/2 的人表示他们对自己的工作有使命感（Wrzesniewski et al.，1997）。据推测，从事助人职业的人会报告更高的使命取向，尤其是那些接受心理治疗培训或从事心理治疗的人。多年来，我观察到，一般来说，高效的治疗师会表现出使命取向或天职取向。

心理治疗师的专业发展阶段

另一个影响有效程度的因素似乎是专业人员所达到的专业水平或阶

段。要成为一名称职的专业人员涉及有能力适当且有效地运用必要的知识、技能和态度，来实施广泛的专业活动，包括与心理治疗实践相关的治疗性任务和其他临床任务。要成为一名称职的专业人员需要获得该专业的核心胜任力，这是一个发展的过程。在不同的专业中，这个过程都被描述为五个发展阶段（Dreyfus & Dreyfus, 1986）。为了反映心理治疗的培训和实践，调整了对这些阶段的描述（Sperry, 2010, 2022）。

初学者

在这一阶段，受训者所拥有的分析问题和干预方面的知识和理解是有限的。这些受训者依赖于基本的原则和技巧，受到规则的约束，并且通常缺乏经验，以至于无法灵活地运用这些原则和技巧。

进阶初学者

在这一阶段，受训者拥有有限的模式识别和干预应用能力，但是很难将这种能力推广到不同来访者和新的情景中。之前学过的规则和原则现在变成了指南。在这一阶段的受训者不可避免地需要大量的支持和临床督导。

最低程度称职者

在这一阶段，心理治疗师可以独立开展工作，尽管是在最低称职水平上（即达到执照所要求的独立执业者的水平）进行工作。处于这一阶段的心理治疗师很可能会有意识地了解来访者的长期目标和计划，并可以通过适当改变干预计划来适应来访者的变化。他们通常能更容易地识别模式并开始量身定制干预。他们通常会感到一种驾驭感，并且可以应对和处理出现的危机或其他问题。此外，他们可以更轻松地将理论和研究整合入实践应用的各个方面。

熟练者

在这一阶段，心理治疗师对来访者会有一个更整合的理解，并且灵活性、对治疗性干预细微之处的清晰理解、对干预在来访者和他人身上产生影响的清晰理解，均会指导他们的工作表现。在这一阶段，心理治疗师通常能够对他人的干预技能进行有效地培训和督导。

专家

在这一阶段，心理治疗师能够对临床情况有直觉的把握，并且可以快速地评估问题并设计适当的干预措施。当干预措施不起作用时，他们通常能直觉且迅速地识别出来，并且可以相应地修正治疗。通常情况下，这些专家将个人生活和专业生活结合在一起，并且他们在治疗、咨询或督导中的专业努力都非常高效。他们通常非常善于与他人相处，并重视人际关系中的个人需求。毫不奇怪，他们受到来访者的钦佩并被同行视为治疗大师，尽管他们继续在学习且成为终身学习者。专家级的心理治疗师，也被叫作大师级治疗师（Skovholt & Jennings，2004），常规进行高效的治疗（Sperry，2010）。表 15.1 总结了这一讨论，并将不同阶段与可能的治疗效果水平联系起来。后文有关"情境在高效治疗实践中的作用"会提供进一步说明。

表 15.1　发展阶段与预期效果水平

发展阶段	预期的治疗效果水平
初学者或进阶初学者	治疗有效性较低
最低程度称职者	治疗有效性较低至较有效
熟练者	有效的治疗至更高效的治疗
专家（大师级治疗师）	高度有效的治疗

学习成为一名非常有效的治疗师

可以用三种学习类型来理解培养核心胜任力的过程，这三种类型是：陈述性学习、程序性学习和反思性学习（Bennett-Levy，2006；Binder，1993，2004）。下面对每种学习类型进行简要介绍。

- **陈述性学习**　涉及概念、技术和人际关系知识。这类学习主要通过讲座、演讲、讨论及阅读来促进。

- **程序性学习**　是将知识运用于临床实践并主要由临床经验和督导来促进。它发生于陈述性知识在实践中被落实和提炼时，程序性学习本质上是以技能为基础的临床学习。

- **反思性学习**　明显不同于陈述性学习和程序性学习。它涉及对陈述性和程序性知识的反思，并对一个行动方案做出决定。这类学习涉及许多过程，包括分析经验、与其他人做比较、确定一个必要的行动计划，以及基于分析可能改变之前的信息和见解。在临床培训中，除了治疗师的自我评价之外，来访者和督导师对治疗师表现的反馈也会在很大程度上促进反思系统（Bennett-Levy，2006）。

在培养胜任力方面，会涉及三种类型的学习。事实上，已经有研究开始提示，这三种学习类型的相互作用是发展和掌握一种胜任力所必需的（Bennett-Levy & Thwaites，2006）。

这种三管齐下的学习观进一步阐明了技能与胜任力之间的区别。技能学习主要涉及程序性学习，尽管也可能涉及一些陈述性学习。相比之下，胜任力学习涵盖所有三种类型的学习，因为它包括知识（即陈述性学习）、技能（即程序性学习），以及态度、价值观和标准（即反思性学习）。似乎反思性学习对于成为一名高度熟练且有效的治疗师至关重要（Bennett-Levy & Thwaites，2006；Schön，1984）。

实践模式

人们注意到，高效治疗师的思考、行动和反思方式与低效治疗师的不一样（Binder，2004；Sperry，2010，2022）。从高效治疗师的治疗联盟和临床结果中可以看出他们的实践模式本质上是不同的。最近，这些差异越来越多地被研究证实（Skovholt & Jennings，2004）。本节将从这些治疗师的特征性思考、行动和反思方式的角度简要总结这些观察结果。

思考

那么大师级治疗师的思考方式有何不同呢？他们似乎能快速且直觉地知道自己是否与来访者建立了联系，并能够用认知地图来指导帮助他们敏锐地评估、概念化和规划干预。此外，他们还能快速且直觉地知道自己的个案概念化是否准确。这是怎么成为可能的呢？首先，高效治疗师会更多采用非线性思维，而不是线性思维。线性思维是一个人对待生活和问题时所使用的熟悉而不加反思的思维模式。相比之下，非线性思维是"跳出框框的思维。它要求治疗师看到并理解来访者特有的、旧的、个人的线性思维模式；设想一种新的替代方式（或模式）来看待问题和行事；并将这种新方式传达给来访者"（Mozdzierz，Peluso，& Lisiecki，2009，p. 5）。

行动

在所有核心胜任力方面，大师级治疗师的行动与其他级别治疗师的有所不同。这意味着他们很容易发展和维持有效的治疗联盟，并且他们与来访者的工作方式在本质上也不同于初学者和最低程度称职治疗师的方式。通过观察可以清晰地看到，他们的倾听、回应、评估、构想、规划干预及管理治疗议题都不同于其他治疗师。这主要是因为他们是在认知地图的指导下聚焦和落实治疗干预的。他们不断地通过观察和提问来寻求来访者的反馈，并且更可能用结果测量来评估进展。因此，他们很快就能知道治疗是否正中靶心，随后基于反馈进行改变和修正治疗。据观察，当治疗环境变化时，大师级治疗师可以很容易地、毫不费力地随机应变，改变治疗方向和方法（Binder，2004）。由于具备这些能力，大师级治疗师在处理复杂的临床情况和棘手的来访者时始终表现出色（Lambert & Okishi，1997）。

反思

最后是大师级治疗师的反思方式不同于其他心理治疗师的。虽然反思的领域可能看起来比思考和行动领域更微妙且更难观察，但很可能是这一领域的专业技能启发、驱动并指导了大师级治疗师如何思考和行动。反思性实践是一个持续的过程，涉及学习者对其生活经验中的关键事件进行的考虑。根据 Schön（1983）的定义，反思性实践涉及在学科专业人员的指导下深思熟虑地考量自己将知识应用于实践的体验。这是一个过程，治疗师通过反思自己的治疗方法，为更全面地理解来访者、促进目标实现和来访者成长，而采用最佳策略和战术（Sutton，Townend，& Wright，2007）。表 15.2 总结了这一讨论。

表 15.2　较低效和较高效治疗师的实践方式

	较低效的治疗师	较高效的治疗师
思考	主要采用线性推理	采用线性和非线性推理
	困难或缓慢地准确识别模式	轻松且快速地准确识别模式
行动	采用线性访谈	采用线性和迭代访谈
	使用线性问题和询问	使用干预性问题和询问
	难以形成构想且有限地使用个案概念化	易于构想，并且在进行量身定制的治疗干预时最大限度地使用个案概念化

	较低效的治疗师	较高效的治疗师
行动	在需要修正干预计划时无法随机应变	在需要修正干预计划时能够轻松熟练地随机应变
	即使有也很少征求反馈意见	积极地寻求反馈，如使用结果测量工具（SRS、ORS、CCAPS‐34、OQ‐45等）
反思	即使有也很少进行自我督导	定期进行自我督导
	被动使用督导；很少或基本不用个案咨询	积极利用督导和个案咨询
		被他人视为"反思型实践者"

注：SRS，治疗小节评定量表；ORS，结果评定量表；CCAPS，心理咨询中心心理症状评估。

反思与反思性实践

反思，也被称作反思性实践，对心理治疗师来说可以是三重的。治疗师可以自我反思，与督导、朋辈或顾问一起反思，或者与来访者一起反思。高效的治疗师可能会常规性地进行这三种反思，而有效性较低的治疗师则相反。多年来，我一直参与治疗师的培训和督导工作，并注意到受训者和执业心理治疗师在反思和反思性活动方面存在重大差异。

督导性的反思

就督导背景中的反思而言，有些人高度参与督导过程，认为这对他们发展成为有效的治疗师非常重要。因此，他们可能会仔细准备个案资料（如过程记录、文字稿和录像），并渴望得到督导的反馈。这种响应性也体现在他们对专家和朋辈咨询的接受程度上。另一些人对督导则表现为懒散的态度和反应，他们准备较少并且对于从督导反馈中学习的热情也较低。根据我的经验，这些受训者不太可能寻求专家或朋辈咨询。

自我反思

自我反思，也被称为自我督导，可以用或不用类似于日志的书面形式进行。一些受训者和执业心理治疗师会将对来访者的工作写成日志，在日志中反思自己从错误中学到了什么，以及对督导师的建议、指导的落实情况和反移情等。他们还可能在治疗小节间隔期思考来访者的问题并为随后的治疗小节做好准备。相比之下，其他受训者和执业者则很少或根本没有兴趣持续写这样的反思日志，也不太可能在治疗小节间隔期花时间思考来访者的问题。这些差异是值得注意的，因为研究表明治疗师的自我反思（包括持续写日志）确实可以转化为改善的治疗联盟和临床结果（Bennett-Levy & Thwaites，2006）。

我们注意到，高效的心理治疗师倾向于定期反思他们在某一天与一个或所有来访者的工作细节，他们更有可能确定实现目标的特定行动和替代策略。他们会聚焦于可控制的因素上，如"我或许应该做这个而不是那个"或"我忘记做这个了，下节治疗要做"。例如，

与其在今天的治疗小节中组织讨论他的酗酒行为，不如把重点放在让他拿回驾照上，因为这似乎是他真正关心的问题。在下一节治疗中，我会把重点放在来访者真正想要的东西上，然后去探讨它。

相比之下，当有效性较低的心理治疗师在反思过去的治疗小节时，他们更有可能将失败归因于外部因素和不可控因素。例如，"这个来访者就是没有改变的动力""她就是太有阻抗了""我想我今天过得不好"或"我今天感觉不好"。他们也更有可能聚焦在失败的策略上，他们认为通过理解某种方法没有奏效的原因，将会带来更好的结果。因此，与高效治疗师不同的是，他们花了较少的时间去关注可能更有效的策略。

涉及来访者的反思

治疗师和来访者一起进行反思，即寻求来访者对治疗过程、治疗进展和治疗关系的反馈，就这点而言，受训者之间的差异也很明显。当治疗师主动寻求这种口头反馈或使用超简短反馈工具时，治疗联盟和治疗结果都会得到改善，过早终止治疗的可能性也会显著降低。我们的经验和其他治疗培训师和督导师的经验与越来越多的研究结果相吻合，这些研究结果表明，与来访者进行此类反馈反思的治疗师与不进行此反思的治疗师之间存在着统计和临床上的显著差异（Reese et al.，2009）。

示例：两位治疗师

Jefferson Kiley 博士（简称 Jeff）获得了执业资格并在过去 8 年中执业，最近 5 年他在一家大型社区心理健康诊所担任心理学家。他已婚，有两个孩子，在扶轮社（Rotary Club）很活跃，并且他还是儿子所在小联盟球队的助理教练。他对自己的个人生活和职业生活都很满意。总的来说，Jeff 的年度绩效评估是正向的，但不出众。他满足于按照研究生院教授的方法进行实践并抵抗"新方法"。4 年前，他被要求为实习生提供督导，但他拒绝了并声称他"首先需要更多时间尽快熟悉"。一年后，他再次被邀请，他还是拒绝了。在下一次分配督导任务时，诊所的管理者将两名实习生分配给了 Jeff。大约 5 周之后，一名实习生抱怨 Jeff 博士似乎没有兴趣督导她，另一名实习生申请重新分配督导师，这实际上结束了 Jeff 作为督导师的短暂职业生涯。在诊所的 CEU 政策改变后，完成继续教育的要求对 Jeff 来说成了一个挑战。以前，员工只要合理安排时间就能在诊所时间内完成学时。而现在，大部分学时需要员工利用个人时间或周末完成，并且诊所不予补偿。上个月，Jeff 收到了州执照委员会的来信，要求他证明过去两年中接受了 40 小时的继续教育。由于他只参与了 6 个小时的诊所讲习班，所以他开始仓促地寻找讲习班。他最引以为豪和最快乐的事情是修复老式科尔维特跑车，他不断谈论他修复跑车和在各州的车展上展示汽车所花的时间。值得注意的是，在诊所所有的员工中，他的来访者缺席率是最高的。他从未接受过个人体验，尽管不止一位督导师曾经推荐过，并且他认为写反思日志没有任何价值，尽管这是诊所对所有实习生和其他受训者的要求。当 Jeff 的一位年轻同事问另一位工作人员 Jeff 已经工作了多久时，这位工作人员半开玩笑地回答说："我想已经有 8 年了。但是，我不确定是 8 年的渐进式经验，还是只是把一年重复了 8 次。"

Jack Raskin 博士（简称 Jack）比 Jeff 早一年拿到了博士学位，尽管他们是同届入学且是同班的。除了论文指导老师相同之外，他们还在同一个地方完成了博士毕业前的实习。Jack 在实习时就开始脱颖而出，并成了他工作 9 年社区精神健康诊所的首席雇员。一年后，他被任命为助理培训主任。这意味着他不仅要督导实习生，还要安排每周的研讨会和病例讨论会。他已婚并有两个孩子。多年来，Jack 一直积极参与诊所的工作，并在帮助来访者、指导实习生和年轻职员方面获得了极大的满足感。他博览群书并为诊所的月刊撰写一个有关新技术的专栏。在实习督导师的建议下，Jack 一直在写他与来访者工作的反思日志并继续着这个实践，因为这似乎对他与来访者的工作产生了影响。这样的反思结果是，他接受了大约 6 个月的个人体验以理解自己的反移情议题。如今，他的同事们经常找他咨询疑难案例。他一直坚持不懈地倡导心理治疗师的健康和自我关照。3 年前，他被任命为州心理学执照委员会成员，负责成立一个心理学家自我关照的工作组。

〰〰〰〰〰〰

- **案例评论**　虽然 Jeff 和 Jack 完成了相同的实习并从同一个博士项目毕业，但他们的职业生涯是沿着不同的发展路线演变的。他们的优先级、工作定向和投入似乎非常不一样。看起来 Jeff 表现为工作取向，而 Jack 表现为使命取向。就专业发展水平而言，Jeff 似乎处于最低程度称职阶段，而 Jack 似乎处于熟练和专家阶段之间。还可以推断的是，两位治疗师在整体治疗有效度方面存在差异，Jeff 可能会提供较低有效至有效程度的治疗，而 Jack 更可能提供的是有效至高效程度的治疗。

小结

以胜任力为基础的心理治疗培训和实践正开始定义当今问责制的框架方式，并且反之亦然。心理治疗实践的有效性并不仅仅涉及治疗师的知识储备和技能组合。因为胜任力会影响有效性，所以态度成分与知识、技能成分一样，都是决定有效性的基本考虑因素。关于工作定位、专业发展阶段和实践模式的讨论表明，这些因素反映了胜任力的所有组成成分，并且是区分效率较低和效率较高治疗师的有用标志。需要注意的是，这三个因素并不是治疗有效程度的绝对预测指标，因为我们坚持认为情境背景也很重要。在未来的岁月里，心理咨询与治疗培训项目，以及执照许可、认证和鉴定委员会，无疑将越来越以胜任力为基础。因此，很有可能更高效的治疗会被付诸实践。

参考文献

［1］ Bellah, R., Madsen, R., Sullivan, W., Swidler, L., & Tipton, S. (1985). *Habits of the heart: Individualism and commitment in American life*. Harper & Row.

［2］ Bennett-Levy, J. (2006). Therapist skills: A cognitive model of their acquisition and refinement. *Behaviourial and Cognitive Psychotherapy*, *34*, 57 – 78.

［3］ Bennett-Levy, J., & Thwaites, R. (2006). Self and self-refection in the therapeutic relationship. In P. Gilbert & R. Leahy (Eds.), *The therapeutic relationship in the cognitive behavioral psychotherapies* (pp. 255 – 282). Taylor & Francis.

［4］ Binder, J. (1993). Is it time to improve psychotherapy training? *Clinical Psychology Review*, *13*, 301 – 318.

［5］ Binder, J. (2004). *Key competencies in brief dynamic psychotherapy: Clinical practice beyond the manual*. Guildford Press.

［6］ Bing, M. , & Burroughs, S. （2001）. The predictive and interactive effects of equity sensitivity in teamwork-oriented organizations. *Journal of Organizational Behavior*, *22*, 271 – 290.

［7］ Claes, R. , & Ruiz Quintanilla, S. （1994）. Initial career and work meanings in seven European countries. *Career Development Quarterly*, *42*, 337 – 352.

［8］ Davidson, J. , & Caddell, D. （1994）. Religion and the meaning of work. *Journal for the Scientific Study of Religion*, *33*, 135 – 147.

［9］ Dik, B. , Duffy, R. , & Eldridge, B. （2009）. Calling and vocation in career counseling: Recommendations for promoting meaningful work. *Professional Psychology: Research and Practice*, *40*, 625 – 632.

［10］ Dreyfus, H. , & Dreyfus, S. （1986）. *Mind over machine*. Free Press.

［11］ Duffy, R. , & Sedlacek, W. （2010）. The salience of a career calling among college students: Exploring group differences and links to religiousness, life meaning, and life satisfaction. *Career Development Quarterly*, *43*, 27 – 41.

［12］ Lambert, M. , & Okishi, B. （1997）. The efficacy and effectiveness of psychotherapy supervision. In C. Watkins （Ed. ）, *Bergin and Garfield's handbook of psychotherapy and behavior change* （5th ed. , pp. 139 – 193）. Wiley.

［13］ Mozdzierz, G. , Peluso, P. , & Lisiecki, J. （2009）. *Principles of counseling and psychotherapy: Learning the essential domains and nonlinear thinking of master practitioners*. Routledge.

［14］ Reese, R. , Usher, E. , Bowman, D. , Norsworthy, L. , Halstead, J. , Rowlands, S. , et al. （2009）. Using client feedback in psychotherapy training: An analysis of its influence on supervision and counselor self-efficacy. *Training and Education in Professional Psychology*, *3*, 157 – 168.

［15］ Schön, D. （1984）. *The reflective practitioner*. Basic Books.

［16］ Skovholt, T. , & Jennings, L. （2004）. *Master therapists: Exploring expertise in therapy and counseling*. Allyn & Bacon.

［17］ Sperry, L. （2010）. *Highly effective therapy: Developing essential clinical competencies in counseling and psychotherapy*. Routledge.

［18］ Sperry, L. （2022）. *Highly effective therapy: Effecting deep change in counseling and psychotherapy*. Routledge.

［19］ Sutton, L. , Townend, M. , & Wright, J. （2007）. The experiences of reflective learning journals by cognitive behavioural psychotherapy students. *Reflective Practice: International and Multidisciplinary Perspectives*, *8*, 387 – 404.

［20］ Weber, M. （1958）. *The Protestant ethics and the spirit of capitalism*. Scribners.

［21］ Wrzesniewski, A. , McCaukley, C. , Rozin, P. , & Schwartz, B. （1997）. Jobs, careers, and callings: People's relations to their work. *Journal of Research in Personality*, *31*, 21 – 33.

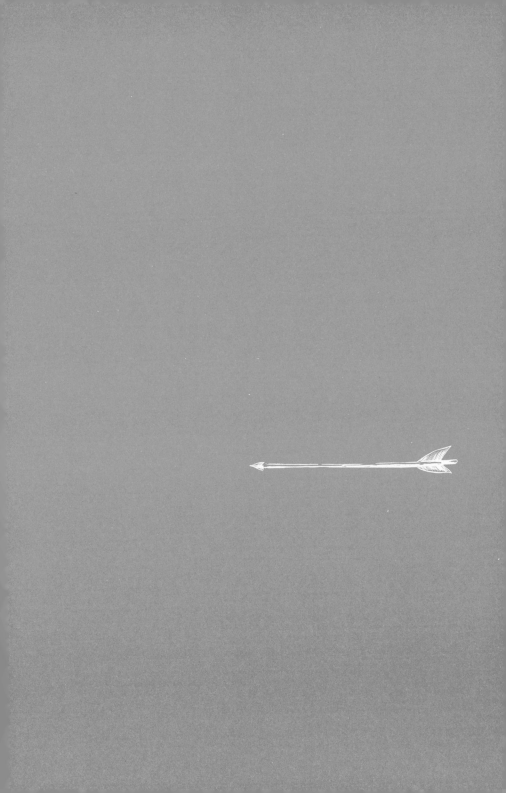